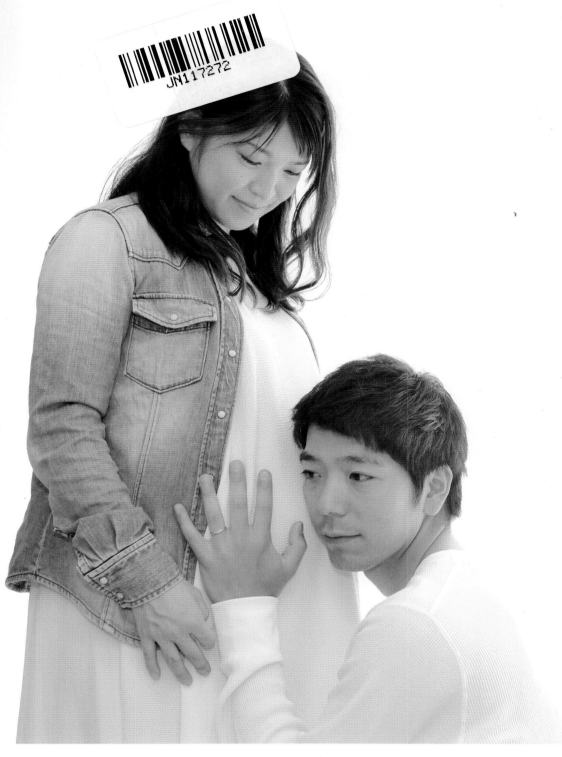

funin.info

i-wish ママになりたい

パパ＆ママになりたい！そう願うご夫婦のために、私たちは不妊治療から妊娠、出産に関する情報を提供しています。

不妊治療を行う医療者と治療を受けるご夫婦の架け橋となるよう「i-wish ママになりたい」とポータルサイト不妊治療情報センター・funin.info(www.funin.info) で、不妊に関すること、治療に関すること、病院に関することなど、さまざまな情報を提供し、また全国の ART 施設も一覧紹介しています。

TWITTER　FACEBOOK　LINE

Twitter や Facebook、LINE からも情報発信しています。
ぜひ、お友達登録してくださいね。

妊娠しやすいからだづくり 2021

目次

企画・編集／不妊治療情報センター funin.info（CION corporation）　スタッフ／谷高哲也、松島美紀、織原靖子、土屋恵子、飯田早恵、織戸康雄、池田碧　イラスト／植木美江

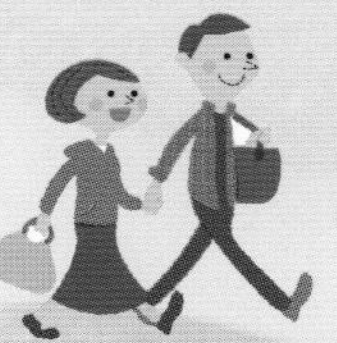

セミナー＆説明会　実施施設紹介

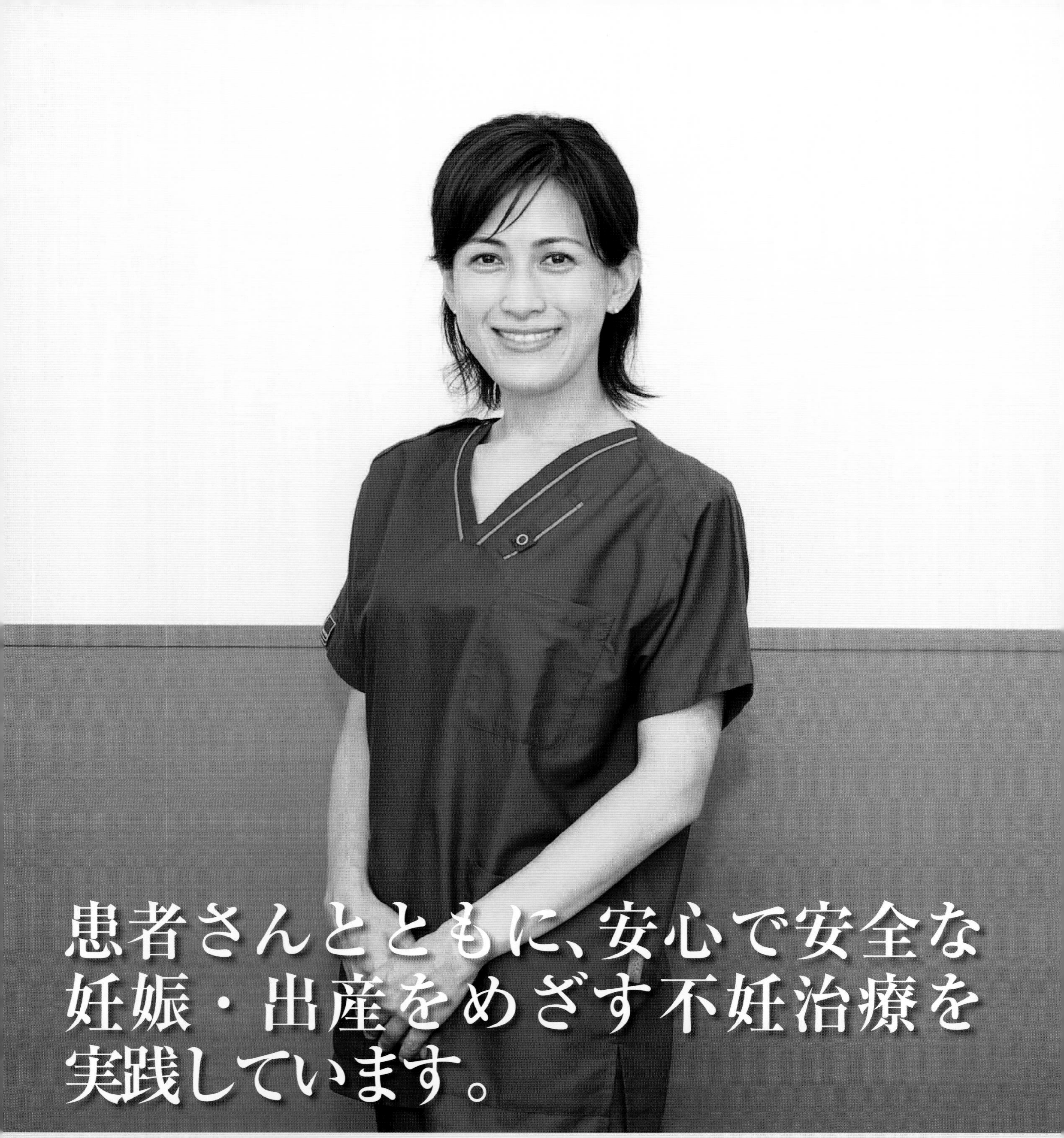

患者さんとともに、安心で安全な妊娠・出産をめざす不妊治療を実践しています。

神奈川県・藤沢市

山下湘南夢クリニック

篠田 真理 医師

山下湘南夢クリニックには、２０１９年からスタッフに加わった、患者さんと同じ年齢層の産婦人科医師がいます。ご自身の妊娠や出産を経て、より強く患者さんの妊娠・出産をサポートしたいという思いで診療にあたっています。

篠田真理先生がその人。さっそくお話を伺いました。

安心で安全な出産 それが私の思う 不妊治療のゴール

医師として何をスペシャリティにしていくかを考えたときに、医大生のころは外科の手術などに惹かれていたのですが、実際にお産を目の当たりにしたときに衝撃と感動を受け、自分が女性であることから患者さんへの共感や学問としての興味が深く、産婦人科医の道に進みました。

大学を卒業後も同じ大学病院に勤務し、周産期、腫瘍、生殖と広く診療に携わりました。

生殖医療を専門としたのは、同じ女性として、赤ちゃんが欲しいという患者さんの夢を叶えるお手伝いをしたいという強い思いからでした。

「妊娠できないかもしれない」という漠然とした、しかし強い不安に寄り添い、治療の末に夢が叶い、大きな喜びを手にされる場面に立ち会えることが何より幸せです。

ハイリスク症例の多い大学病院で周産期医療を経験してきたので、不妊治療の最終ゴールが、ただ妊娠することを目指すのではなく、「安全な出産をして健やかな育児に結びつけること」との意識が強く、そのために生殖医療においてもハイリスクな妊娠や出産に結びつかないように、患者さん自身の健康面での管理についても注意を促すこともあります。

女性の身体はとてもデリケートで、仕事や人付き合い、食事や運動不足など、ふだんの生活の中での小さな変調でも、生殖機能に影響が出ることがあります。

患者さんの生活や体調を整えるとともに、年齢、妊娠歴、不妊歴や治療歴などの背景をお聞きし、ひとりひとりの患者さんが納得できる治療を行いたいと考えています。不妊治療に臨む多くの方に妊娠という結果はもちろん、出産までの道のりをより安全に安心して歩めるよう、お手伝いをしていけたらと思っています。

素晴らしい環境で 今後の診療に励めます

山下湘南夢クリニックには、不妊治療専門の医療機関として、素晴らしい環境があります。

経験豊富な医師やより患者さんに近い目線であたたかく見守るスタッフたち。実績のある研究部門もあり、新しい知見や技術を患者さんに還元しています。

診療スタイルは、大学病院時代に行ってきた高刺激メインの採卵周期で麻酔下での採卵を行うのとは違い、自然に近い月経周期で行う自然周期や低刺激周期がメインとなり、無麻酔での採卵です。移植も、凍結融解胚盤胞移植ばかりでなく、新鮮胚での移植も多く、幅広い治療の選択肢があります。

また、年間のＡＲＴ治療周期が、採卵数２０００～２５００件と多い症例数をこなしており、妊娠率も高い水準を保っています。

その上で、体外受精には成功報酬制を導入して、患者さんの負担を減らしています。

医師は「患者さんのために最善を尽くす」と抱負を述べることがよくありますが、私自身も山下湘南夢クリニックの治療法をはじめ、大学病院で培ってきた治療スキル、そして時代とともに息吹く先進の医療を習得し、それぞれの患者さんに最善の対応ができる医師になるために、日々努力しています。

これからもできるだけ多くの患者さんが、安心で安全な妊娠・出産に結びつくよう診療を行っていきたいと思っています。

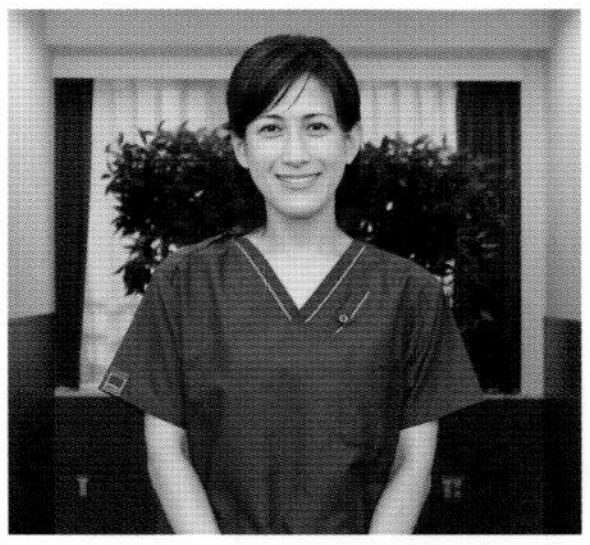

Dr.Shinoda Mari profile

山下湘南夢クリニック

篠田 真理 医師プロフィール

● 略歴

2007 年　東海大学医学部卒業
　東海大学医学部付属病院産婦人科医局入局
2012 年　日本産科婦人科学会専門医取得
2016 年　日本女性医学学会認定女性ヘルスケア専門医取得
　臨床遺伝専門医取得
2019 年　山下湘南夢クリニック勤務

● 資格

日本産科婦人科学会専門医
日本女性医学学会認定女性ヘルスケア専門医
臨床遺伝専門医

● 所属学会

日本産科婦人科学会
日本生殖医学会
日本産科婦人科内視鏡学会
日本遺伝カウンセリング学会
日本女性医学学会
日本受精着床学会

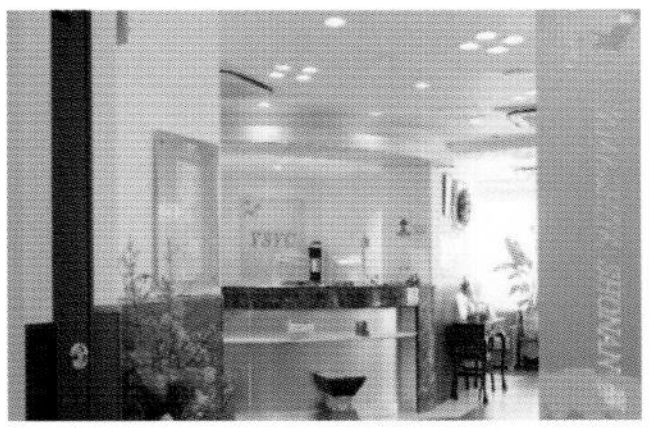

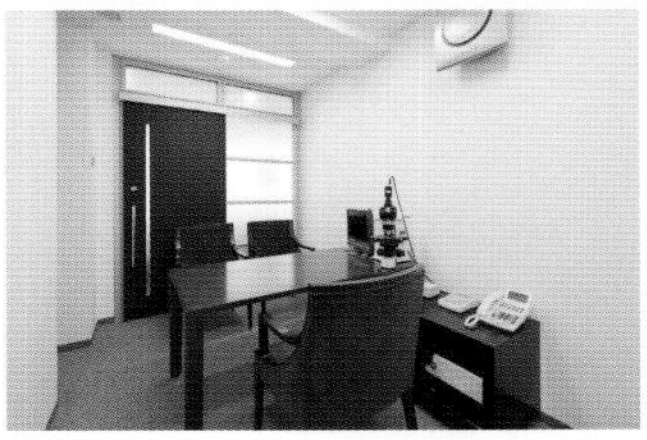

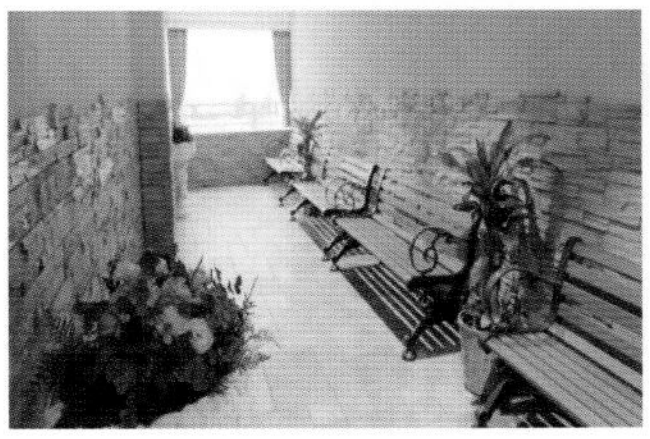

山下湘南夢クリニック

電話番号. 0466-55-5011

診療科目／『高度生殖医療、婦人科医療』

診療受付／ 月～金　10:00 ～ 13:00　15:30 ～ 18:30
土　9:30 ～ 13:00
日　採卵・移植および医師指定患者様のみ診療
祝日　10:00 ～ 13:00

● 変更情報等、HP での確認をお願いします。

https://www.ysyc-yumeclinic.com/

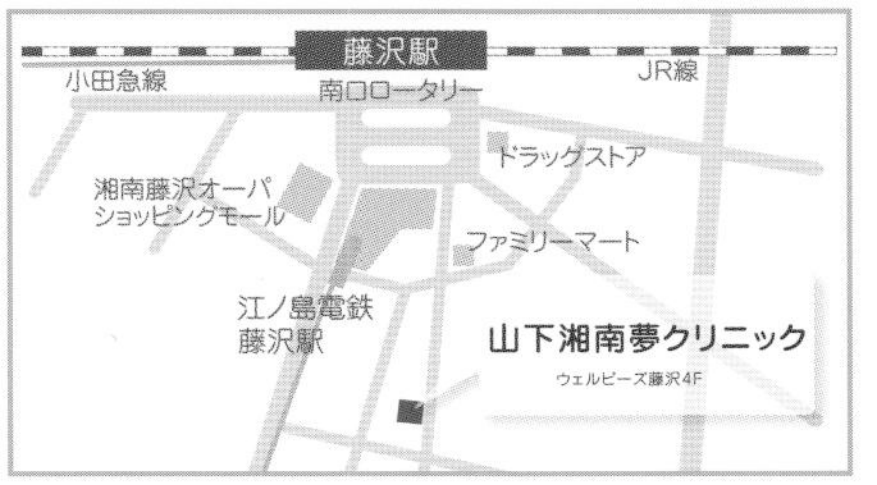

所在地

〒 251-0025
神奈川県藤沢市鵠沼石上 1-2-10
ウェルビーズ藤沢 4F

アクセス

JR 東海道線：藤沢駅南口徒歩 4 分
小田急江ノ島線：藤沢駅南口徒歩 4 分
江ノ島電鉄線：藤沢駅徒歩 3 分

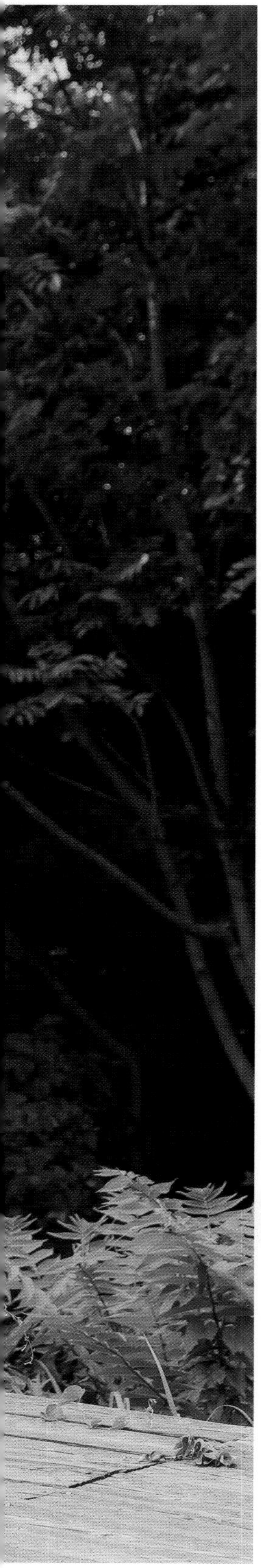

妊娠しやすいからだづくり

血のめぐり

血のめぐりがいいカラダになろう！

手足がいつも冷たい。
足のむくみがとれない。
顔色が悪い。または、赤ら顔になりやすい。
肩がコチコチにかたい。
肌荒れが治りにくい。
その症状は、血流に問題があるからかもしれません。
また、血流は卵胞の発育や精子の成長にも関係があり、
妊活するふたりにとって重要なことなのです。
血のめぐりのいいカラダは、妊娠しやすいからだにつながっています。
今号では、血流をテーマに妊娠しやすいからだづくりをお届けします。

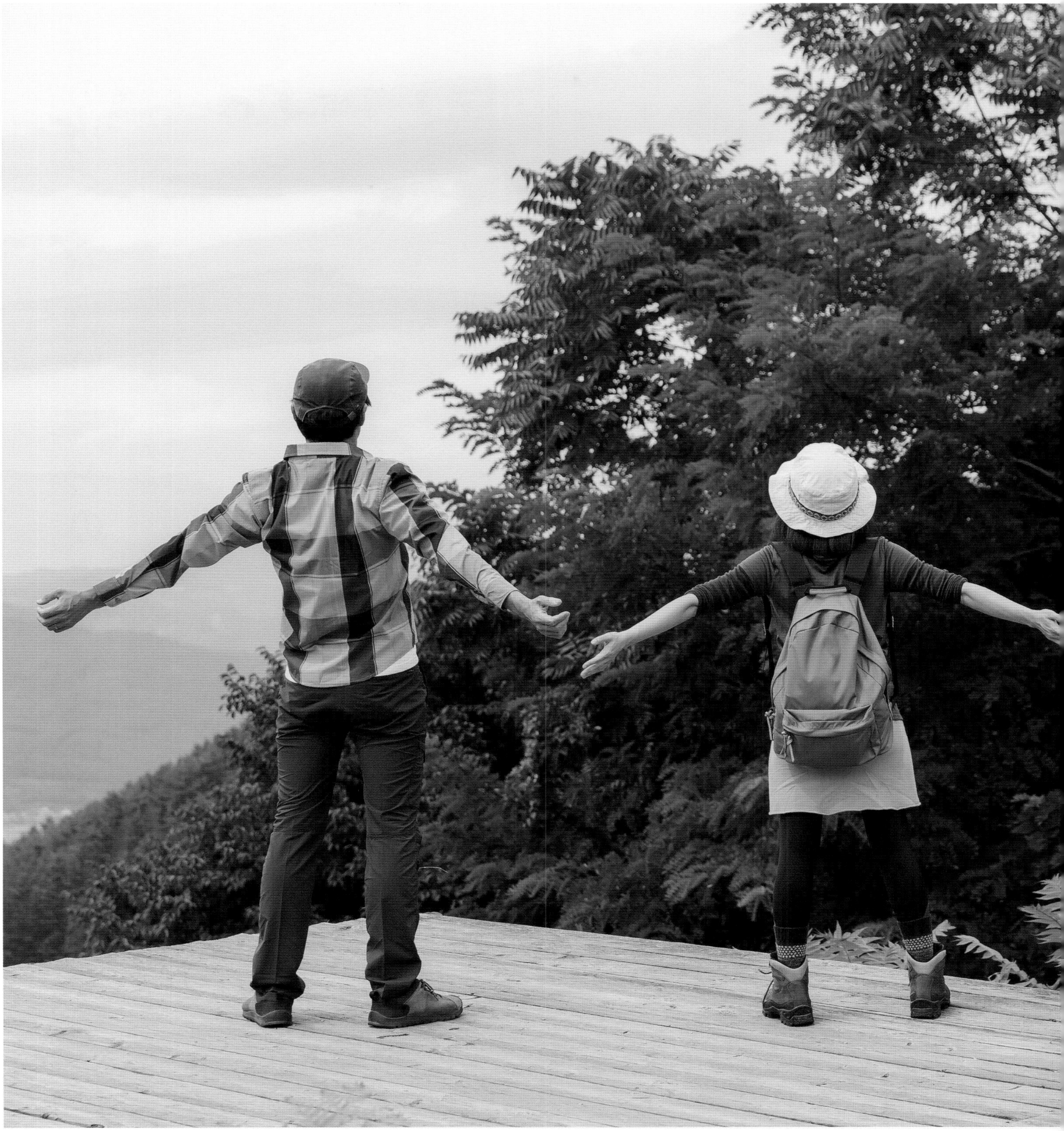

1 血のめぐりがいいと、どのようないいことがあるの？

【血のめぐりとは？】

血のめぐりとは、体全体に血が巡る血行のことをいいます。また、血流は血液が血管を流れることをいいます。

血液がサラサラであれば血流がいいといえるわけですが、体中に張り巡らされているさまざまな血管が丈夫で、しなやかで、弾力性があり、詰まりなどの問題がないことも大切です。

今回の特集では、血行と血流、そのどちらも合わせて「血のめぐり」と捉え、妊娠しやすいからだづくりをお伝えしていきます。

始めに血液と血管のことを知り、その働きから見ていきましょう。

【血液と血管】

血液は、細胞成分45％と血漿成分55％で構成されています。細胞成分(血球)には赤血球、白血球、血小板があり、骨髄の中の造血幹細胞からつくられます。また、血漿成分には水分やタンパク質、ブドウ糖などが含まれています。

血液は、体重の約8％を占め、男女や人種の差もありますが、平均すると体重1㎏あたり約80㎖といわれています。この血液は、動脈、細動脈、毛細血管、細静脈、静脈という血管を流れ、体の隅々まで運ばれていきます。

【血液の仕事】

血液の仕事は、血球が持つそれぞれの役割と血漿の働きによって成り立っています。

●赤血球

赤血球は、細胞に酸素を届け、二酸化炭素を回収するのが仕事です。

赤血球の中にはヘモグロビンがあり、重要な要素であるヘム鉄が酸素をいっぱい含んで細胞へ送ります。

体の中から鉄分が減ると、細胞へ送り届ける酸素が少なくなるため、貧血になります。

特に女性は、ヘム鉄は子宮内膜をつくる材料になることから、不足すると胎児の発育や出産後の母乳にも影響してきます。月経の関係から鉄分が不足しやすいので、ふだんの食生活で鉄分の多い食べものを摂るように心がけましょう。

●白血球

外敵から身を守るために働くのが白血球です。細菌やウイルスなどを食べたり抗体をつくったりして守ります。

例えば、精子が排卵期以外に女性の腟内へ進入してきても、細菌やウイルスと同じように白血球に食べられて子宮内に入ることができません。

そして、それ以上に体が危険と認識した場合は、精子に対して抗体をつくり侵入を防いでしまうこともあります。妊娠を目指すには困ったことですが、これらも白血球の役割になります。

●血小板

血小板は、血管が傷ついた場合、その傷口を塞ぎ（凝集）、小さな塊（血栓）をつくって出血を止める（止血）のが仕事です。妊活には、関係なさそうと思うかもしれませんが、そうではありません。血小板は、血液凝固に関連するため不育症との関係も示唆されています。

●血漿

血漿は、黄色味を帯びた液体で、血球、さまざまな栄養やホルモンなどを体の隅々まで届ける、そして老廃物や二酸化炭素などを肺や腎臓に運ぶ働きがあります。このホルモンのなかには、卵胞や精子を育てたり成熟させたりする卵胞刺激ホルモン（ＦＳＨ）、や黄体化ホルモン（ＬＨ）なども含まれています。

こうしたそれぞれの成分が持つ役割や働きとともに、体温を一定に保つのも血液の仕事です。

人間は、恒温動物ですので外気温が変化しても体温を一定に保つことができます。外気に触れ、寒さを感じれば視床下部は体温を下げないように血管を収縮させ、皮膚からの熱が奪われるのを防ぎ、筋肉を震えさせて熱をつくります。また、暑さを感じれば、汗をかいて皮膚の表面温度を下げるようにします。

体温の調節は視床下部が行っていますが、血液は体内で作られた熱を体全体に広めて、体温を調節しています。そのため、体の表面となる皮膚温は外気の影響を受けて変化しますが、体の内部の温度である深部体温は、37度辺りを保っています。

【血管の仕事】

心臓から送り出した血液を運ぶ血管が動脈で、心臓へ戻って来る血管が静脈です。そして、体の隅々、末端まで張り巡らされているのが毛細血管です。これらの血管をすべてつなぎ合わせると約10万km、地球を約2周半するほどの長さになります。

●動脈

断面の形が丸い動脈は、心臓から送り出される血液を運ぶため、高い圧力がかかります。血管の壁は厚く、弾力性があり伸縮性が良いのが特徴です。

心臓から送り出された血液を受け取るために動脈は膨らみ、次には縮んで血液を先へ送ります。これが繰り返され、栄養や酸素が豊富な血液が体の隅々まで運ばれます。

●静脈

静脈の断面はだ円形で、動脈に比べ血管の壁は薄く、あまり弾力性もありません。静脈は、逆流しないように心臓に向かって弁が付いているのが特徴で、筋肉の動きなどを利用して血液を心臓へ送ります。

たとえば、精巣の静脈弁がうまく機能しなくなると、これが原因となって精巣静脈瘤になることがあります。

●毛細血管

体の末端まで広く張り巡らされている毛細血管は、全身のあらゆる臓器や組織に酸素や栄養を届け、二酸化炭素や老廃物を受け取り静脈に送ります。

また、毛細血管には、枝分かれして伸びていく血管新生という働きが備わっています。

卵巣や子宮内膜にも血管新生は起こり、卵胞の発育や子宮内膜の厚さなどに関係しています。

【血のめぐりのいいカラダ】

血液の仕事、血管の仕事から、「血のめぐりの良いカラダ」がいかに妊活に大切かがわかっていただけるかと思います。血のめぐりが良いことは、妊娠しやすいからだづくりへとつながっていきます。

けれど、自分のからだが「血のめぐりの良いカラダ」なのか、または良くないカラダなのか、良くないとしたら何が問題になっているのかを知るのは、なかなか難しいかもしれません。

そこで自分が感じている冷えのタイプを知ることから、血のめぐりの良いカラダづくりをしてみましょう。

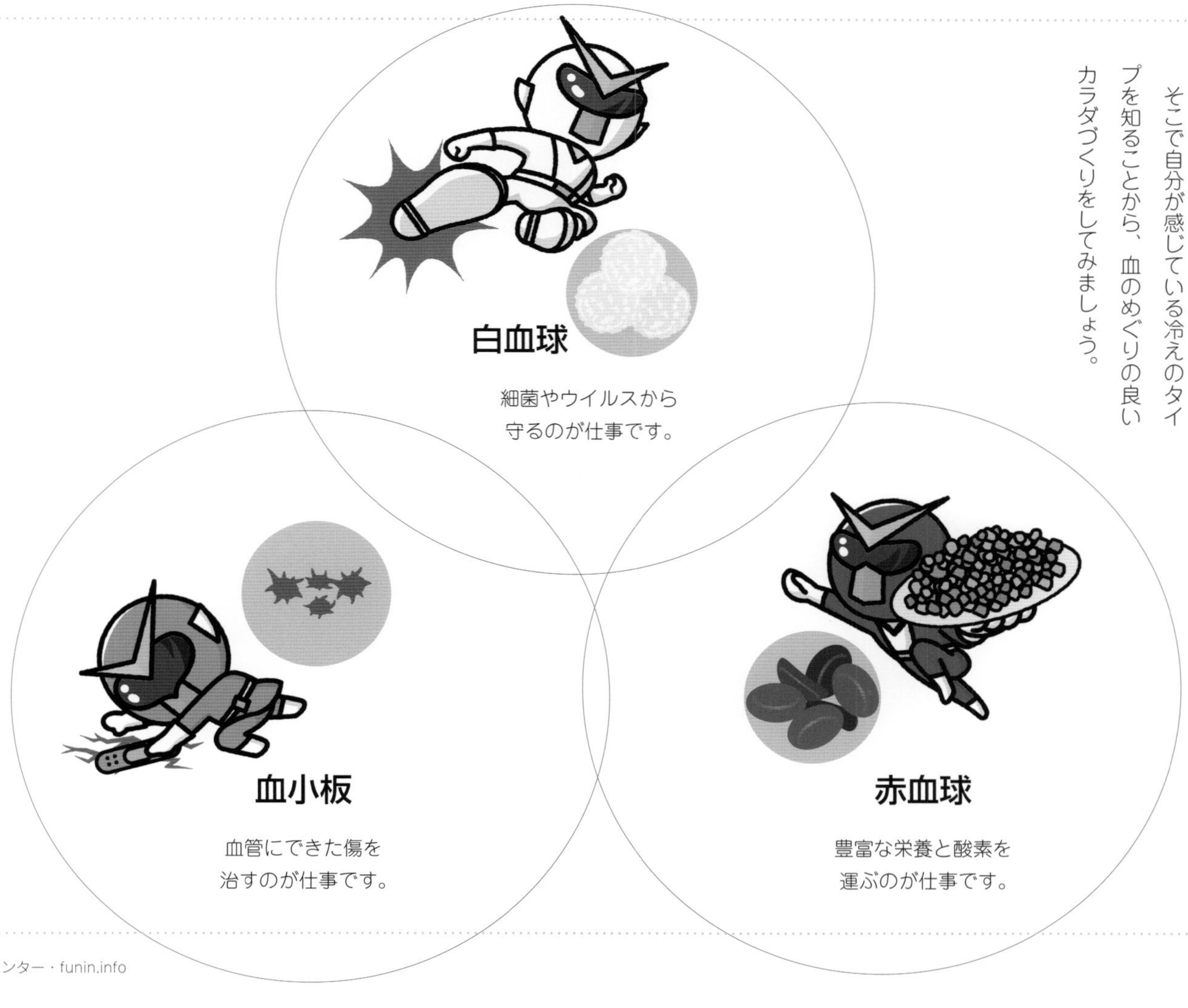
白血球
細菌やウイルスから
守るのが仕事です。
血小板
血管にできた傷を
治すのが仕事です。
赤血球
豊富な栄養と酸素を
運ぶのが仕事です。

2

わたしのタイプはなんだろう？

あなたの冷えタイプをみつけましょう。

冷えのタイプは？

冷えを感じる症状の様子から血のめぐりを考えていきましょう。

自分の冷えタイプを知ることで、血のめぐりを良くしていく方法が見つかり、対策もしやすくなります。

また、冷えは体温とは一致せず、冷え性だから体温が低いとは限りません。

ただ、冷えているところは、血のめぐりに問題があるから冷えを感じている可能性が高いので、いつも冷たく感じているところを中心に、自分のタイプを見ていきましょう。

もちろん、冷えは女性だけの問題ではなく、男性にもあります。早速、ふたりでチェックしてみましょう。

以下５項目の質問にあなたが感じている冷えを凡例（A）（B）（C）から選び
□に ✓ 点チェックを入れて答え､最後に（A）（B）（C）のどの項目が多いのかを、
平熱状態と合わせてタイプをみていきます。

Q1. 手足の冷えの状態は？

- □（A）手も足も冷たい
- □（B）足は冷たいが、手は温かい
- □（C）足も手も温かい　※ポイント２倍

Q2. 汗のかき方は？

- □（A）あまりかかない
- □（B）上半身にかきやすい
- □（C）全身にかきやすく、冷えやすい

Q3. 食事の量は？

- □（A）少なめ
- □（B）普通
- □（C）多め

Q4. 冷えやすい場所は？

- □（A）手と足の先
- □（B）足先やふくらはぎ
- □（C）下腹部や二の腕

Q5. 冷えたときの症状は？

- □（A）頭痛や不眠
- □（B）顔のほてり
- □（C）お腹の張りや腹痛

四肢末端型 ………（A）が多い
下半身型 …………（B）が多い
内臓型 ……………（C）が多い
全身型 ……………（A）が多く、体温が常に低い（35.0℃台）

※ポイントが同数の場合は、混合型の可能性があります。

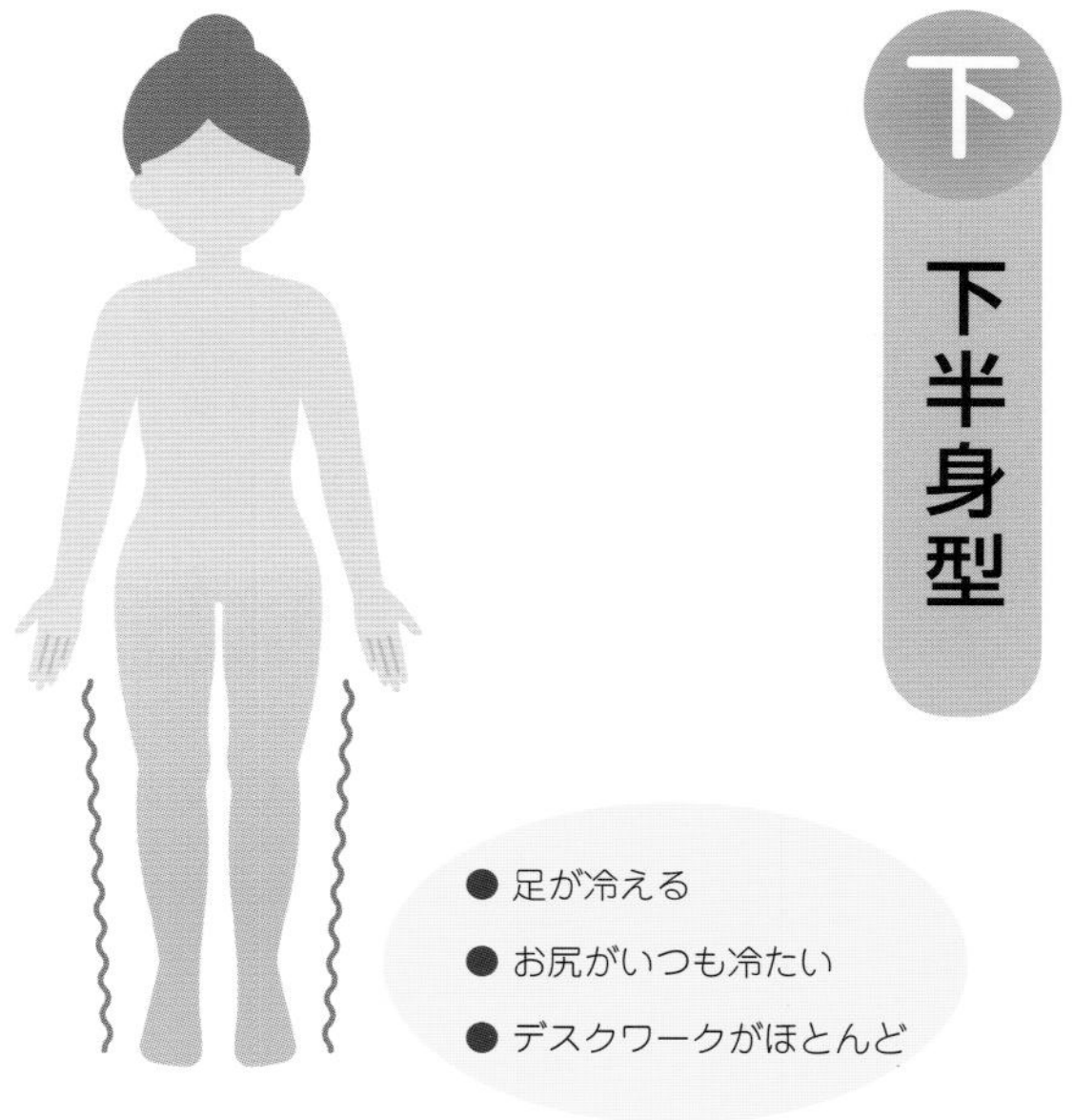

● 足が冷える
● お尻がいつも冷たい
● デスクワークがほとんど

お尻や足が冷たい　**下半身型**

加齢により血管が細くなったり、筋力が衰えることで、下半身の血のめぐりが悪くなり、腰から下が冷え、お尻を触ると冷たく感じるタイプ。

ふくらはぎの筋肉量が少ない、コリがある、長時間デスクワークをする人にも起こりやすくなります。

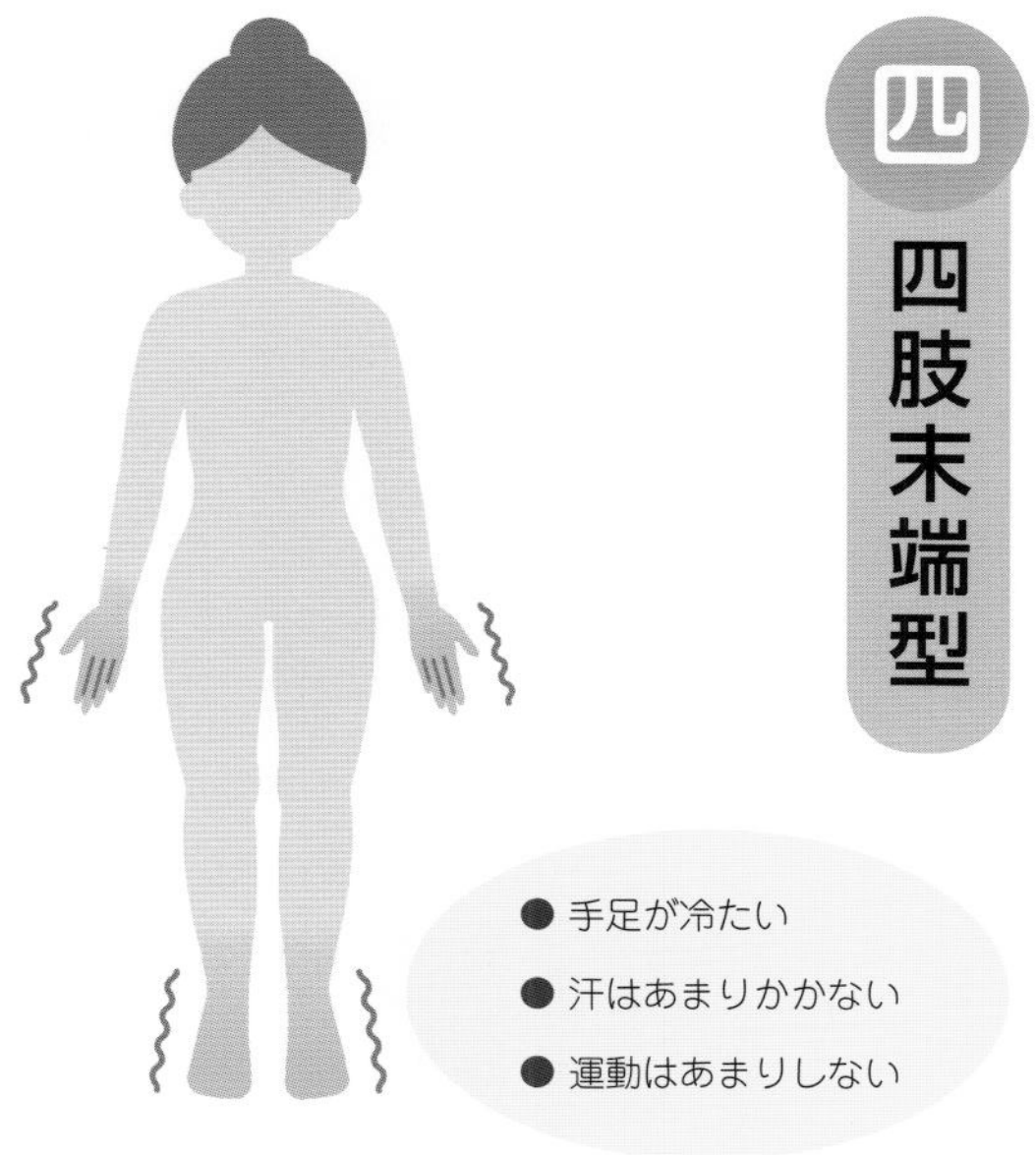

● 汗はあまりかかない
● 運動はあまりしない

手足が冷たい　**四肢末端型**

10 ～ 20 代女性に多く、手足の先まで血がめぐらないため、手足の末端に冷えを感じるタイプ。
食事量が少ないと、体に疲労が溜まりやすく、筋肉量も少ないことが冷えの要因になっていることもあります。

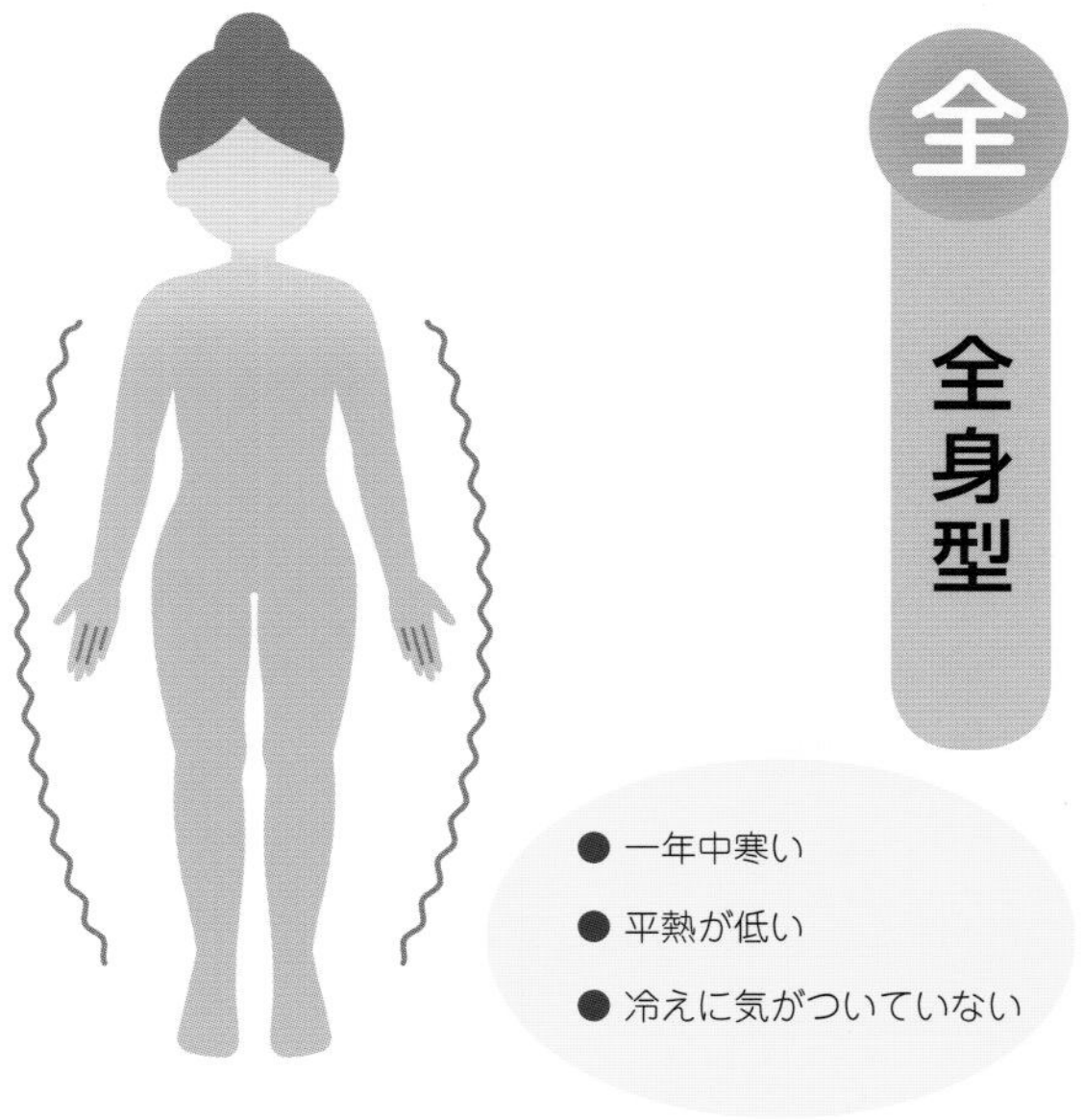

● 一年中寒い
● 平熱が低い
● 冷えに気がついていない

全身が冷たい　**全身型**

一年中、季節を問わず冷えを感じ、体温が低い傾向にあるタイプ。いつも寒いので、冷えを感じていることに気がついていない人もいます。

基礎代謝が低下している高齢者などに多くみられますが、最近は若年層にも増えているようです。

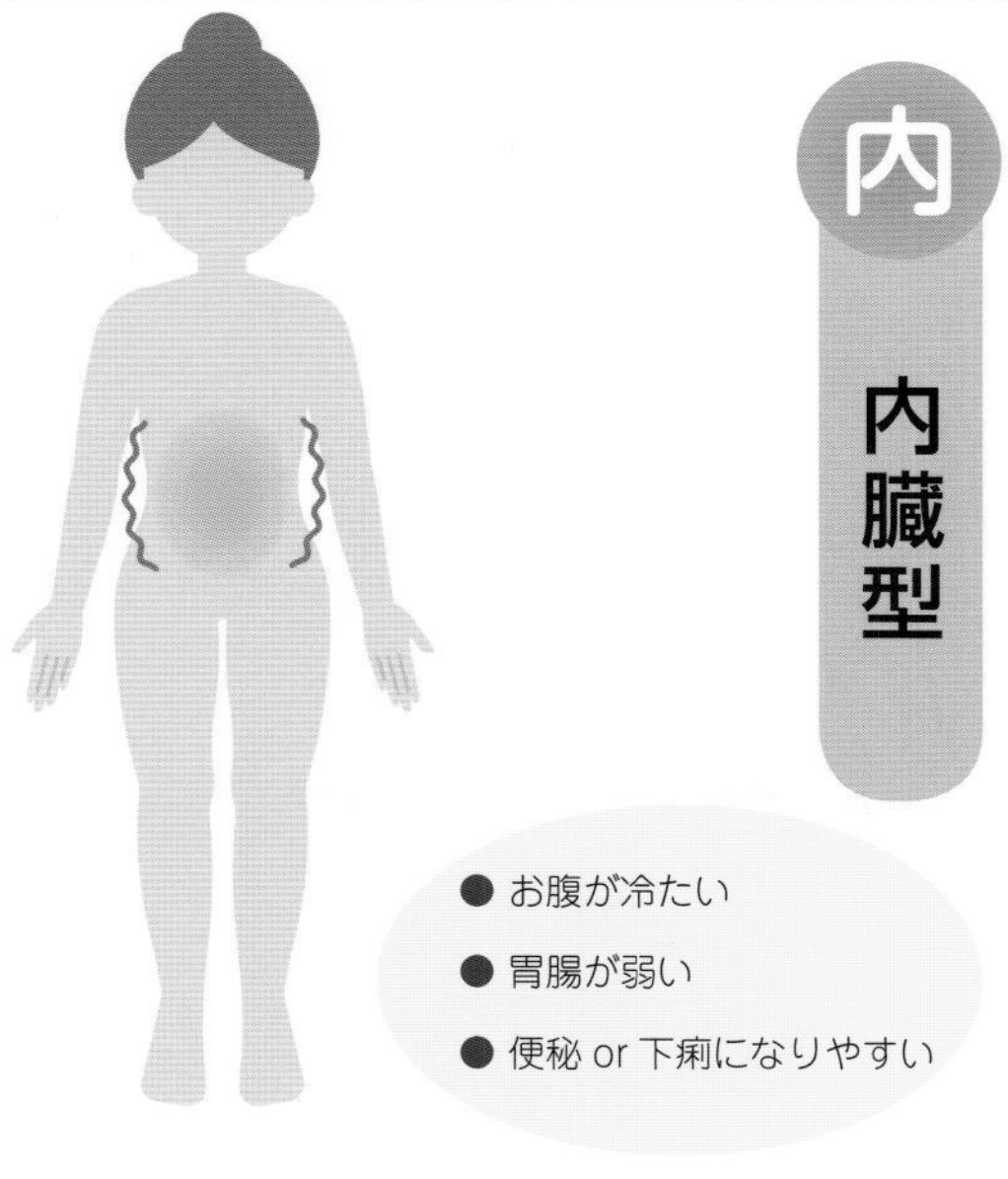

● 胃腸が弱い
● 便秘 or 下痢になりやすい

お腹が冷たい　**内臓型**

手足は温かいが、お腹を触ると冷たさを感じるタイプ。胃腸が弱く、便通に問題を抱えることが多いという人もいます。ストレスによる自律神経の乱れが要因の１つで、自分が冷えていることに気がついていない人もいます。

また、冷たい食べ物や飲み物を摂る人にも多いようです。

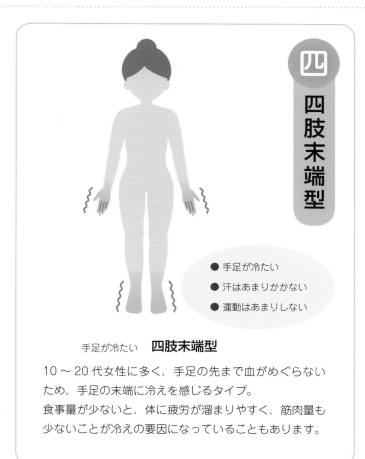

3 血のめぐりの良いカラダになるために

大切なことは、極めて基本的

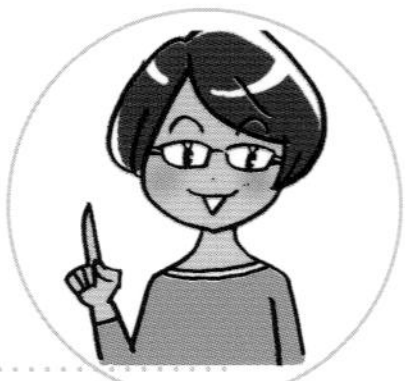

血のめぐりの良いカラダになるために大切なことは、極めて基本的なことです。それは、「体温」「食生活」「運動」「心」の4つです。

「あぁ、それ、知ってます!」と思う人も少なくないでしょう。

でも、どこかに冷えを感じていて、なおかつ「生理不順で排卵日がよくわからないんだよね」「いつも生理前にイライラするんだよね」と月経に悩みを抱えている人。「もう3日も便が出ていない」「また下痢してる」と便通に悩んでいる人。

「毎日疲れてる。元気が出ない」「何もする気が起こらない」と気持ちが前向きにならない人。「眠たいけど、眠れない」「寝てもスッキリしない」と睡眠に不安を感じている人。

これらの症状がある人も、血のめぐりが良くなることで緩和される可能性があります。

【体温】

あなたは、自分の平熱を知っていますか? 基礎体温を測っている女性は多いと思いますが、平熱と基礎体温は違います。

基礎体温は、生命を維持するための体温で、体を動かしている時との体温とは差があります。女性の場合は排卵を境に高温相と低温相の二相性になり、男性は特に変化のない一相性です。

平熱は、平常時の体温で、36・5〜37℃くらいの範囲が望ましく、一般的には、子どもの平熱はやや高めで、高齢者はやや低めです。

体温は、測定する部位でも違いがあり、直腸などの体の中心部に近い体温(深部体温/中核温)は安定しています。ただ、脇の下で測る体温については、舌下温・直腸温・鼓膜温に比べて外気の影響を受けやすいため深部体温よりも1℃前後低く、非接触の検温はそれ以上に低くなる傾向があります。

また、日内変動もあり、1日のうちで早朝が最も低く、夕方に向けて高くなりますが、夜はしだいに低くなっていきます。1日の体温の差は、ほぼ1℃以内です。

これらのことを踏まえて、毎日同じ時間、同じ測定部位で、飲食や入浴、運動後は避け、リラックスした状態で体温を測定し、1週間ほど測定した体温の平均値や中央値から平熱をだしてみましょう。その体温が36℃を下回るようなら、低体温かもしれません。体温が低いと体が冷えるだけでなく、血のめぐりは悪くなり、免疫が低下することもありますので、体温を上げるために、体を温める生活をしましょう。

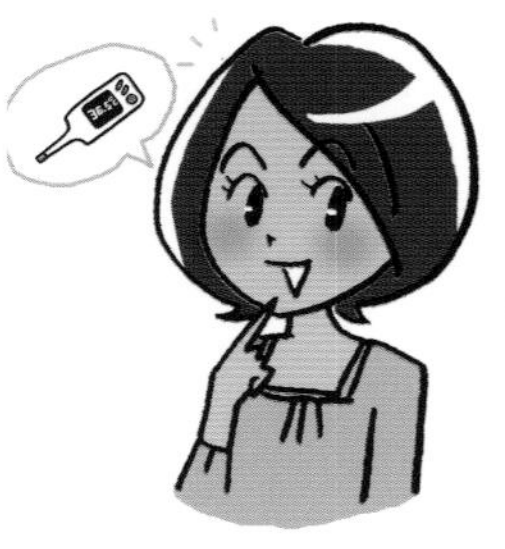

さらに詳しく 16p

平熱を知ろう!

1週間以下の条件で体温を測り、その平均値または中央値を平熱とします。

- 同間じ時
- 同じ測定部位
- 飲食や入浴、運動後は避ける
- リラックスして測定する

【食生活】

私たちが健康で楽しく生活していくためには、食生活が豊かであることが重要です。

人は、約60兆個もの細胞の集合体で、食事から得た栄養が一つひとつの細胞を支えています。その細胞に栄養や酸素を届けるのが血液の仕事です。

食生活が乱れていて、内容にも偏りがあれば、血液や血管はその影響を受け、細胞や臓器の健康へとつながっていきます。

まずは、1日に「いつ」「なにを」「どれくらい」食べたかをメモしてみましょう。それによって自分の食生活を良く知ることができ、改善点を見つけるときに大いに役立ちます。

メモから振り返り、偏りや乱れがあれば次の日に調整し、毎食、バランスよく食べること、不足気味な栄養素については、サプリメントで補うようにしましょう。

また、飲み物にも注意が必要です。甘いジュースやコーヒーなどが多くないですか。アルコールの量は、いかがでしょうか。飲んではいけないのではなく、飲む量に気を配りましょう。

食生活の見直しについては、ストイックになることはありません。食事は、栄養補給することだけが目的ではなく、楽しく、気持ちよく食べることが心の健康につながります。

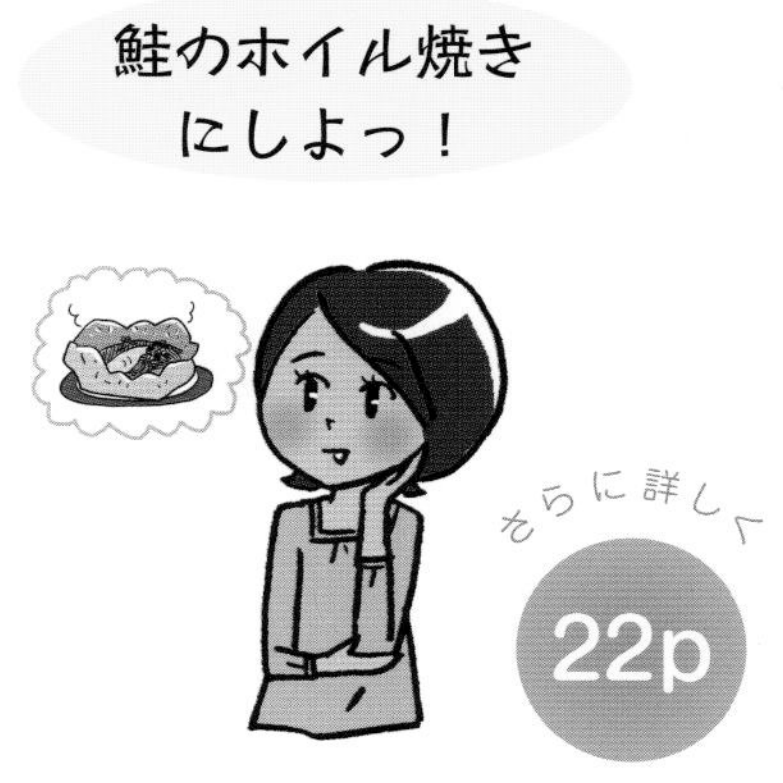
鮭のホイル焼きにしよっ！
さらに詳しく
22p

【運動】

体を動かさないでいると、血のめぐりは滞りがちになります。

運動すれば、筋肉が働き血のめぐりが良くなります。

血のめぐりが滞ると、体が冷えるだけでなく、長く続けば体にさまざまな不調がでてきます。

でも、「今まで何も運動していなかったことを反省して、明日からがんばろう！」と急に激しい運動をするのも、体に良くありませんし、続かないのでは意味がありません。

適度な運動をすること、毎日続けられる運動をすることが、血のめぐりの良さへとつながっていきます。

運動の習慣がない人は、はじめは簡単なことから、たとえばエレベーターは使わずに階段を。近所への買い物は歩いて行くなど、こまめに体を動かす習慣をつけましょう。

まずは、できること、長く続けられることから始めてみましょう。そして、1箇所の筋肉を動かす運動や同じ動きばかりを繰り返すよりも、全身に血が行き渡るように、いろいろな動きを取り入れてみましょう。

また、デスクワークで座っている時間が長い人は、昼休みに少しでも歩くようにしたり、座りながら足を上下させたり、かかととつま先を交互にあげるなどの簡単な運動をして、下半身に滞りがちな血液を心臓へ戻りやすくしましょう。

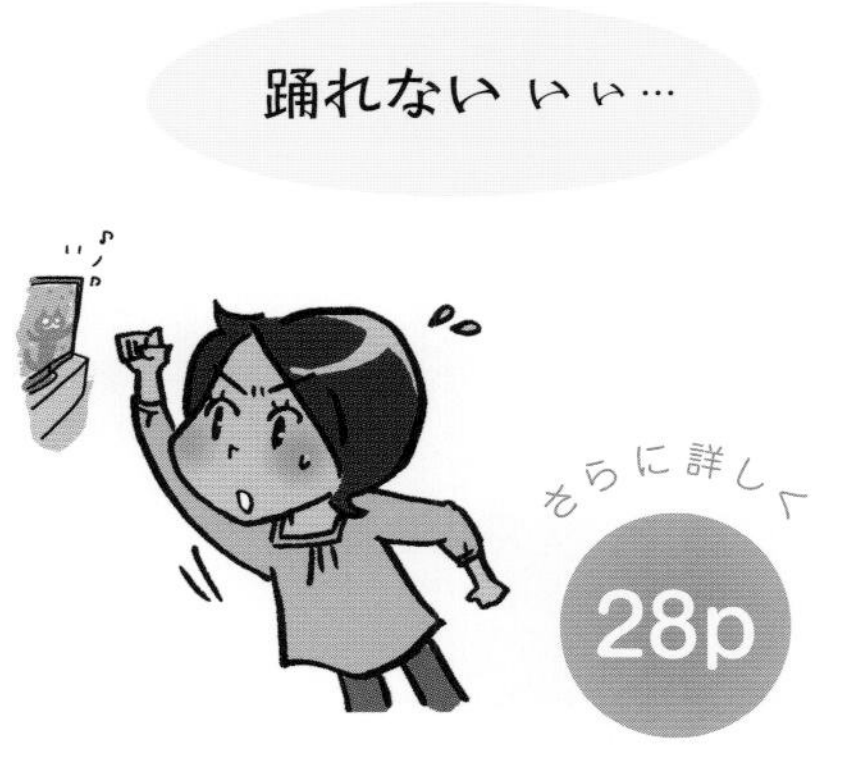
踊れないぃぃ…
さらに詳しく
28p

【心】

「体温を上げる」、「食生活を見直す」、「運動をする」と紹介してきましたが、この原動力になるのが心です。

ストレスや不安を抱えている毎日では、自律神経にも影響し体温調整が難しくなることもあります。

また食欲にも影響しますので、食生活が乱れたり、食事量が減ったり増えたりすることもあるでしょう。

運動についても、やる気が起こらなくなったり、ストレスのせいで体や筋肉が硬くなったり、コリが増えたりします。逆に運動をしすぎて疲労が蓄積したり、ストレス解消のはずがストレスを増やすことにつながるかもしれません。

そして、仕事や家事、睡眠に影響することもあります。

心は、体と1つです。心が健康でないと、何をするのにも億劫になり、ひとつをこなすのに大変な思いをすることも多くなります。また、それ以上にストレスが溜まれば、最近よく耳にする「妊活うつ」になるかもしれません。楽しく妊活！といっても、実際には多くの人がストレスを抱え、妊活期間や不妊治療期間が長くなればなるほど、ストレスが増大していく傾向にあります。

心に淀みや頑なさがなく、スーッと気持ちいい風の通る心でいられるよう自分のものの考え方、思考のクセなどを改めてチェックしてみましょう。

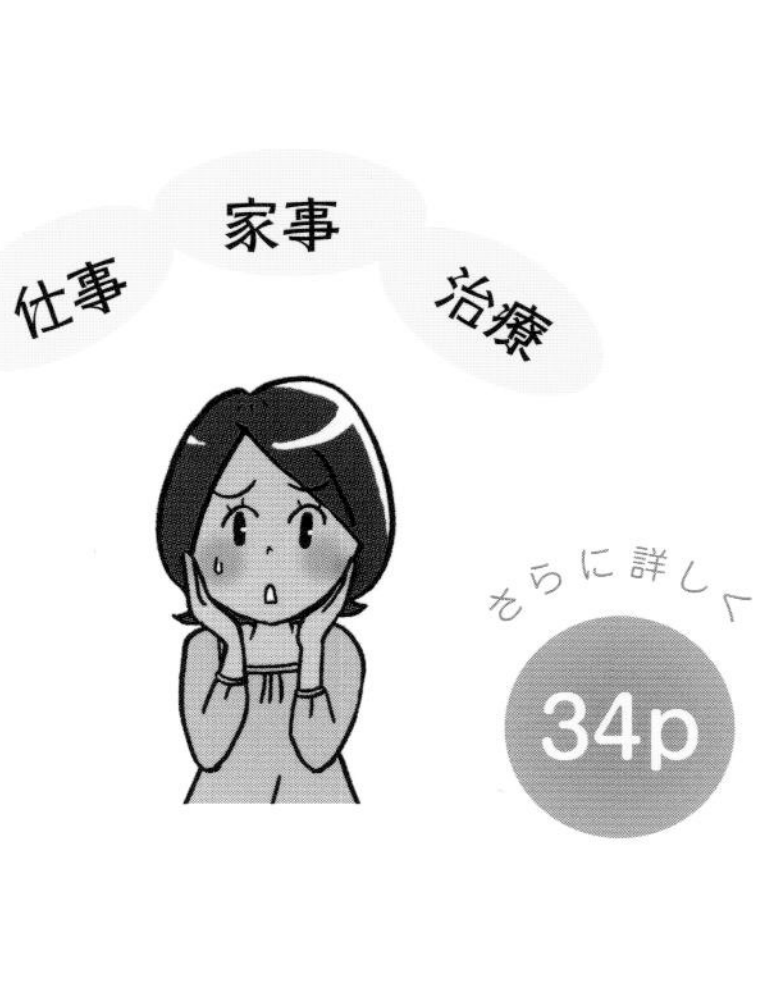
仕事
家事
治療
さらに詳しく
34p

4 体温を上げる

【平熱が低い人】

平熱は、起きているときの平常時の体温で、36・5～37℃の範囲にあれば新陳代謝が良く、健康で、免疫力も高いことが多いのですが、平熱が36℃を下回ると、体に不調をきたしやすくなります。また、常に36℃を下回るようなら、低体温かもしれません。低体温の人は、体調が優れなかったり、花粉症やハウスダストなどのアレルギー症状、便秘に悩んだりすることも多くあります。

また、太っていて、なかなか体重が減らない人は、平熱が低いことが原因の1つかもしれません。

そのほかでは、免疫力が下がる傾向にあり、ウイルスや細菌を防ぎきれず、病気になりやすくなってしまいます。例えば、風邪をひきやすい人は平熱が低いことが要因かもしれません。

【体を温めましょう】

低体温になる要因には、日頃の食生活や運動、睡眠、ストレスなどが関わっています。

体温が0.5℃下がるだけで、体にはいろいろな不調が起こり、健康で免疫力が高い状態をキープできる体温は、36・5℃～37℃くらいまでとされています。血液には、体温を一定に保つ働きがあり、血のめぐりが悪ければ、当然体温にも影響し、血のめぐりが良ければ、体も温まってくるわけです。

「体温をあげる」「平熱を36・5℃くらいでキープする」のは、健康に生きていくために、そして元気な細胞をつくり出し、元気な卵子や精子に育てていくために重要です。この血のめぐりの指標となるのが平熱なのです。

12ページで紹介した冷えタイプと一緒に考えてみましょう。

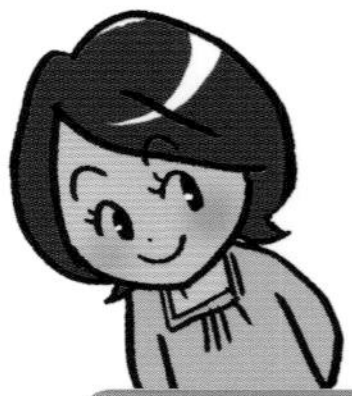

体温と体の状態や症状

36.5℃	健康で、免疫力も高い
36.0℃	震えて、熱をつくろうとする
35.5℃	便秘や下痢になりやすい 自律神経が乱れやすい アレルギー症状が出やすい
35.0℃	ガン細胞がつくられやすい、増えやすい
34.0℃	生命の回復ができるギリギリの体温
33.0℃	幻覚が出てくる体温
30.0℃	意識がなくなる

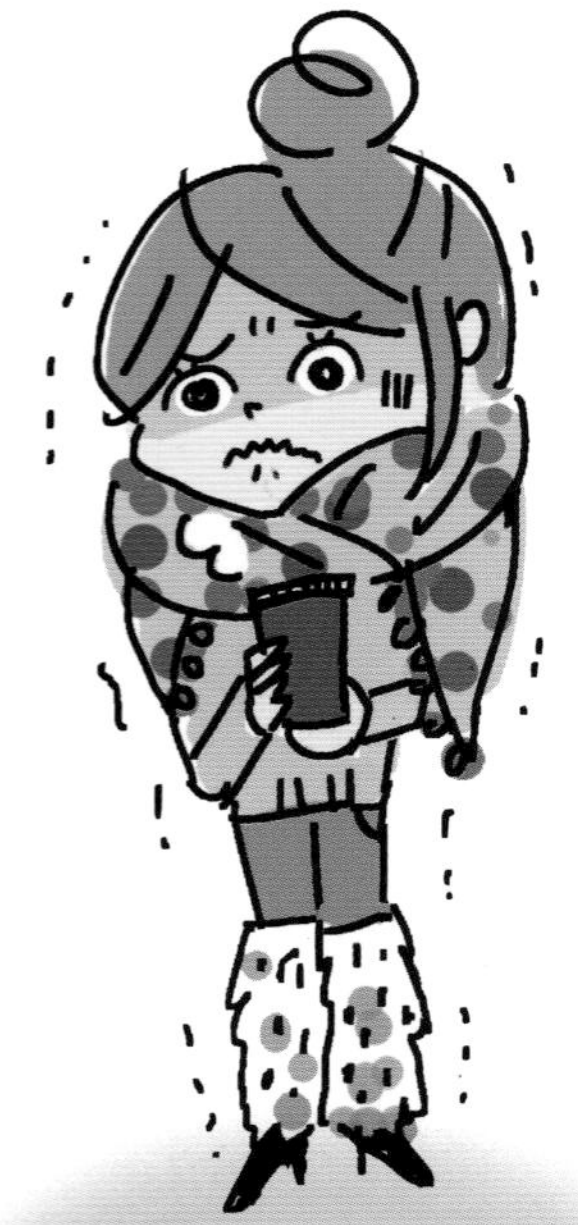

低体温だから冷え性とは限りません。冷え性は、人が寒さを感じない温度なのに手足などが冷たくてつらく感じる症状をいいます。体温が高くても寒くてつらいと感じる人もいるのです。

【代謝効率をあげましょう】

体温を上げるためには、日頃から運動することが大切です。

運動をして筋肉をつけると基礎代謝や代謝効率が上がり、それと一緒に体温も上がってきます。

基礎代謝とは、生命活動をするための最低限必要なエネルギーのことをいい、とくに大きな筋肉を鍛えると基礎代謝は上がりやすいとされています。

これまで運動習慣のない人は、まずは続けやすいことから始めましょう。普段よりも運動量を増やすことを考え、通勤は少し遠回りしてみる、すぐ上の階への移動はエスカレーターやエレベーターを使わず階段にしてみるなどからスタートし、体調に無理なく、習慣化できたら、歩く距離を長くする、または早足で歩いてみる、階段を使う階数を増やすなど、少しずつ運動量を増やすようにしましょう。

「毎日、やらなければいけない」となると、それがストレスになったり、続かない原因になったりするので、2日に一度、または週末などから始めても大丈夫です。

これまで運動習慣のある人は、続けることと、無理をしない程度に少し負荷をかけてみる、または違う運動を取り入れてみましょう。

運動は、続けることが大切なので、無理なくできる範囲から始めるのがコツです。

基礎代謝が上がってきた、代謝効率が良くなったことは、平熱が上がってくることが目安になるでしょう。

妊活期には、基礎体温を測っている人も多いので、「また体温！」とうんざりしてしまいますよね。

平熱については、12ページでも紹介したように、毎日同じ時間、同じ測定部位で、飲食や入浴、運動後は避け、リラックスした状態で体温を測定し、1週間ほど測定した体温の平均値や中央値から平熱をだしてみましょう。

運動が習慣化してからの平熱と比べて、少し高くなっている、またはキープできていれば大丈夫です。毎日測らなくても気がついたときに、同じ条件で体温を測って、以前の平熱と比べてみてもいいでしょう。

【食生活を見直す】

食事や食材も、体温に関係しています。体を温める食べ物や飲み物を積極的に取り入れましょう。

また、同じ食材でも産地によって変わることもあります。たとえば、寒い地域で採れる食材は、体を温めるものが多く、暑い地域で採れる食材は体を冷やすものが多いという特徴があります。また、暖色系の食材は体が温まるものが多く、寒色系の食材は体を冷やすものが多いといわれています。

野菜では、夏が旬の野菜は体を冷やすものが多く、冬が旬の野菜は体を温めるものが多いこと、地面の上で育つ野菜は体を冷やすものが多く、地面の下で育つ野菜は、体を温めるものが多くあります。

どのような食材を使って料理をすることが多いか、また良く食べているかなどもチェックしてみるといいでしょう。ただし、体を冷やすものを食べないようにすると栄養が偏ってしまうこともあります。例えば、葉物野菜では緑色が濃いほうれん草も体を冷やす野菜ですが、豊富な葉酸と鉄分を含んでいます。さまざまな効果があるといわれるトマトも実は体を冷やす野菜に分類されますが、血のめぐりには良い野菜で、男女問わず妊活期には大切な食材です。

これは冷やす、これは温めるとストイックにならず、おおよそで見ながら、料理方法を工夫して偏りなく食べましょう。

一般的にいわれている
からだを温める食材と冷やす食材

温める食材	冷やす食材
● 寒い地域で収穫されるもの ● 色系の食材 ● 冬が旬の野菜 ● 地面の下で育つ野菜	● 暑い地域で収穫されるもの ● 寒色系の食材 ● 夏が旬の野菜 ● 地面の上で育つ野菜
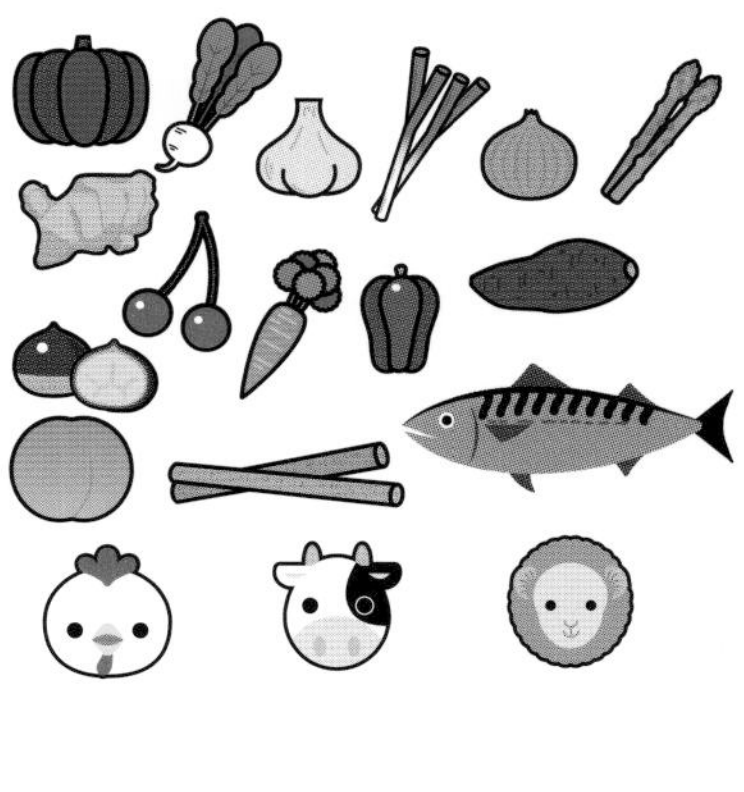	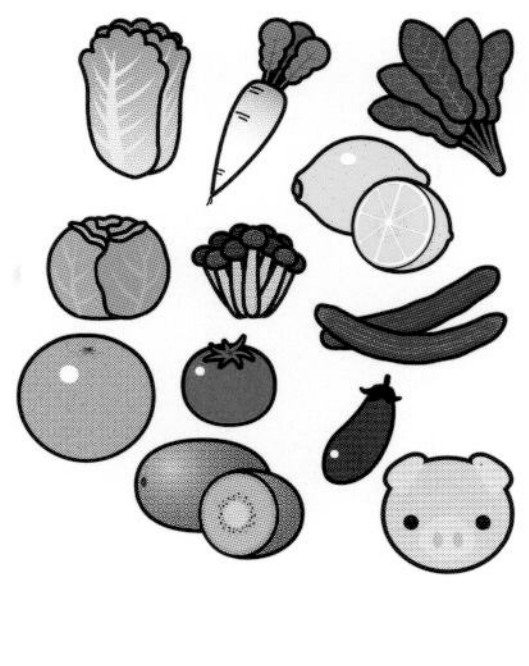

肉は、部位による違いもあります。

実践編！

体温を上げよう！

体を温める

体を温めるには、食生活の見直しや運動、ストレスが関係していますが、食生活、運動、ストレスについては、それぞれのページでご紹介します。

ここでは、「今、冷えている体を温める」「今日、温かい体をキープする」ために、どのようにしたらいいかを紹介していきます。

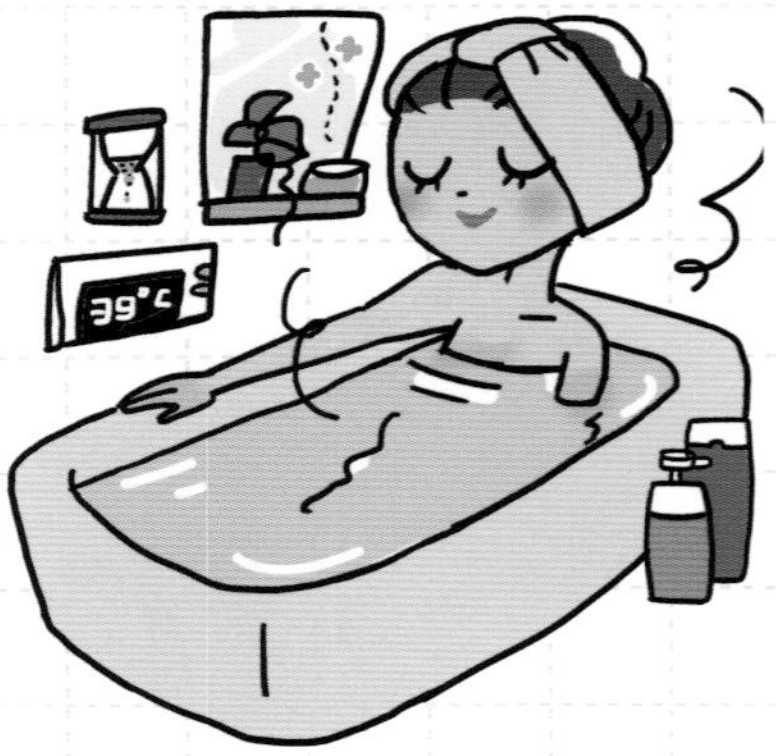

冷えタイプが下半身型の人は半身浴。それ以外の人は全身浴がオススメです。

体を芯から温めましょう

とくにオススメ！ すべてのタイプ

最近では、シャワーで済ませて湯船には入らないという人もいるようですが、体温を上げるためには、夏でも湯船に浸かりましょう。

リラックスするためには半身浴がいいとよくいわれますが、体を芯から温めるためには全身浴がおすすめです。

冷えのタイプで、下半身型の人は半身浴を。それ以外のタイプの人は全身浴がオススメです。

ポイントは、40℃以下のぬるめのお湯に15～20分くらい浸かることです。熱めのお湯や長く湯船に浸かると汗をかきますが、汗をかくということは自律神経を刺激することへつながります。お風呂を出た後も体が熱く、なかなか汗が引かないと、自律神経は体温調整をしようと活発になりますが、ぬるめのお湯に浸かることで副交感神経が優位になり、リラックス効果も高まり、血管が開いて血流量も増えてきます。

好きな香りや色の入浴剤やアロマオイルなどを入れれば、さらにリラックス効果が期待できます。

入浴時間と睡眠の関係

とくにオススメ！ すべてのタイプ

寝る時間の1時間から1時間半前にお風呂に入り、体を温め、リラックスして布団に入りましょう。

体温には日内変動があり、朝は低く、夕方に向けて高くなり、夜はしだいに低くなっていきます。この生体リズムを崩さないことが大切です。

人は寝る前になると、手足の毛細血管が開き、血のめぐりがよくなることで手足が温かくなります。すると、手足から熱が逃げていくため体温が下がり、眠くなっていくのです。睡眠は、体を休ませることよりも、脳の疲れをとることが重要な目的です。

血のめぐりが良くなければ、体温が下がらず良質な睡眠が得られないことから「寝たけど、まだ眠い」「寝ても疲れがとれない」や、「なかなか眠れない」といった睡眠負債（※）を抱えてしまうこともあります。

血のめぐりが悪いと睡眠の質が良くない。睡眠の質が悪いと血のめぐりが良くない、ということが繰り返されていくわけです。体温の日内変動を崩さず、スムーズに変動するようにお手伝いをしましょう。

睡眠に不安のある人は、血のめぐりが関係していることも少なくありません。ぐっすり眠れて、すっきり目覚められるようになったら、血のめぐりが良くなってきたともいえるでしょう。

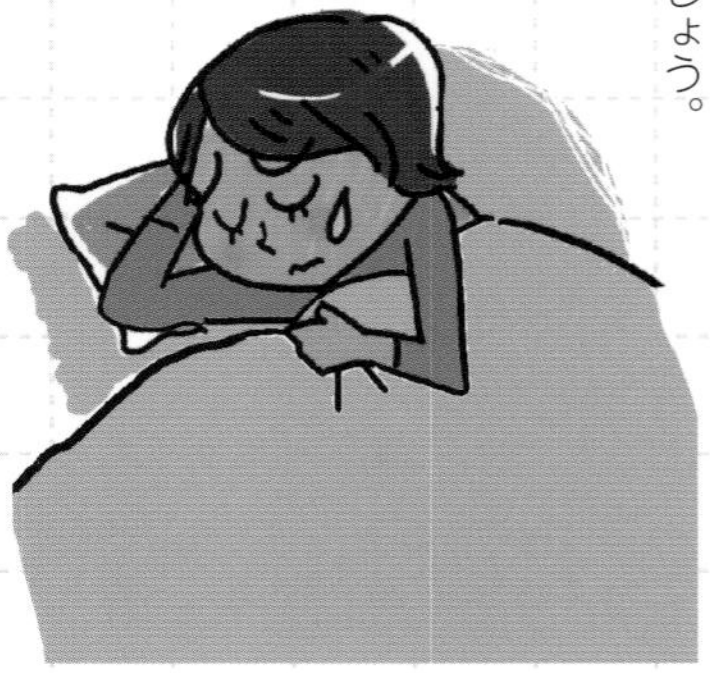

なかなか眠れない、寝ても寝足りない、夜中に何度も目が覚めるという人は、血のめぐりが原因かも？

※ 睡眠負債：1日1日の睡眠不足がたまり借金のように負債となって健康に影響を与えることもある

とくにオススメ!

四全

首のつく体の部位を温めよう

首のつく体の部位には、首、手首、足首の3カ所があります。首、手首、足首には太い血管が走っていますが、皮膚が薄く外気の影響を受けやすいため、血のめぐりが悪くなってしまうことがあります。

また太い血管の血のめぐりが良くないと、毛細血管へも影響してきます。とくに手足が冷える四肢末端型の人と全身型の人は、首、手首、足首を温めましょう。

手浴、足浴で、直接的に温めることも効果的です。お湯の温度は40℃前後、手首や足首まで入る洗面器などの容器を使って全体で10～30分浸かりましょう。

首、手首、足首は、ネックウォーマーなどで冷やさないようにし、入浴時には少し熱めのシャワーで首の後ろを温めるのも効果的です。夏になると、首が大きく開く服を着る機会も多くなりますが、冷房の効いている部屋ではスカーフを巻くなどして冷やさないように心がけましょう。

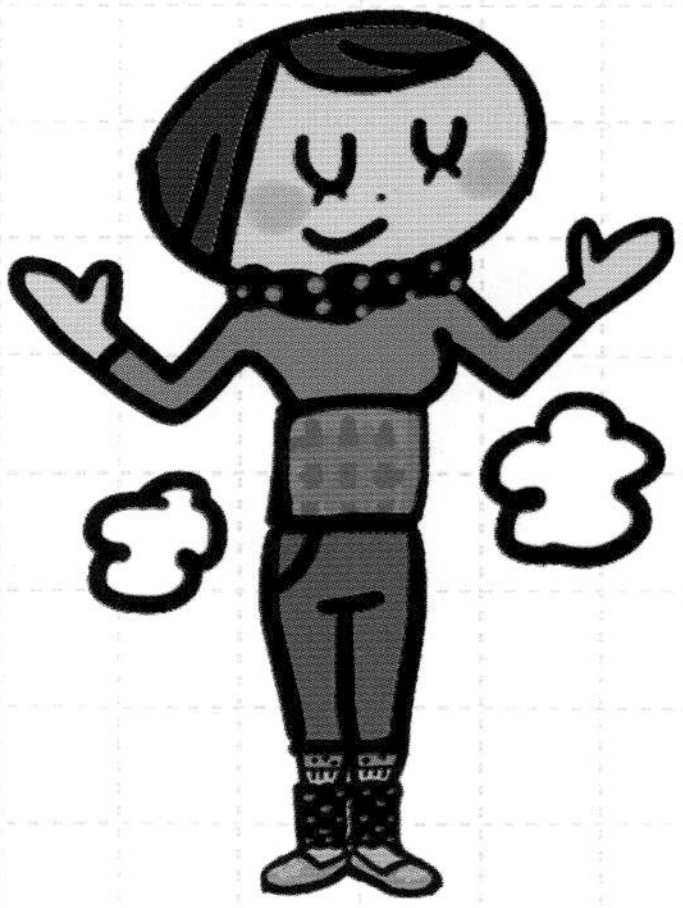

1年を通して首のつく体の部位を温める、また冷やさない工夫をしましょう。

足浴の方法

1. バケツに 42℃くらいの湯を張る
   アロマオイルなどを入れても OK！
2. 両足をバケツに入れ、10 ～ 15 分浸かる
   途中、お湯がぬるくなったら、熱い湯を足す
3. 足浴が終わったら、すぐにタオルで拭いて水分を取る

足浴・手浴の注意
※ 湯は容器に入れると湯温が下がるので、42℃を目安に用意する
※ 湯は、冷めたらその都度、熱い湯を足す

手浴の方法

1. 洗面器に 42℃くらいの湯を張る
   アロマオイルなどを入れても OK！
2. 手首から先を 10 ～ 15 分浸かる
   途中、お湯がぬるくなったら、熱い湯を足す
3. 湯から手を出し、次に水に1～2分程度入れる
4. 水から手を出し、また湯に手を入れ 10 ～ 15 分浸かる
5. 手浴が終わったら、すぐにタオルで拭いて水分を取る

足浴・手浴で用意するもの

- 両足首まで入る洗面器やバケツ（足浴の場合）
- 手首まで入る洗面器など（手浴の場合）
- 42℃くらいの湯
- 冷めたとき用の熱い湯
- タオル
- アロマオイル、ひとつまみの塩、一片分程度のすりおろし生姜など

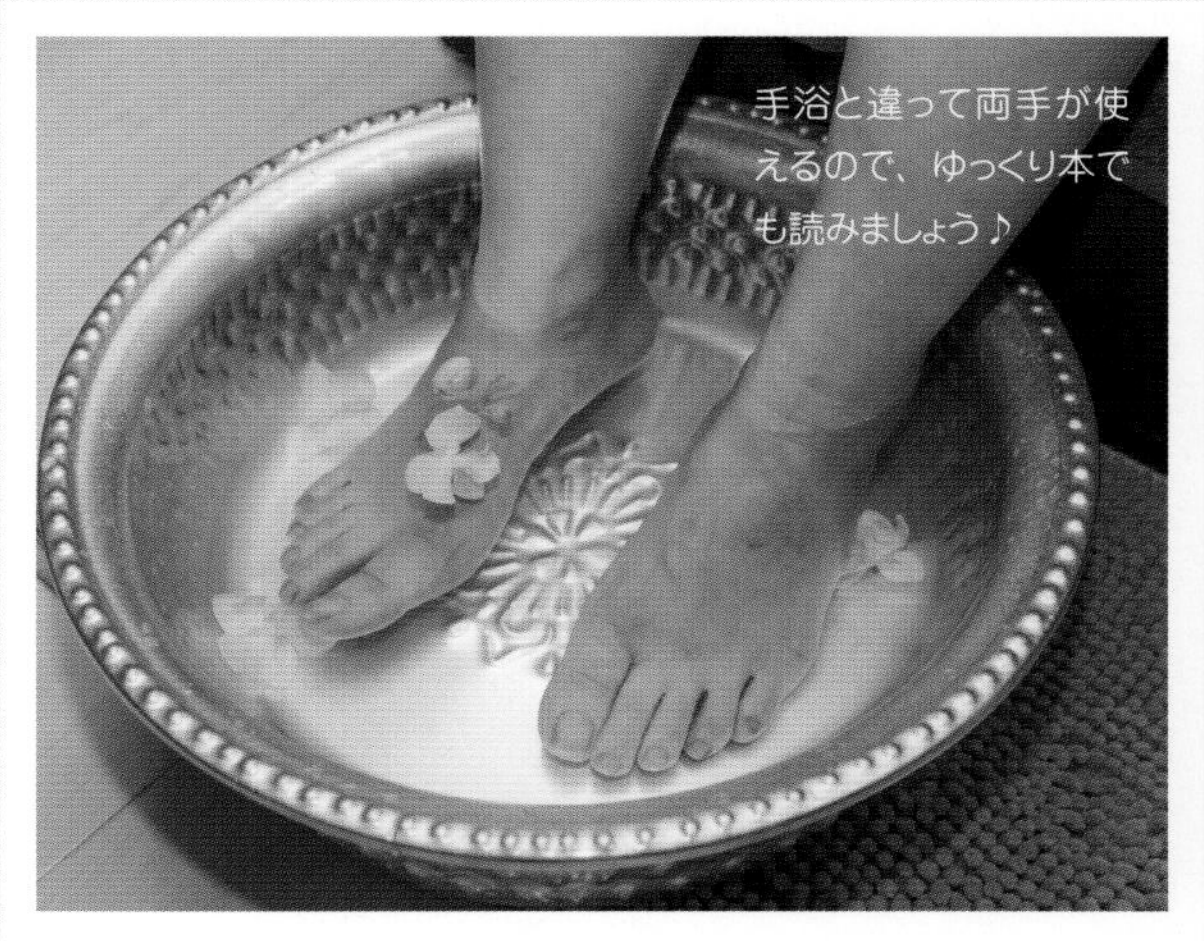

手浴と違って両手が使えるので、ゆっくり本でも読みましょう♪

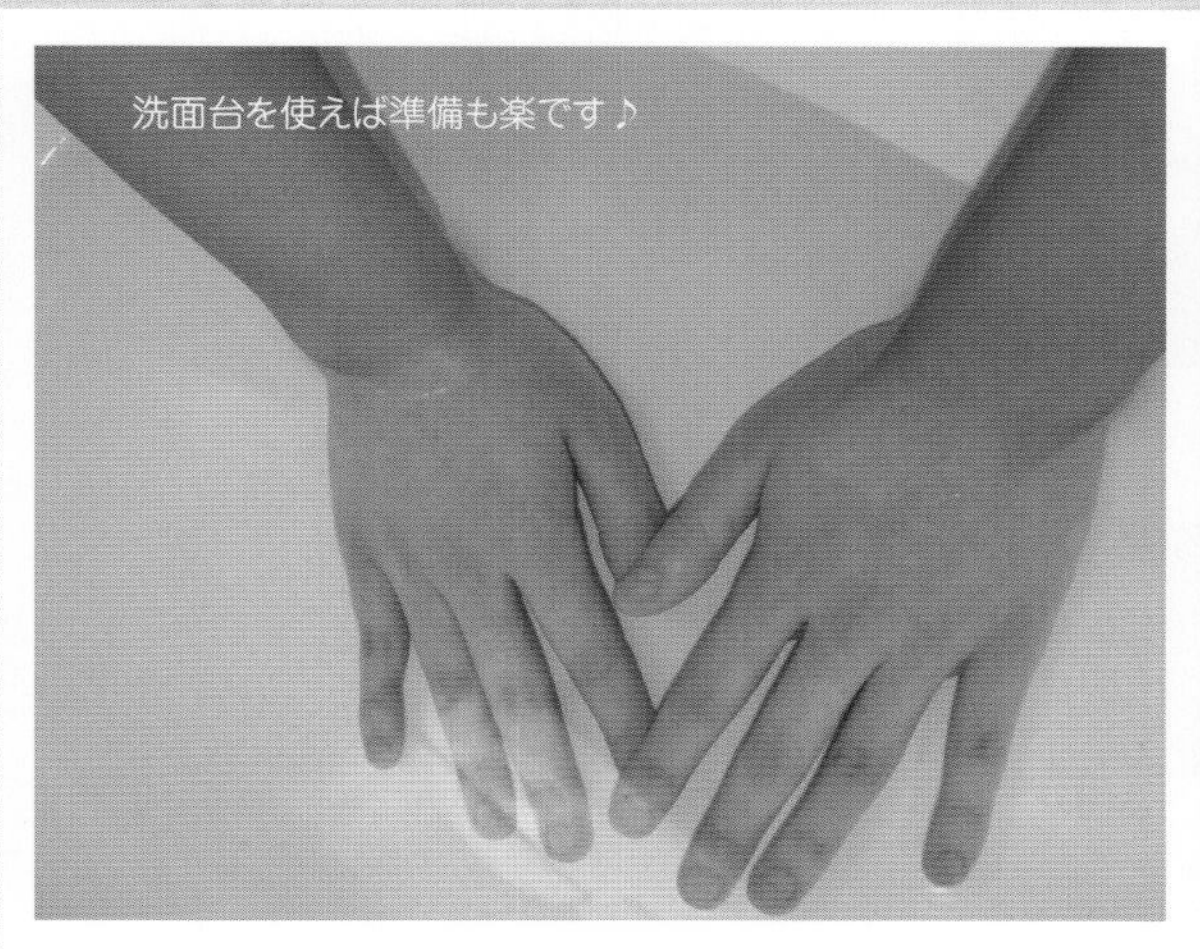

洗面台を使えば準備も楽です♪

下 全

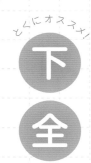

とくにオススメ！

ふくらはぎをマッサージ

第二の心臓ともいわれるふくらはぎは、下半身の血液を心臓へ戻す重要な役割があります。

静脈には、血液を送る力はなく、筋肉の動きを借りて心臓へ血液を戻しています。そのため、ふくらはぎの筋力が弱かったり、長時間立ったままや座ったままでいたりすると、下半身の血が戻りにくく、滞りがちになります。

夕方になるとむくみが起こり、脛《すね》を押すと凹んだままになったり、靴下のゴムの痕がくっきり残ったり、もっと進むと静脈瘤ができるという事態が起こります。

血液を心臓へと戻すためには、ふくらはぎの筋力アップが大切ですが、昨日、今日でできることではありません。そこで、ふくらはぎを足首から膝へかけてマッサージをしたり、座ったままでつま先とかかとを交互に上げ下げする運動でふくらはぎを動かしてみましょう。とくに冷えタイプが下半身型の人、全身型の人にはオススメです。

また、着圧ストッキングやレギンスなどを利用するのもいいでしょう。

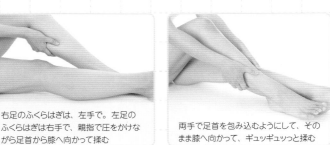

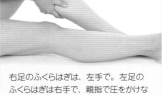

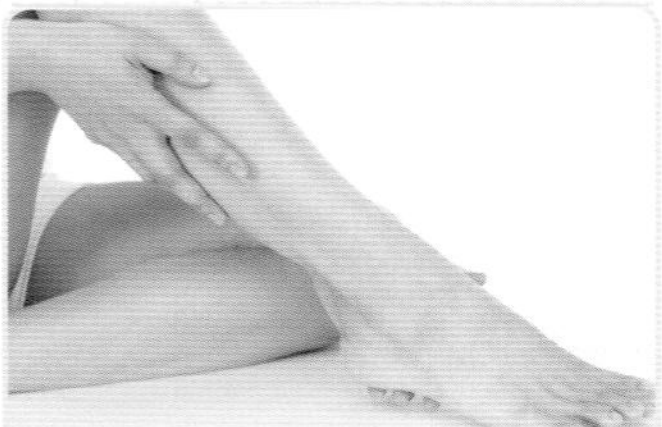

左右の手を交互に足首から膝へ向かって5本指を滑らせるように

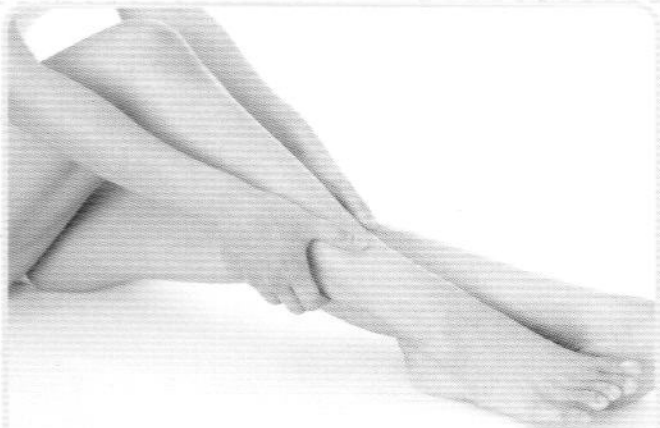

両手で足首を包み込むようにして、そのまま膝へ向かって、ギュッギュッっと揉む

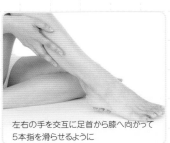

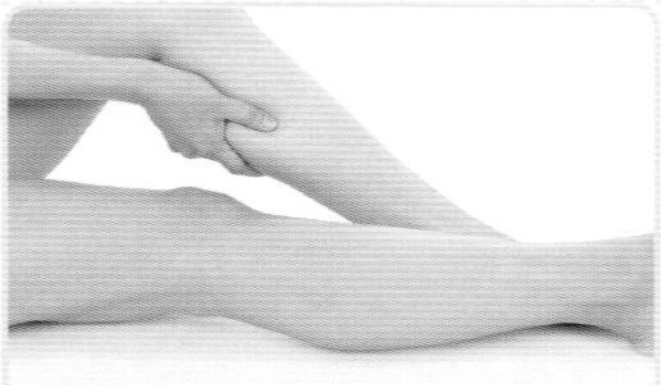

右足のふくらはぎは、左手で。左足のふくらはぎは右手で、親指で圧をかけながら足首から膝へ向かって揉む

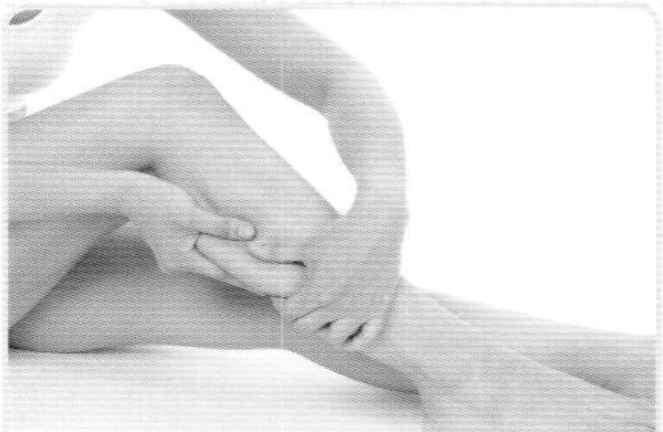

両手を使ってふくらはぎを掴むようにして揉む

下 内

とくにオススメ！

腰をあたためる

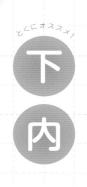

毛細血管には、血管新生という機能が備わっていて、血のめぐりの悪くなった先にある細胞の栄養や酸素が不足すると、毛細血管が枝分かれをし、伸びていきます。

この血管新生は、卵巣では顕著に起こります。卵胞を育てる、排卵する、卵胞が黄体化するなどの過程で血管新生は起こり、卵胞へ栄養と酸素を送り、老廃物を受け取ります。そして、黄体が白体となり、その機能を終えるとともに、新しくつくられた血管も消失します。

卵巣に新しい血管がつくられて、その血管が消失するということが月経サイクルとともに繰り返し起こっているわけです。

血管に元気がなく、血のめぐりが悪ければ、毛細血管まで十分に血液が回っていかず、血管新生もままなりません。そうなると生きるために必要な臓器に優先的に血液はめぐってしまい、卵巣や子宮へ十分な血がめぐらないことで月経が乱れるかもしれません。

卵巣や精巣にも十分な血液を送り、卵胞発育や精子をつくるために下半身の冷え対策をしましょう。

とくに冷えタイプが内蔵型、下半身型の人は、1年を通して気を配り、素足で過ごさず、腹巻をしたり、冷房の効いた部屋では膝掛けなどを腰に巻いて過ごしましょう。

また余分な脂肪やセルライトが原因となっていることもあります。太り気味の人は、お腹周り、太ももの脂肪が減るように、少しダイエットをしながら、重点的に温めましょう。

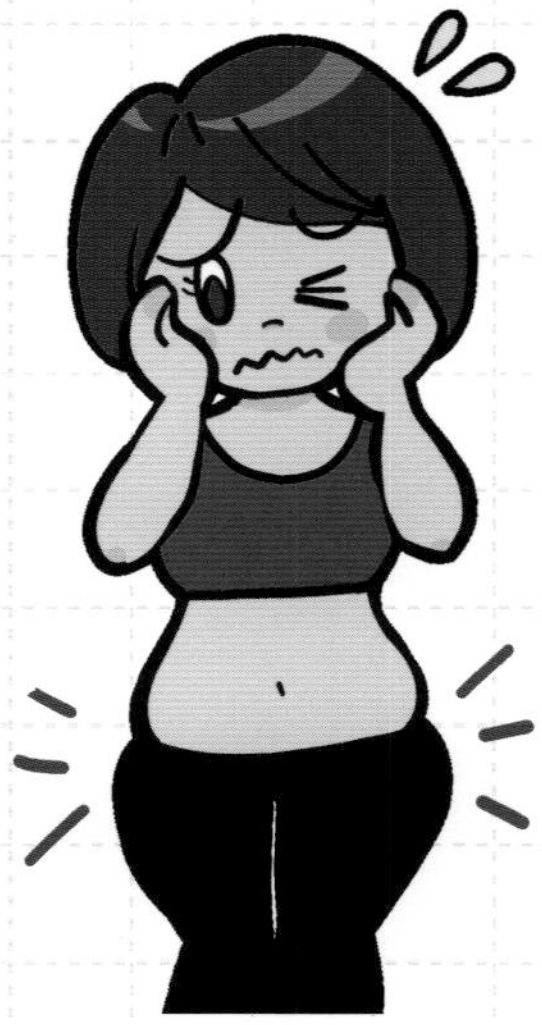

余分な脂肪は、からだを冷やしてしまいます。お腹周り、太ももは脂肪がつきやすいのでダイエットも！

あたたかい湯を飲もう

体を内側から温めると、内臓が温まりやすく体全体の冷えが和らいできます。

とくにお腹が冷たいと感じている内臓型や全身型の冷えタイプの人には温かいお湯を飲むのがオススメです。

温かいお湯は、一度沸騰させたお湯を室温で冷ましたもので、50℃が目安で、「ふーふーっ」と息を吹きかけて冷ましながら飲めるくらいの温度です。それを毎朝コップ1杯すするようにして、ゆっくり10分ほどかけて飲んでみましょう。

朝の体温は低いので、お湯を飲むことで内臓が温まり、胃腸の消化力も高まり、便秘の解消にも役立ちます。とくに冷えタイプが内臓型の人は、1日の始まりに体の内側から温めることで血のめぐりも良くなるといわれています。

基礎代謝も上がりやすいので、ダイエットにも期待できます。また、朝だけでなく、保温ボトルに入れて1日を通して飲むのもいいでしょう。ただ、飲みすぎるのもよくありませんから、700～800mlくらいにしましょう。

とくにオススメ！　内　全

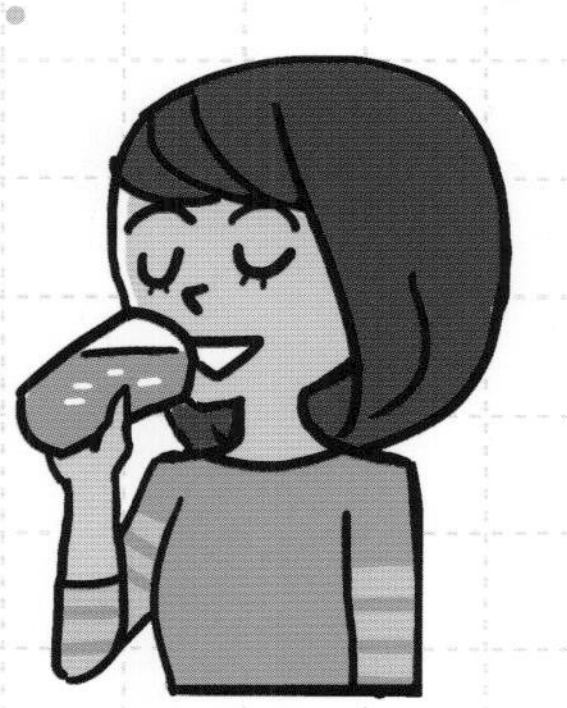

体を内側から温めると、「今日は、体が軽いな♪」と感じるようになるかも。朝の習慣にしましょう。

速攻であたためる

とくにオススメ！　すべてのタイプ

今、冷えてるところを温めたい！となったら、蒸しタイルや湯たんぽを使いましょう。肩こりがある、腰痛があるという人は、そこの血のめぐりが良くないことからコリが起こっていることも考えられます。

また、パソコンやスマホで目が疲れている人も、血のめぐりが良くなることで改善されることもあります。

水で濡らしたフェイスタオルをしっかり絞って、電子レンジで1分ほど温めたら、首に巻いたり、肩に乗せて温めてみましょう。電子レンジから出したばかりのタオルは熱くなっているので、火傷をしないように、一度、広げて冷ましてから使ってください。

お尻やお腹、足が冷たい場合には、湯たんぽがオススメです。小さな湯たんぽでも、冷えた箇所に当てたり、置いたりしておくだけで、じんわりと温まってきます。電気毛布や電気あんかもいいですが、長く当てていると低温やけどをする心配や皮膚の乾燥も気になります。しかし、湯たんぽならじんわりと温まり、だんだんと冷めてくるので、そういった心配が少ないです。ただし、温める時間は1時間以内がいいでしょう。

また、あずきカイロもオススメです。小豆を袋に入れて、電子レンジで温め、繰り返し使うことができます。温めると、ふんわりお汁粉の匂いがして癒し効果も期待できます。

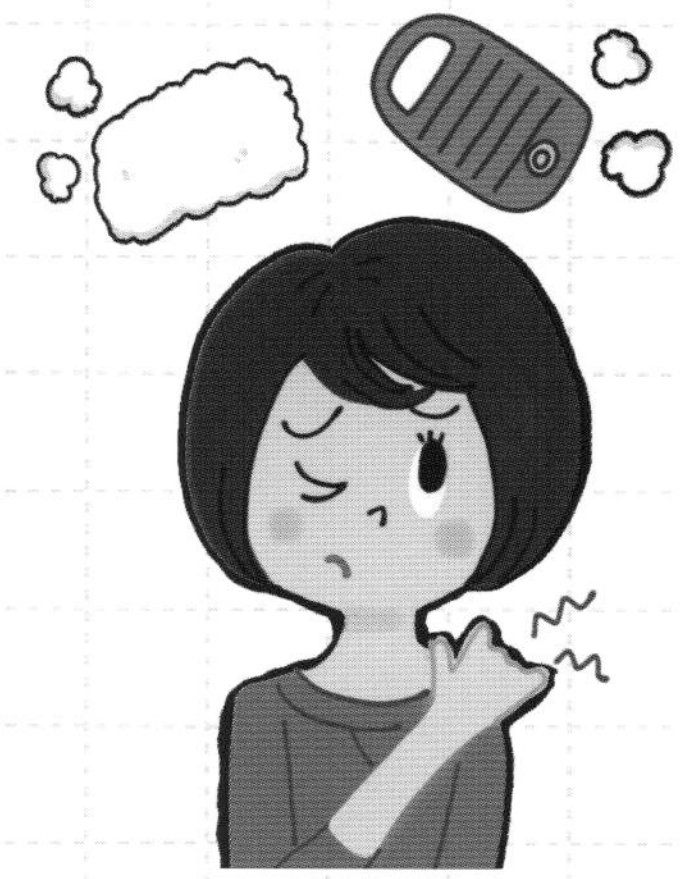

冷えたところを直接温めるときには、蒸しタオルや湯たんぽを使ってみましょう！

あずきのカイロ

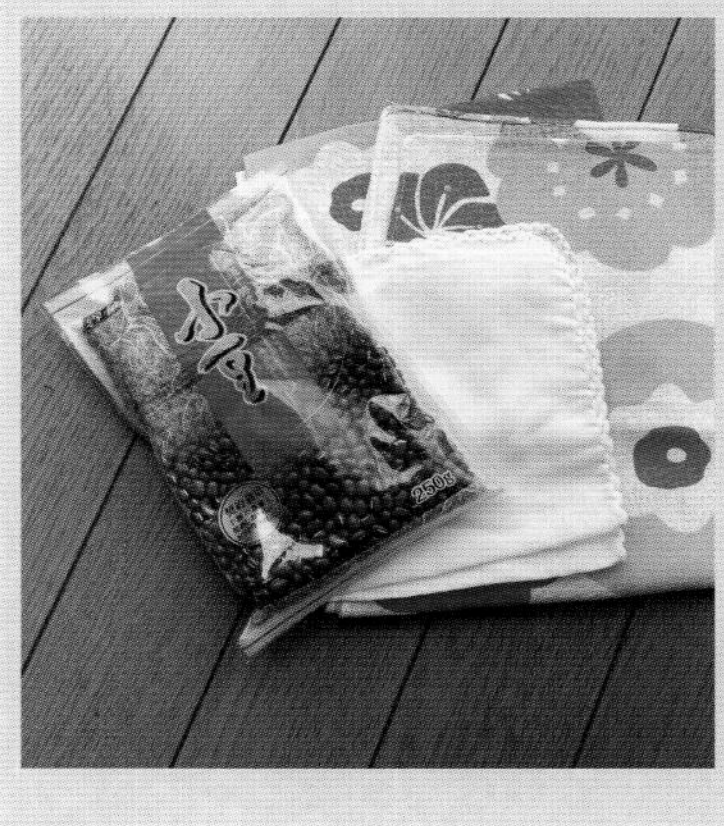

あずきカイロは、温かさが持続するのは20分程度ですが、繰り返し使うことができ経済的です。袋にあずきを入れた内袋に外袋でカバーして、温める場所に合わせていろいろなサイズで手作りしてみましょう。レンジで温める際は、熱くなりすぎないように注意し、熱くなっている時は、少し冷ましてから肌に当て、火傷に注意しましょう。約100回くらいは繰り返し使うことができますが、夏など使わない時期は、ジップロックなどに入れて冷蔵庫で保管しましょう。繰り返し100回以上使っていると、レンジで温めた際に、あずきが焦げて出火の原因になります。内袋のあずきが割れてきているようであれば新しいものを作る時期です。

あずきカイロの作り方

材料

あずき……………………1袋
ガーゼのハンカチ ……1枚
てぬぐい…………………1枚

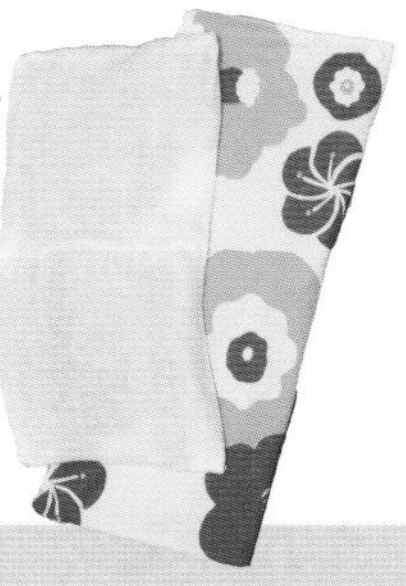

ガーゼのハンカチを2つ折りにして縁を並縫いし、中にあずきを入れて縫い閉じます。真ん中に1本並縫いを入れておくと、あずきの偏りが少なくなります。

てぬぐいは、ハンカチより一回り大きく断ち、縁を並縫いして外袋にし、あずきカイロのカバーにします。

5 食生活を見直す

【食べるものが体をつくる】

卵子や精子も体の一部です。

これらは、赤ちゃんになる元となる大切な細胞ですから、卵子や精子が元気に育つためにも、食生活は妊活期の重要事項といえます。

卵胞発育や成熟、子宮内膜を厚くする、精子をつくるなども、毛細血管がそれぞれに豊富な栄養と酸素を送り、老廃物を受け取ることで順調に起こっています。しかし、血のめぐりが良くないとこれらが順調にいかず、卵胞や精子の発育、成熟などに影響が出ることもあるでしょう。

体のどの臓器も大切ですが、栄養や酸素を届けるのは生きていくために必要な臓器が最優先されます。そして、体のどこかに何か問題があれば、最初に生殖に関係する臓器や細胞に影響が出ます。「子孫を残そうとしている場合じゃない！　今は、生きていくために必要なところへ届けるよ！」と栄養と酸素の供給量が減ってしまうわけです。無理なダイエットをしたり、肥満や痩せが過ぎたりすれば、自分の命を守るため排卵を止め月経が停止します。こうした自己防衛が働いてしまうと妊娠が難しくなることもあります。

そんなことにならないように体をつくる食べもの、食生活を見直し、より健康で血のめぐりのいい生活を目指しましょう。ただ、食事は見直しやすそうに思えても、実は改善しにくかったり、長続きが難しかったりします。というのも、それには献立を考え、栄養素をチェックし、調理方法を覚える必要があることや、毎日3回食事があること、また夫婦や家族の間に嗜好の違いがあったりするからです。

ですから、「〇〇しなければならない」と考え過ぎずに、夕食からはじめてみるなど、できることから取り入れていくようにしましょう。

【食生活の見直し方】

食事の量やバランスを見直すのは意外に大変です。

「何カロリー食べたんだろう？」「たんぱく質、糖質、脂質、ミネラル、何かに偏っていないかな？」など、普段の食事で量やバランスを気にし過ぎると、美味しい、楽しい食事の時間がそうではなくなってしまうこともあります。食生活を見直すことは大切ですが、「やらなければ」と意気込み過ぎず、楽しんでやりましょう。

今日1日食べたり、飲んだりしたものを1冊のノートにまとめたり、ダイエットノートを応用したり、スマートフォンアプリを利用するのもいいでしょう。また、SNSを活用して食べたものを、その都度、写真を撮ってアップするのもいいでしょう。共通の目標を持った人と一緒になれば、続けやすくなるかもしれません。

そのほかでは、カロリーブック、外食カロリーブックなどを活用してみましょう。バッグの中に入る小さなサイズの本がオススメで、暇な時間に図鑑代わりに見て楽しみながら、カロリーや栄養素のことを知りましょう。

【食事の量とバランス】

食事バランスをコマにあらわしたイラストを見たことがある人もいるかと思います。コマは、自分の体で、イラストのようにバランスのいい食生活を送っていれば回り続けることができますが、どこかが多かったり、少なかったりすれば、バランスは崩れて回ることができず倒れてしまいます。

また、回転するコマが安定するためには、適度な運動も必要です。そして、体に欠かせない水分は軸になるので、食事とともに水分摂取も重要になってきます。おかしやジュースも不必要なのではなく、コマを回すヒモとして、楽しく美味しく適度に食べれば、体も心も喜びます。

こうした量、質ともにバランスのよい食生活を送ることで、元気な体を保つことができ、血管の健康や血のめぐりの良さにつながっていきます。

食事は適切な量とバランスが大事!

食事バランスのコマが上手に回るように食事の量と種類をバランスよく食べることが、健康な身体づくりにつながります。

1日に必要なエネルギー量は、性別、年齢、身体活動量によって変わり、バランスよく食べるには、料理の単位1つ（＊SV）の表を見ながら考えましょう。たとえば、男性38歳、身体活動量が普通の場合は、1日の摂取カロリーは2400～3000kcalで、1日の間に主食は4～5つです。女性38歳、身体活動量が普通の場合には1日の摂取カロリーは2000kcalが目安です。

＊SVとは、サービング（料理の単位の略）です。

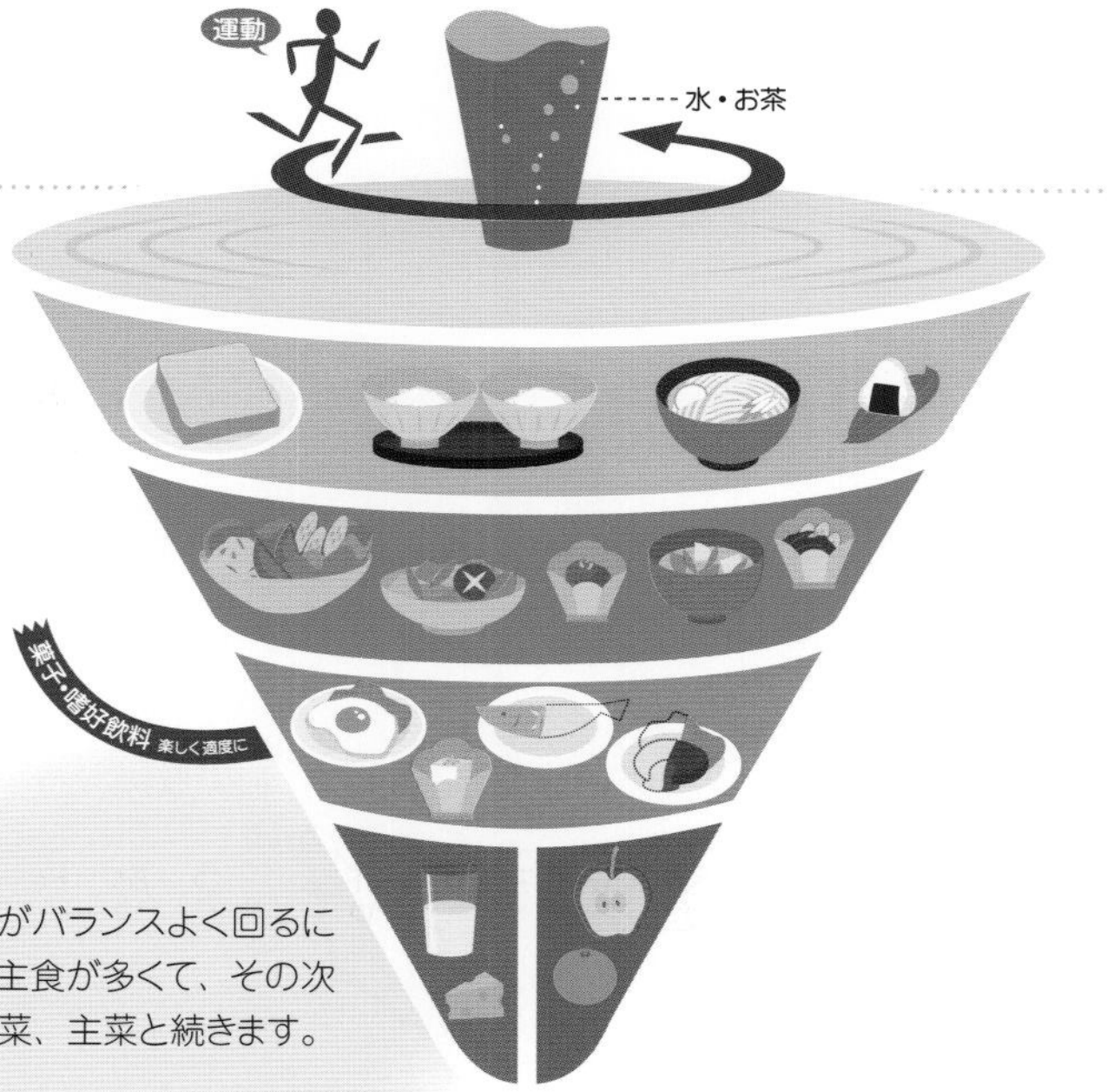

コマがバランスよく回るには、主食が多くて、その次が副菜、主菜と続きます。

1日に必要なエネルギーと食事量の目安

男性	エネルギー	主食	副菜	主菜	牛乳・乳製品	果物	女性
6～9歳 70歳以上（身体活動量 低い）	1,400kcal ～2,000kcal	4～5つ	5～6つ	3～4つ	2つ（子どもは2～3つ）	2つ	6～11歳 70歳以上 12～17歳 18～69歳（身体活動量 低い）
70歳以上（身体活動量 ふつう以上） 10～11歳 12～17歳 18～69歳（身体活動量 低い）	2,000kcal (±200kcal)	5～7つ	5～6つ	3～5つ	2つ（子どもは2～3つ）	2つ	12～17歳 18～69歳（身体活動量 ふつう以上）
12～17歳 18～69歳（身体活動量 ふつう以上）	2,400kcal ～3,000kcal	6～8つ	6～7つ	4～6つ	2～3つ（子どもは2～4つ）	2～3つ	

※身体活動量

「低　　い」…1日中座っていることがほとんどの人

「ふつう以上」…「低い」に該当しない人

私は、主食が5～7つ。1食にご飯小盛りで1～2杯くらい食べていいのね。

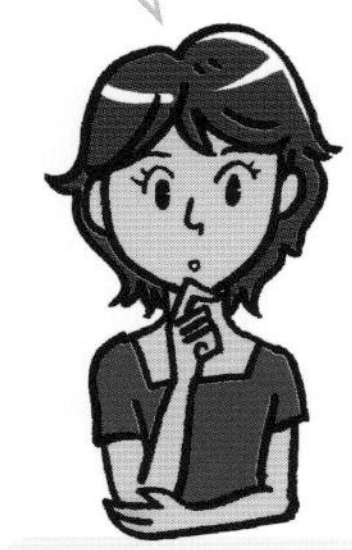

38歳

身体活動量：普通

1日の摂取カロリーの目安：2000kcal

	料理の「つ（SV）」目安
主食（ごはん、パン、麺） ごはん（中盛り）だったら4杯程度	1つ分 = ごはん小盛り1杯 = おにぎり1個 = 食パン1枚 = ロールパン2個　1.5つ分 = ごはん中盛り1杯　2つ分 = うどん1杯 = もりそば1杯 = スパゲティ
副菜（野菜、きのこ いも、海藻料理） 野菜料理5皿程度	1つ分 = 野菜サラダ = きゅうりとわかめの酢の物 = 具だくさんのみそ汁 = ほうれんそうのおひたし = ひじきの煮物 = 煮豆 = きのこのソテー　2つ分 = 野菜の煮物 = 野菜炒め = いもの煮っころがし
主菜（肉、魚、卵、大豆料理） 肉・魚・卵・大豆料理から3皿程度	1つ分 = 冷奴 = 納豆 = 目玉焼き　2つ分 = 焼き魚 = 魚のフライ = マグロとイカの刺身　3つ分 = ハンバーグステーキ = 豚肉のしょうが焼き = 鶏肉の唐揚げ
牛乳・乳製品 牛乳だったら1本程度	1つ分 = 牛乳コップ半分 = チーズ1かけ = スライスチーズ1枚 = ヨーグルト1パック　2つ分 = 牛乳瓶1本分
果物 みかんだったら2個程度	1つ分 = ミカン1個 = リンゴ半分 = カキ1個 = ナシ半分 = ブドウ半房 = モモ1個

僕は、お昼にハンバーグ食べたから、主菜3つ分か。夕食は、軽めにしよう。

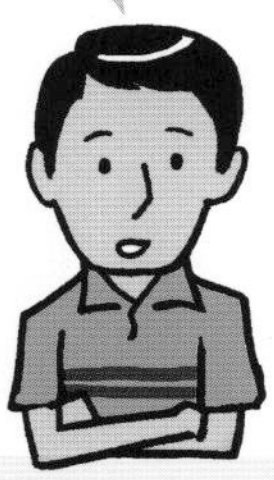

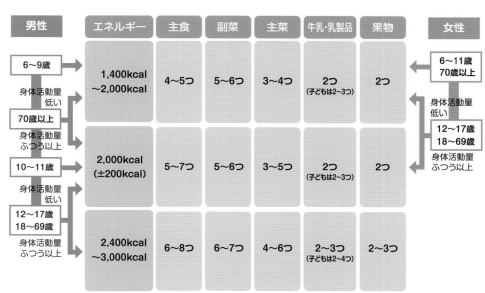

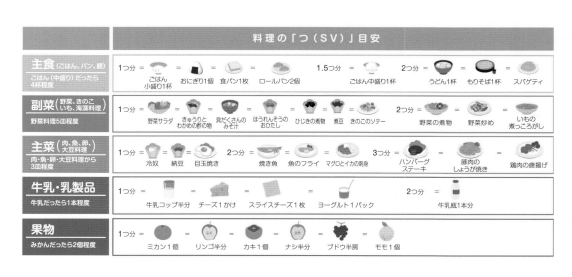

38歳

身体活動量：普通

1日の摂取カロリーの目安：2400～3000kcal

実践編！

食生活を見直そう！

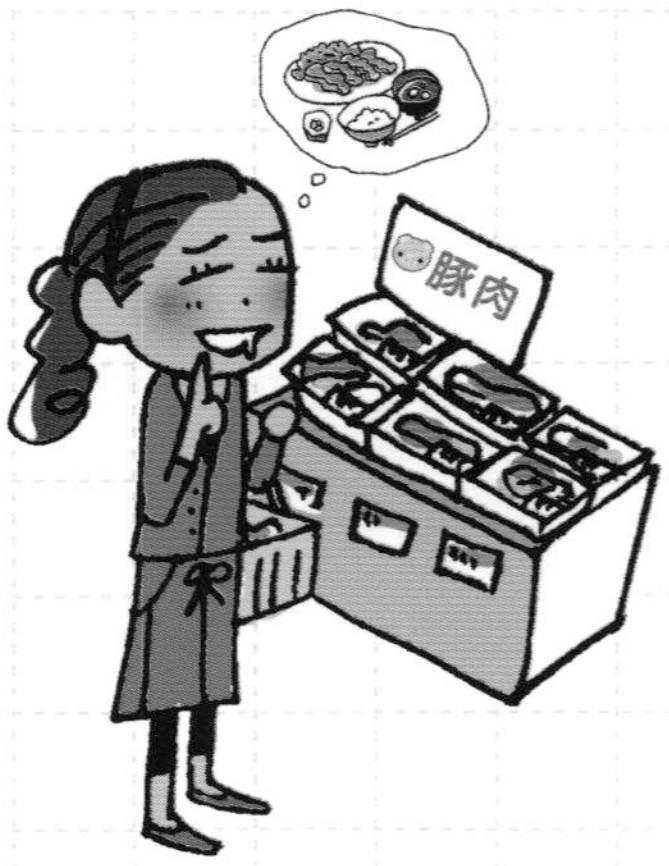

たんぱく質は、毎食、欠かさず摂りましょう。
また、より良質なたんぱく質を摂ることを心がけましょう。

食べることは生きること

人は、生きていくためには食べることが必要です。そして、健康な生活を送るためには、ただ食べるのではなく、量やバランス、そして楽しみながら食べることも大切です。では、日頃の食生活をどのようにして、どのように気をつけていけばいいのでしょう。

たんぱく質は毎食食べよう！

とくにオススメ！ すべてのタイプ

たんぱく質は、カラダの根幹となる成分で、常にカラダの中で分解され、筋肉、骨、歯、内臓、爪、髪、皮膚、そして、卵子や精子などのあらゆる細胞のために働き、ホルモンや抗体をつくるときにも働いています。

また、血管壁を組み立てている細胞膜の主成分でもあります。

しかし、たんぱく質をカラダの中でつくり出すことはできず、貯めておくこともできません。そのため食事を通して不足しないように、1食に1品は肉や魚、大豆などを食べ、また、より良質なたんぱく質を摂るように心がけましょう。

たんぱく質の不足は、しわやたるみにもあらわれますから、前よりしわが増えたかも？　たるみが出てきた？　と感じている人は、たんぱく質不足かもしれません。

1日のたんぱく質摂取量の目安は、成人男性で約60g、成人女性で約50gです。だいたい豚ロース肉100gに含まれるたんぱく質は約20gです。朝、昼、夕食のいずれの食事でも、豚ロース肉100gくらいを食べることが必要になります。

特に良質なたんぱく質を含む食品

肉（鶏）、青魚、卵、牛乳、乳製品、大豆、
大豆製品（豆腐や納豆など）、チーズなど

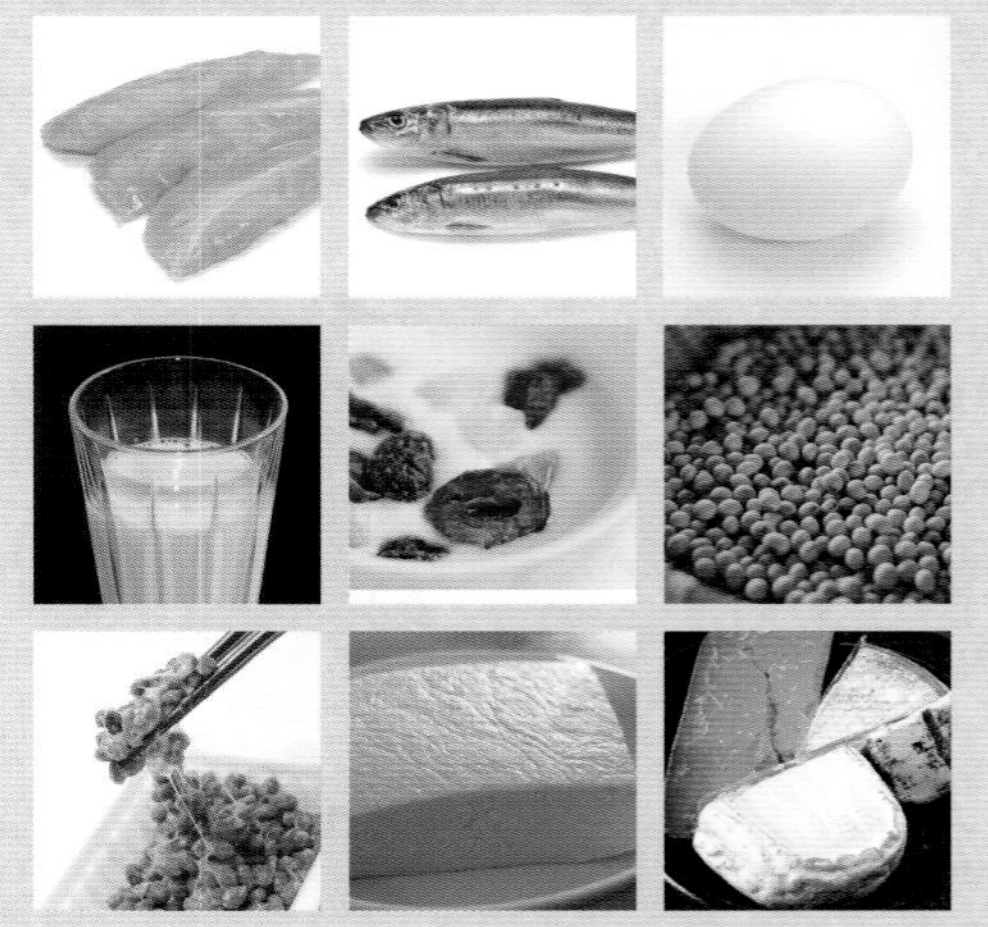

たんぱく質摂取量の目安：50 ～ 60g/ 1日

豚ロース肉	約 20g	卵	約 12g
鶏もも肉	約 16g	クロワッサン	約 8g
鶏ささ身	約 23g	豆腐	約 8g
まぐろ赤身	約 20g	豆乳	約 4g
さば	約 21g	ヨーグルト（全脂無糖）	約 4g
鮭	約 22g	カマンベールチーズ	約 19g
枝豆	約 12g	プロセスチーズ	約 23g
玄米	約 12g	※ 100g あたりのたんぱく質量	

とくにオススメ！ 四

食事量は 足りてる？ バランスはいい？

食事量が少ないと、体も心にも疲労が溜まりやすく、なかなか疲れが取れなかったり、また筋肉量の低下の原因にもなり、末端まで十分な血液が届けられない可能性もあります。食が細い人、そしてダイエット中の人も含めて、食事量を見直してみましょう。

とくに冷えタイプが四肢末端型の人は、これらが手足の冷えにつながっていることもあります。十分に食べていると思っても、実は足りていなかったということがあるかもしれません。

食事量が少ないと、髪の艶、肌のはりがなくなってきますが、それと同じようなことが血管や血液にも起こっていると考えて、食事量、本当に足りているかな？と見直してみましょう。

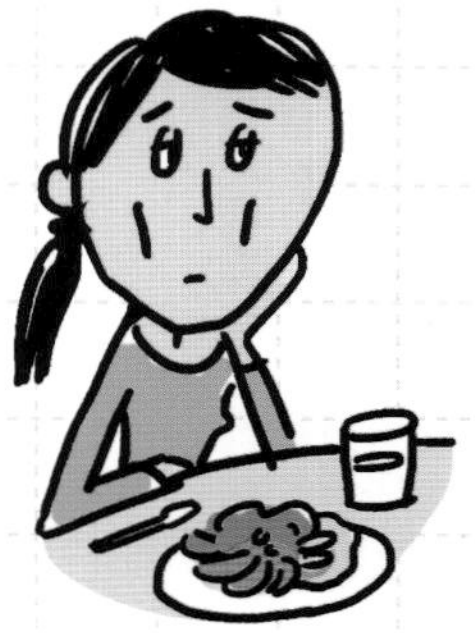

食事量が少ないと、体も心も元気が出ません。それは、内臓や細胞、血管、血のめぐりにも影響してきます。

とくにオススメ！ すべてのタイプ

1日に食べたものを ノートに書く！

食事の見直し方法でオススメなのは、ノートなどにメモを残すことです。朝食、昼食、夕食と、食べたメニューを書いていくだけでも大丈夫です。

また、23ページで紹介した、食事バランスのコマと、主食、副菜、主菜などを、1つ、2つと、朝食、昼食、夕食のそれぞれに書き足しましょう。

そして、書きっぱなしにしないで、週末になったら、1週間に食べたものを確認してみましょう。すると、自分の食事内容から、偏りや量、嗜好などが、より鮮明にわかってくるかと思います。

「この日は、食べ過ぎ！」「野菜はよく食べているけど、緑黄色野菜や根菜類が少ないな」とか「肉は食べるけど、魚が少ないな」「え？この日、3食とも麺類！」「月経前になると、食事の量が増えてるみたい」「柔らかいものばっかり食べてる？」と、いろいろなことが見えてくるものです。気がついたことは、また週末のページにまとめて、次の週にはその点に気を遣って食事をしましょう。

書いていくことで、毎回の食事の量やバランス、食材などに気をつけることができるようになってきます。また、書き慣れてきたら食材なども書いていくと、妊活期に特に摂取しておきたい栄養素に過不足がないかもわかってくるようになると思います。

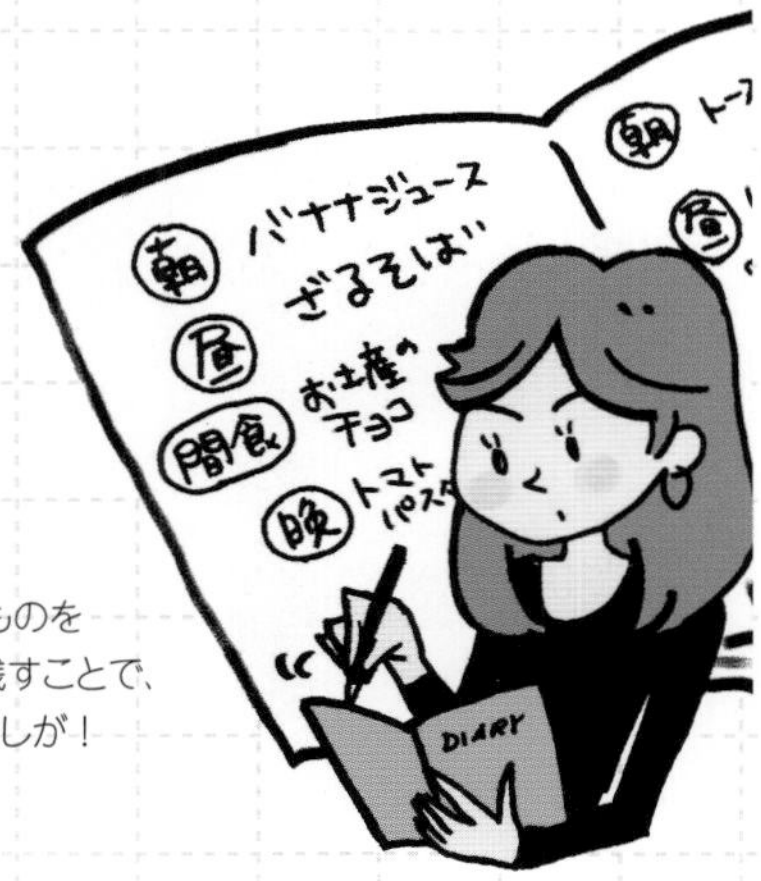

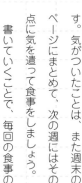

1日に食べたものをノートに書き残すことで、食生活の見直しが！

妊活期にとくに摂取しておきたい栄養素と1日の摂取量

女性		男性	
葉酸	640 µg	葉酸	240 µg
ビタミンD	5.5 µg	ビタミンD	5.5 µg
ビタミンE	6 mg	ビタミンE	6.5 mg
ビタミン B_{12}	2 µg	マグネシウム	370 mg
鉄	9 mg	亜鉛	9 mg
マグネシウム	290 mg	タウリン	1 g
亜鉛	7～8 mg	アルギニン	2000 mg
カルニチン	1000mg 以下	カルニチン	1000mg 以下
乳酸菌	65 mg	乳酸菌	65 mg

低糖質、高たんぱく質の食事がいい？

2013 年アメリカ産科婦人科学（ACOG）には、「低糖質、高たんぱく質の食事が体外受精の受精率を向上させる可能性があるとの発表があり、日本でも多くの治療施設が「低糖質、高たんぱく質の食事」を勧めています。
日頃から低糖質、高たんぱく質の食生活を心がけるようにするとよいでしょう。
では、食事バランスはどうするの？ と思われることでしょう。主食については、白米やパンなどで摂取するよりも、低糖質な発芽米や玄米、ブランパンを選んでみましょう。

とくにオススメ！ 内

からだを冷やす食べ物に気をつける

体を冷やすような食べ物や飲み物はなるべく取らないように心がけましょう。特に冷え性タイプが内蔵型の人は、冷たいものが好きな人が多いので気をつけましょう。

トマト、スイカ、きゅうりなどの野菜は、体を冷やす効果があり、夏の日の火照った体などに、水分摂取も兼ねて旬の時期に食べるのがよいでしょう。ただし、糖分には注意が必要です。

また、体を温める効果のある食べ物は、1年を通して摂取するように心がけましょう。それには生姜や唐辛子、ネギ類、ニラ、サバなどの青魚や羊の肉、ゴマ（黒ごま）などがあります。

刻んだ生姜にネギ、ニラ、黒ごまを混ぜ合わせ、ごま油を加えてレンジで1～2分加熱し、黒酢、しょう油を加えた万能ダレを作っておくと、いろいろな料理に使えて便利です。干しエビなどを入れると、良い出汁ができます。

また、コーヒーは体を冷やす飲み物なので少し控えめにし、生姜シロップなどを入れて飲んでみましょう。紅茶や烏龍茶、ほうじ茶などが体を温めてくれる飲み物です。暑い時期には、冷たくして飲みたいところですが、室温程度に冷ましたものを飲みましょう。

とくにオススメ！ すべてのタイプ

食材は白より黒を選ぼう

血のめぐりを良くし、体を温める食材を色から見ていきましょう。特に、黒い食材に注目です。

黒い食材には、ポリフェノールの一種であるアントシアニンという成分が含まれていることが多く、優れた抗酸化作用があることで知られています。また、眼精疲労に効果があることでも有名です。

アントシアニンには、血流を改善する効果があり、毛細血管の隅々まで血がめぐることで手足の末端まで血液が届き、眼精疲労や肩こりが軽減するといわれ、さまざまな研究や商品開発が進んでいます。

例えば、あなたの目の下にクマがあったら、それは毛細血管の隅々まで血がめぐっていない証拠かもしれません。

鏡を見て、目の下のクマをチェックしてみてください。そのクマは、アントシアニンを豊富に含む黒い食材を継続的に摂取することで改善する可能性があり、クマがなくなってきたということであれば毛細血管の隅々まで血液が行き渡り、血のめぐりが良くなってきたといえるでしょう。

黒い食材には、わかめ、ひじき、昆布などの海藻類、レーズンやプルーンなどの果物、そして、黒ごま、黒米、黒大豆などの野菜や穀類、黒砂糖、黒酢などがあります。黒酢はミネラルやアミノ酸が豊富で、黒砂糖にはビタミンやカルシウムが豊富です。白と黒のある食材だったら、黒を選んで、メニューに加えましょう。

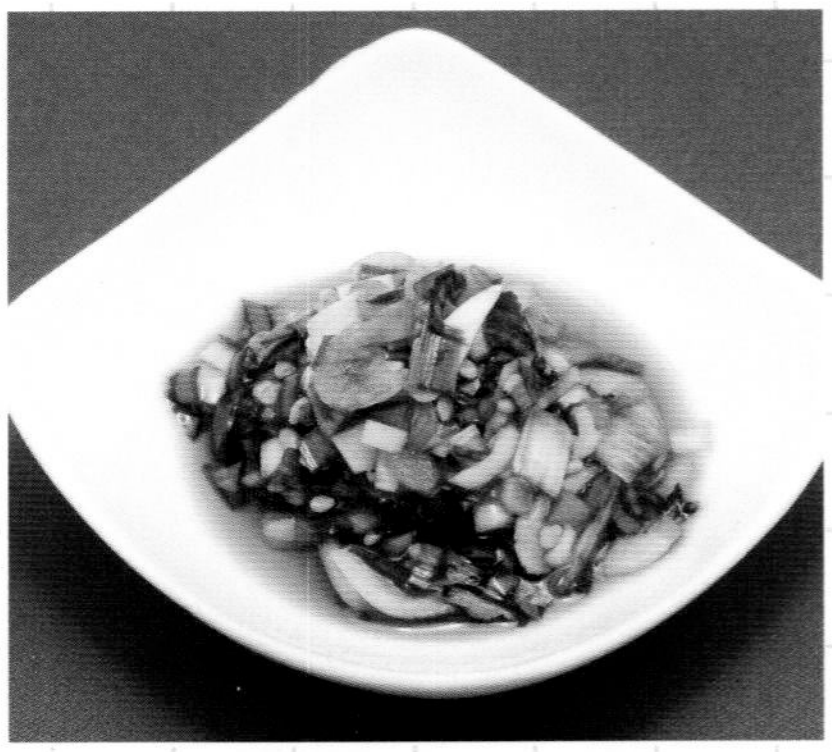

ニラだれは、蒸し鶏、厚揚げ、豆腐、サバのムニエルなど、いろいろな料理のタレとして使えます。

足りない栄養素は サプリメントで補おう！

毎日、ちゃんと食べているようでも、妊活期ならではの必要な栄養素が不足していることもあります。
とくに葉酸は、妊娠を希望する女性にとって1日に食事から240μgとサプリメントから400μgの摂取が推奨されています。また、ビタミンDやE、鉄、そしてラクトバチルスなどの乳酸菌など、食事で不足していそうなものはサプリメントを上手に活用しましょう。

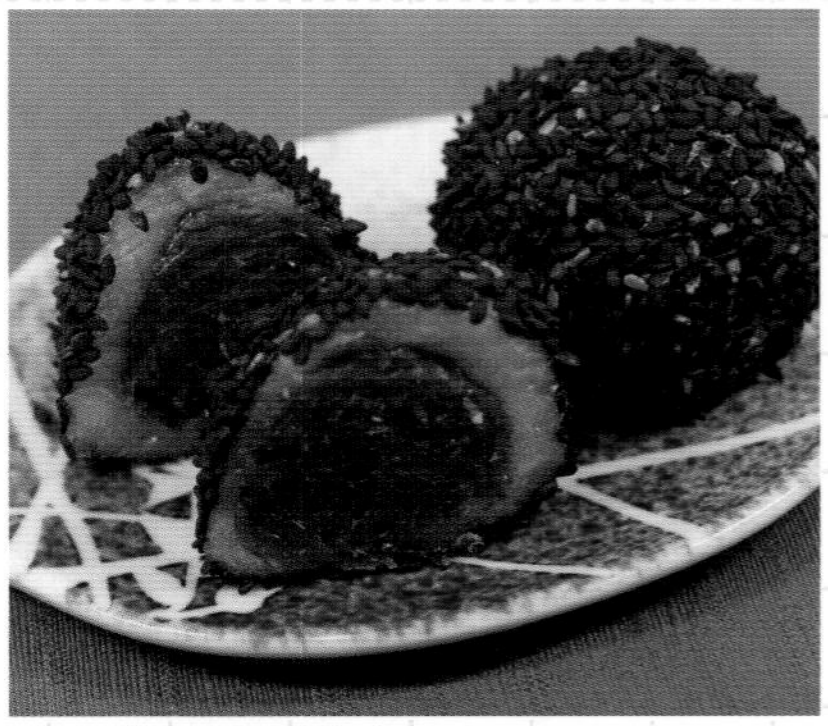

黒がつく食材は、血のめぐりを良くする効果があるとされています。今日のおやつに、黒ゴマ団子で一息つきませんか？

うんちを観察しよう

とくにオススメ!
すべてのタイプ

便秘に悩んでます。すぐ下痢をします。と、排便に悩みを抱えている人は、男女問わず少なくありません。うんちは、食べたもののカスと水分、腸粘膜が剥がれたもの、そして腸内細菌で構成されています。

腸内環境が良ければ、いいうんちが出ますが、腸内環境が悪ければ便秘になったり、下痢になったりします。そして、血のめぐりとも密接に関係しています。

腸内の悪玉菌が増えると、腸の働きが鈍くなり有害物質が溜まり、ドロドロした血液になり、血のめぐりが悪くなります。すると、栄養が体のさまざまな細胞に届けられにくくなり、脂肪組織に蓄えられてしまうのです。

便秘や下痢の人は、腸内環境が良くないことから起こっていることが多く、それが血のめぐりへ影響している可能性も高いのです。その腸内環境を確かめるもっとも簡単な方法は、うんちをチェックすることです。

いいうんちは、バナナうんちです。腸内環境がいいと、いいうんちが出ます。カチカチコロコロうんちは、便秘の人に多く、腸内に悪玉菌が多くなっていることが考えられます。

うんちは、あなたの腸内環境と血のめぐりを教えてくれるので、毎回のうんちをよく観察して腸内環境が良くなる生活をしましょう。

また、この腸内環境が子宮内環境にも通じているといわれています。子宮内の環境の良し悪しは、着床に関わってきますので、子宮内環境を良くするためにも、腸内環境に注目し、うんちをチェックしましょう。うんちのチェックにはブリストスケールを使うと便利です。3、4、5が正常で、特に4がいいうんちです。

ブリストルスケール* でうんちをチェック!!

*便の状態を表す世界的な基準

硬い ↔ 硬さ ↔ 柔らかい
少ない ↔ 水分 ↔ 多い

1	コロコロ便	硬くてコロコロのウサギの糞のような便
2	硬い便	ソーセージ状だけれども硬い便
3	やや硬い便	表面にひび割れのあるソーセージ状の便
4	普通便	表面がなめらかで柔らかいソーセージ状、あるいは蛇のようなとぐろを巻く便
5	柔らかい便	はっきりとしたシワのある柔らかい半分固形の便
6	泥状便	境界がほぐれて、ふにゃふにゃの不定形の小片便、泥状の便
7	水様便	水様で、固形物を含まない液体状の便

うんちの状態がよくないな…というときには、腸内の善玉菌のエサとなる水溶性食物繊維を摂りましょう。大麦、オーツ麦、熟した果物、キャベツ、こんぶ、わかめなどがあります。また、納豆、味噌、キムチなど発酵食品もオススメです。

6 運動をする

【運動するといいことがある】

運動は、体にも心にも良い影響を与えます。運動することで筋肉量が増えると、基礎代謝の量も増加し、筋肉ポンプが活発に動くことで血のめぐりもよくなります。

妊活期には、卵巣へ栄養を届けて元気な卵子を育てること、子宮内膜が着床に適した環境へと近づくこと、精巣が元気に真っすぐ早く泳ぐ精子を育てること。これらが重要ですが、これも血のめぐりの良さが大きく関係してきます。そして、運動はストレスの軽減にもつながりますので、心の健康を保つためにも日頃から運動をすることを習慣付けましょう。

また、運動は血糖値や血圧にも良い効果があります。糖や血圧は、妊娠後の妊婦健診でもチェックし、妊娠糖尿病や妊娠高血圧症候群の早期発見、その予防へつなげています。妊娠前から気をつけ、コントロールすることが大切です。

【できる範囲から続けられることから】

運動することが、血のめぐりにつながるからといって、これまで運動の習慣がなかった人、または運動が好きではない人は、何からはじめたらいいのかと迷うことでしょう。

まずは、できる範囲のことと、続けられることを探してみましょう。

「明日から、毎朝、ジョギング！」と、急に激しい運動をしたり、長い時間運動をしたり、または、どこかのスポーツクラブに入るよりも、「運動するって楽しいな。気持ちいいな」と思えることから始めるのが肝心です。

毎日でなくても大丈夫です。3日に一度、週末だけ、1日おきとだんだんと行う間隔を狭め、運動する時間を5分、10分、15分と長くしていけばいいのです。とにかく習慣化させること、途中で「やーめた！」とならない程度からはじめましょう。「やらなくてはいけない」と思って、ノルマを課したりすると、だんだん苦痛になって、長続きしなくなってしまいます。ちょっと緩すぎかしら？と思うくらいからでも大丈夫です。

そして、これまで運動の習慣がある人は、少しずつ負荷をかけていきましょう。

運動する時間を長くしたり、距離を長くしたり、または運動する項目を増やし、これまであまり動かしてこなかった筋肉に注目しながら運動しましょう。

3つの運動を習慣づけるコツ

1、 一気に変えない

「やらなければ！」と一気に変えてしまうと、長続きしなくなることが往々にしてあります。できることから、できる範囲からはじめましょう。

これまで運動をあまりしてこなかった人は、日常生活の中で歩く機会を増やすなどからはじめてみましょう。

2、 大きな目標、高い目標を立てない

小さな目標を立て「できた！」という達成感を味わいながら、「気持ちよかった、もうちょっと運動したいな」と思うところで、今日の運動は終わりにしましょう。

習慣化されてくると体力もつき、時間の使い方にも慣れてきます。そうなったら少しずつ負荷をかけていきましょう。

3、 ひとりでがんばらない

ひとりだと、「今日は、まあいいか」となってしまうこともあります。パートナーとふたりで、または一緒に運動してくれそうな友達を誘って、もしくはSNSなどで同じ目標の人と励ましあってやってみましょう。

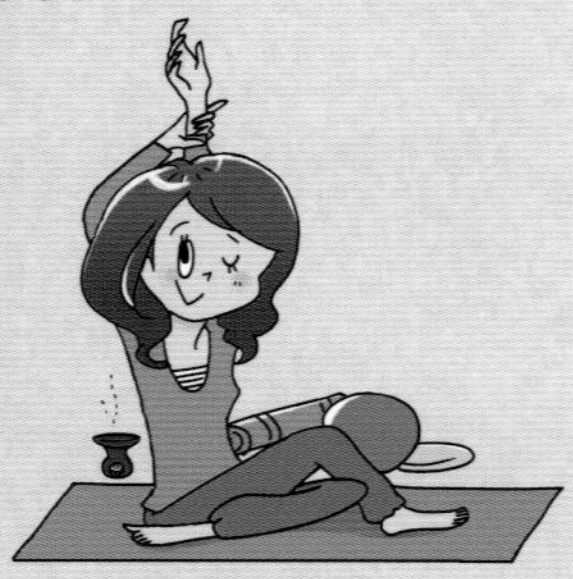

【筋肉は大事だけれど脂肪も大事】

運動することで、だんだんと筋肉量が増えてきます。筋肉を増やすことは血のめぐりが良くなることからも大事なのですが、筋肉を増やしてマッチョになれ！ということではありません。とくに妊活期の女性には、脂肪も大事です。

脂肪細胞には、大きく白色脂肪細胞と褐色脂肪細胞があります。

白色脂肪細胞は、皮下脂肪や内臓脂肪にあり、余分に食べた食事によってできた脂質や糖（合成されて中性脂肪になる）を取り込み蓄えていきます。また、脂肪を蓄えるだけではなく、エネルギーが必要になったときに、自らの脂肪を分解して全身に供給します。

そして、白色脂肪細胞にあるエストロゲンの前駆体（物質が生成される前の段階）をエストロゲンに変えることができます。そのため女性はやせ過ぎると、脂肪を取り込んでいない白色脂肪細胞からのエストロゲンが減り、月経不順や無排卵月経などを引き起こす原因になります。

では、太り過ぎはどうでしょうか。

太り過ぎの場合、血液中のインスリンが高まり、これが男性ホルモンが多くつくられることにつながります。その結果、女性は太り過ぎると排卵障害が起こりやすくなります。

これを体格指数ＢＭＩから見てみましょう。体格指数ＢＭＩでは、25以上を肥満1度としています。一般的にＢＭＩが24以上で排卵障害が起こりやすいとされているので、一度、自分のＢＭＩを確認してみましょう。

ＢＭＩが25以上だった場合、25未満にするために標準体重に近づけるようにしましょう。

しかし、体重を短期間に5㎏以上、または体重の10％以上減らすことも排卵障害の原因となることがあります。

これには、白色脂肪細胞から分泌されるホルモンのレプチンが関係しているといわれ、急激に体重を減らすとレプチンの分泌が低下し、これによって視床下部からのホルモン分泌が抑制され、ＦＳＨやＬＨの分泌が低下し、排卵障害が起こりやすくなります。やせ過ぎの女性は、常にレプチンが少ないことも、排卵障害につながってきます。

脂肪は、適度にあることが大事です。

やせ過ぎの女性、太り過ぎの女性は、適正体重に近づけるよう、食事や運動に気を配りましょう。

さて、男性も他人事ではありません。

脂肪の蓄積は、男性ホルモンの低下を招きやすく、活性酸素の増加などから精子数が減り、運動率が低下するなどが起こりやすくなります。肥満1度以上の男性は、体重管理をしましょう。

やせ過ぎ（ＢＭＩ18.5以下）の男性も、精子数の減少、運動率の低下に影響することもわかってきました。

太り過ぎ、やせ過ぎは、男女とも妊活に影響します。

白色脂肪細胞は、ホルモン分泌をサポートしている大事な細胞です。多かったり、少なかったりすれば、ホルモンバランスが崩れて妊活へ影響しますが、急激に体重を減らすことも白色脂肪細胞から分泌されるホルモンのバランスを崩すことにつながります。

もう一方の褐色脂肪細胞は、脂肪を燃焼させる細胞です。色は、文字通り褐色で、体が冷えると心臓の周囲などに発達した褐色脂肪細胞が脂肪を燃焼させることで、体温維持などのために働きます。

やせ過ぎの人は、少しずつ体重を増やし、太り過ぎの人は少しずつ体重を減らしましょう。だいたい現体重の5％を目安にするといいようです。

あなたのBMIと標準体重は？

● あなたのBMIは？

BMI＝体重kg／（身長m）^{2}

BMIは、男女とも22.0が理想です。これは統計上、肥満との関連が強い糖尿病、高血圧、脂質異常症（高脂血症）に最もかかりにくい数値とされています。

● あなたの適正体重は？

適正体重＝（身長m）^{2} × 22

標準体重（理想体重）はもっとも疾病の少ないBMI22.0を基準として計算されます。

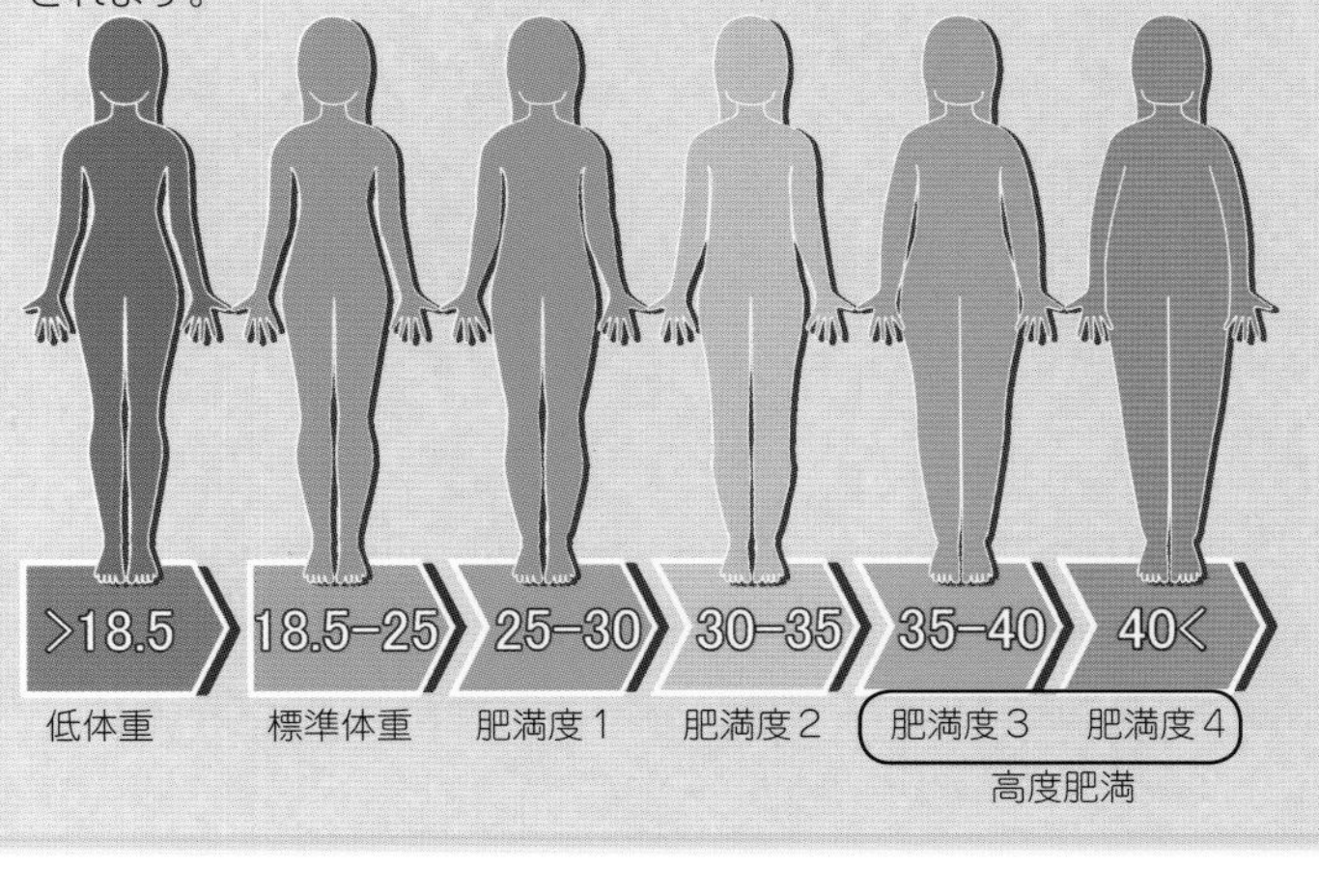

実践編！

運動しよう！

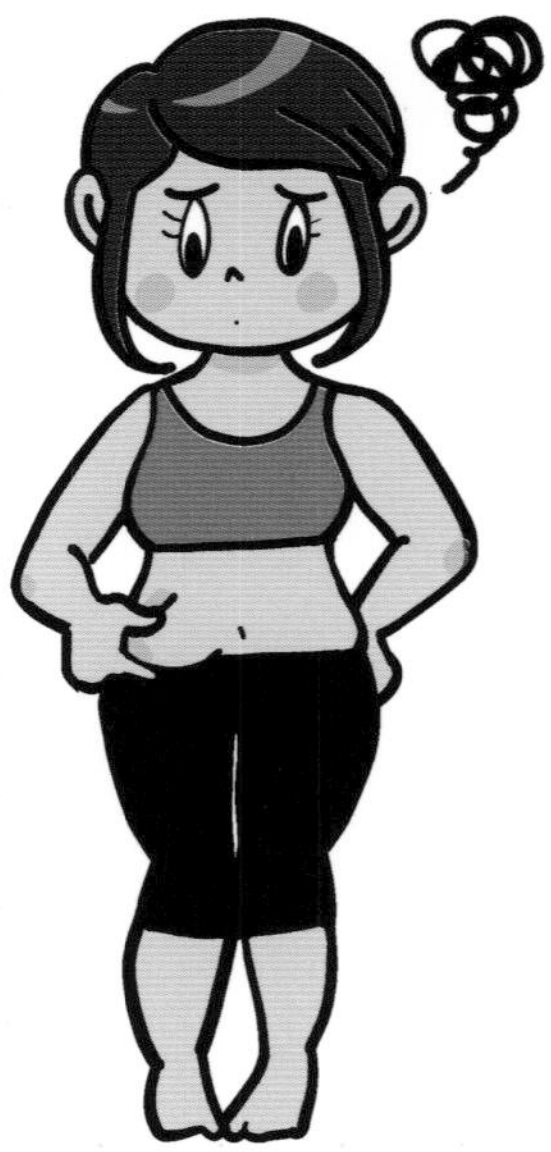

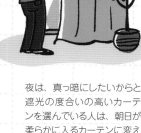

とくにオススメ！

すべてのタイプ

運動は、すべての冷えタイプの人におススメです

体のあちこちに触れることは、自分を知ることです。それが血のめぐりの良い、妊娠しやすいからだづくりへとつながっていきます。

体を動かそう

妊活期は、赤ちゃんを授かるための期間です。新しい命を宿し、育み、無事に生まれてくるまで、そして、赤ちゃんが生まれてからは、健康に育てるために、親となるふたりが健康であることは重要課題です。まずは、妊娠を目指すためのカラダづくりとして、これまでも話してきたように「血のめぐりを良くする」ことを重点に体を動かす、運動する、またそのための基礎を見直してみましょう。

自分のからだに触れてみよう

「背中が痛いな」「肩がこってるな」ということは、痛みやこわばりなどからわかることと思います。けれど、それだけではなく、自分の体に触れてみる、よく観察することで不調や状態を知ることができます。

たとえば、入浴タイムに全裸で鏡の前に立ち、髪、顔、肌、腕、足、腹、尻とあらゆるところに触れてみます。

「なんだか、髪がパサついているな」とか「前より二の腕がプニプニしてきたみたい」「お腹が意外とカサカサして乾燥している」「お尻は相変わらず冷たい」などいろいろと感じることができます。これを毎日続けると、不調やコンディションの変化がわかってくるようになるでしょう。

肌の乾燥や筋肉とたるみ、コリなどは、血のめぐりと密接に関係しています。筋肉のつき具合などから、自分にあった運動を探しましょう。

自分の体と会話をしながら体に触れ、運動や食事などを通してどのように変化していくかを楽しんでみましょう。

朝日を浴びましょう

人には、体内時計が備わっていて、1日周期でリズムを刻んでいます。そのため意識をしなくても昼間であれば体は活動状態になり、夜間は休息状態になります。この体内時計は、メラトニンという松果体から分泌されるホルモンで調節されています。

メラトニンは、朝日を浴びることで止まり、14～16時間ぐらい経つと再び分泌されるようになります。また、メラトニンは細胞の新陳代謝を促す効果があると考えられています。卵子も精子も細胞の1つです。メラトニンの分泌は、年齢を重ねるに従って低下する傾向があり、分泌異常は、不眠や抑うつ、ストレスだけでなく、生殖能力、免疫異常やある種のがんの発生に関連しているという指摘もあります。

また、自律神経にも影響しますので、血のめぐりのよい体づくりのためにも、朝日を浴びて、メラトニンをコントロールすることが大切です。

ただ、生活が多様化し、仕事の関係から毎日同じリズムで生活するのは難しいという方も少なくありません。それぞれの生活の中で、できることから見直しましょう。また、メラトニンの原料となるセロトニンは幸せホルモンともいわれ、「朝日を浴びる」「リズム運動」「よく噛む」などで活性化します。セロトニンがきちんと分泌されるためには、朝日を浴びてメラトニンの分泌を抑えることが大切です。

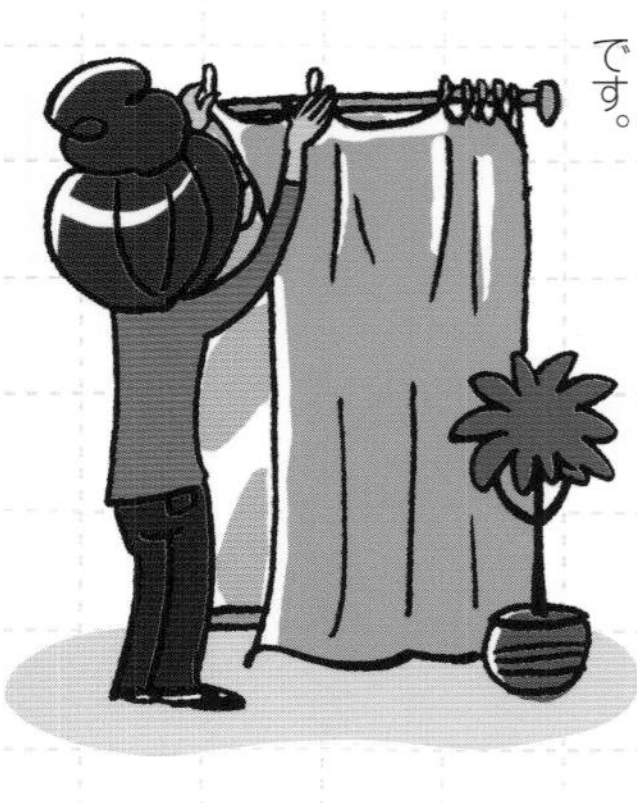

夜は、真っ暗にしたいからと、遮光の度合いの高いカーテンを選んでいる人は、朝日が柔らかに入るカーテンに変えてみるのもおススメです。

姿勢を見直してみる

姿勢が悪いと筋肉の緊張が続くため、血のめぐりが悪くなります。そうした状態が続くと筋肉が硬くなり、肩こりや腰痛、関節痛などの要因になります。

　肩こりや腰痛がいつもあるという人は、姿勢を見直すことが、血のめぐりの良いからだづくりになるでしょう。まずは、自分が良い姿勢かどうかをチェックしてみましょう。

　壁に背中をつけて立ち、あごを引いて軽く胸を張り、後頭部、肩甲骨、お尻、かかとを壁につけましょう。このとき、腰の後ろに手がギリギリ入るくらいの隙間なら、姿勢が良いことの目安になります。しかし、腰に拳がすっぽり入ってしまう人は腰が反っている、頭から背中を壁につけられない人や、がんばればつけていられる人は、猫背の傾向があります。座ったときも、歩いているときも「後頭部、肩甲骨、お尻、かかと」の4点がまっすぐになっていることを意識しましょう。

　そのほか、足を組んで座ることが多い、バッグを右、もしくは左片側にばかり持つ、パソコンの画面の高さが目の高さと合っていない、下ばかり向いた作業が多いなど、クセや日常生活の中で体のアンバランスを引き起こしてしまい、姿勢が悪くなることもあります。

　よい姿勢が血のめぐりのよい体づくりにつながります。

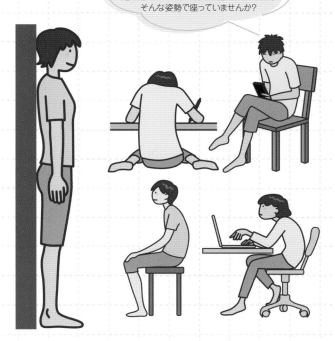

背中が丸く、顔が前に
出ていたり、肩が前に出ていたり、
足を組んでいたり、背中が曲がっていたり。
そんな姿勢で座っていませんか？

壁に後頭部、肩甲骨、お尻、かかとをつけて立ちましょう。
腰に拳が入る、またはいくらがんばってもつかないところがあったら、それは姿勢が良くない証拠です。

ウォーキングをしましょう

すぐに始められる運動として、とくにおススメなのがウォーキングです。ウォーキングのポイントは5つ。

① サイズの合ったシューズを履く
② 背筋は伸ばし、胸を張り、視線は少し遠くを見る
③ 着地は、かかとから。次に踏み出すときは、足の親指に力を入れ、地面を蹴るように体重移動に意識して歩く
④ 少し息が上がる程度に早く大股で歩く
⑤ 両肘を90度に曲げ、前後にまっすぐ振り、特に後ろに引くことを意識して歩く

　これらを意識して1日あたり3㎞ほど、30分程度を目安に歩いてみましょう。はじめは、その半分の距離、時間でも大丈夫です。慣れてきたら、だんだんと伸ばしていきましょう。また、犬の散歩をしている人は、5つのポイントを意識して歩き方を変えるだけで運動量がアップします。

　また、家でふたりでヨガやストレッチもおススメです。次のページを参考にしてくださいね。

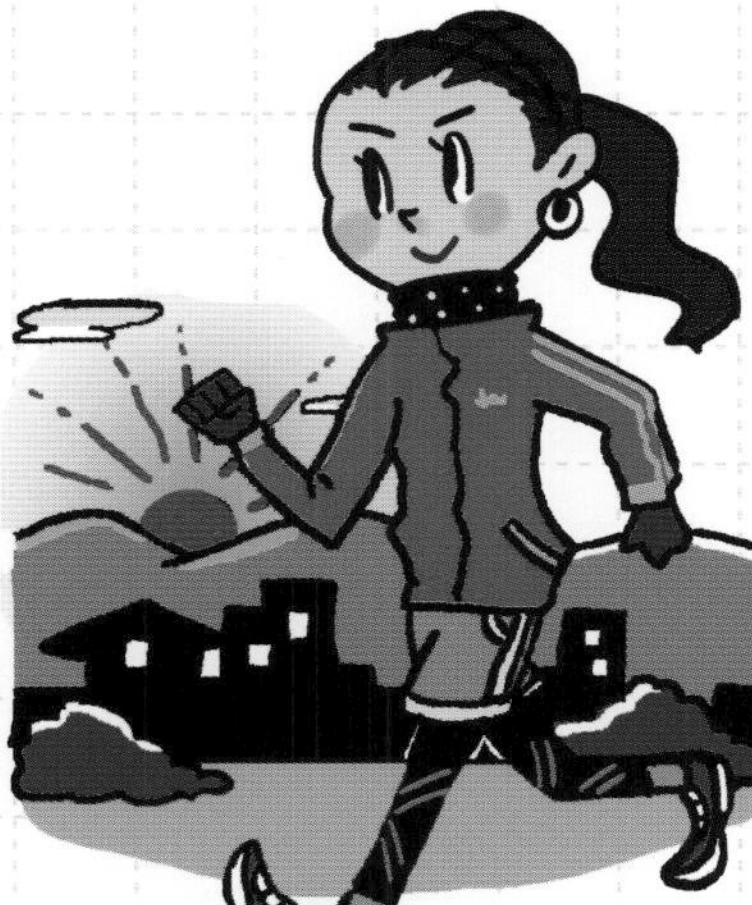

腕を大きく振って、少し大股気味に早足であるくと、思った以上に運動量があります。
夏は、暑い日差しの時間帯は避け、水分補給に気を配りましょう。

今日はふたりでヨガやストレッチをしてみませんか?

ヨガは、サンスクリット語の「つなぐ」や「結ぶ」が語源といわれています。
心とカラダは1つ。つながっているもの、結ばれているものです。
心の健康がカラダの健康につながり、
カラダの健康が心の健康につながります。
どちらも健康であるように、ヨガをはじめてみませんか?

下を向いた犬のポーズ

疲労回復と猫背の矯正に!


四つ這いの姿勢から、腕と太ももが床に対して垂直になるよう、腕と脚を体の幅に合わせて開いて息を吸う。

息をゆっくり吐きながら両膝を床から持ち上げて、腰と背中の伸びを感じながら全身で三角形を作るようにする。

この姿勢のまま5回呼吸する。

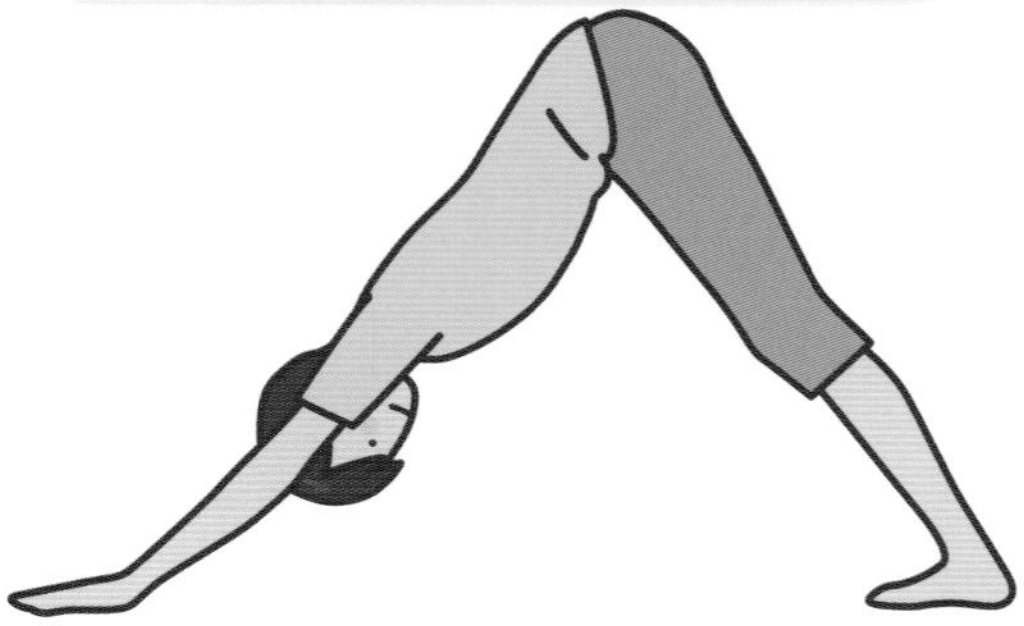

ハッピーベイビーのポーズ

足のむくみや末端の冷え、血行不良の改善

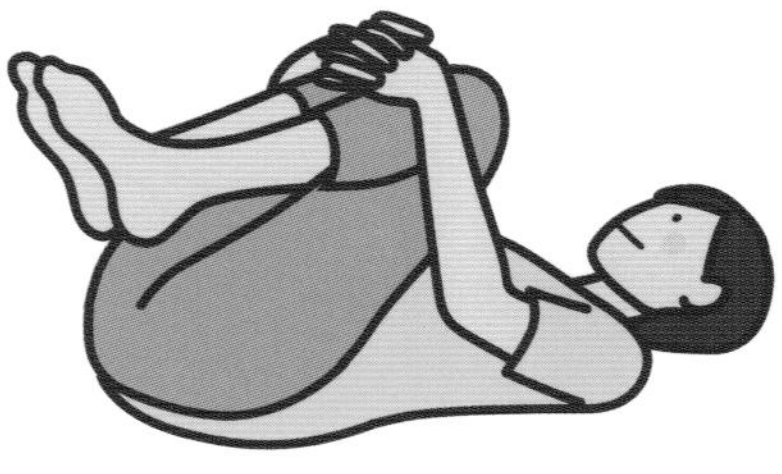

1 仰向けに寝転がり、息を吐きながら両手でヒザを抱える。

2 息を吸いながら、両足の指先を両手でつかむ。両ヒザを体よりも広く開き、開いたヒザとわきの下が近づくようにする。

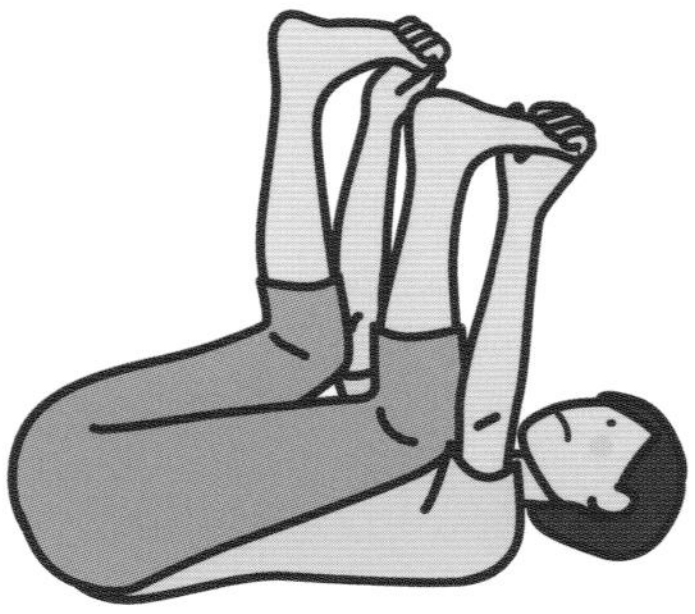

3 30 秒〜 1 分ほど深呼吸しながらポーズを保つ。吐く息で両足を床へ戻す。

猫のポーズ

骨盤周りを動かして、子宮を温める

1 足は腰幅、手は肩幅にし、両手と両ヒザをついて四つ這いになる。

2 息をゆっくり吐きながら、しっぽを足の内側へ入れるような気持ちで背中を丸くして天井に突き出す。

3 息をゆっくりと吸いながら、しっぽを立たせるような気持ちで背中を反らせる。

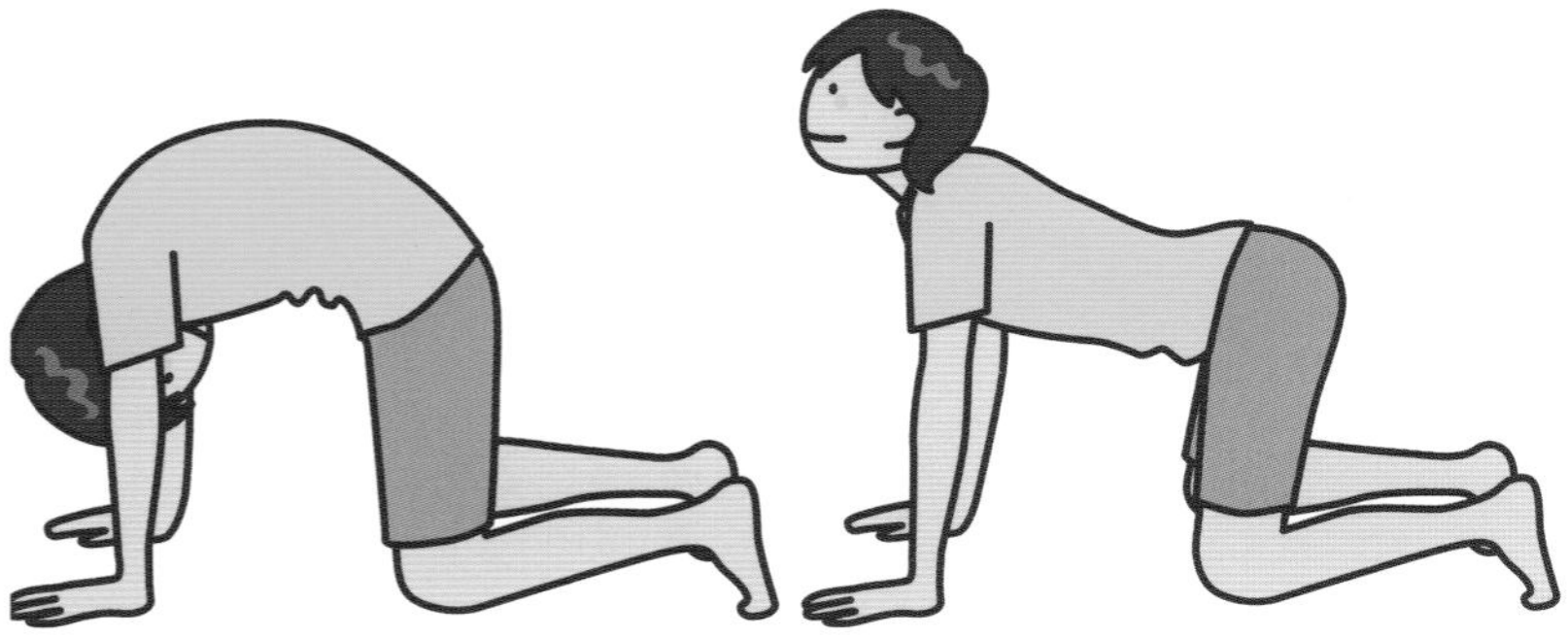

橋のポーズ

子宮を支える骨盤底筋を締める効果。落ち込んだ気分からの解放

1 足を肩幅に開いてかかとをできるだけお尻に近づける。

2 息を吐きながらお尻を持ち上げて、背中でアーチをつくる。

3 左右の肩を内側に寄せて、内ももに力を入れ左右のヒザが離れないようにする。

4 両手を背中の下で組んで、肩甲骨を寄せ、そのままキープ。

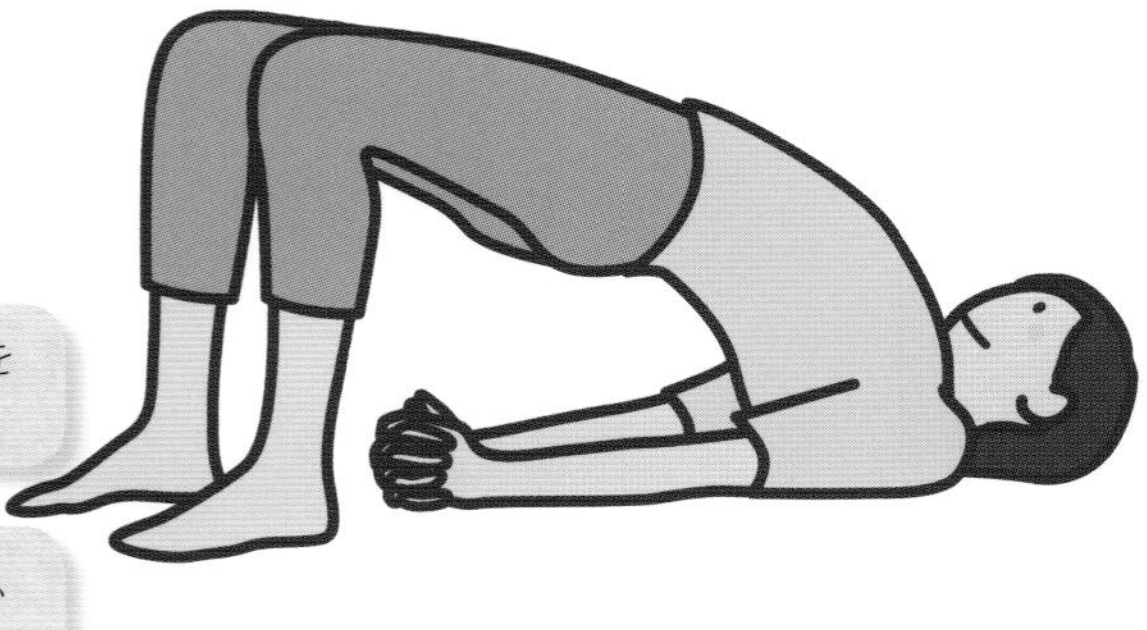

上向き犬のポーズ

体幹を強化し、気持ちを前向きにする

両足の先端を床につけてうつ伏せになった状態から、両手をそれぞれ胸の横に置き、肘を曲げて手のひらで押す。

骨盤が床から上がり、肩より前になるよう胸を前に押し出す。

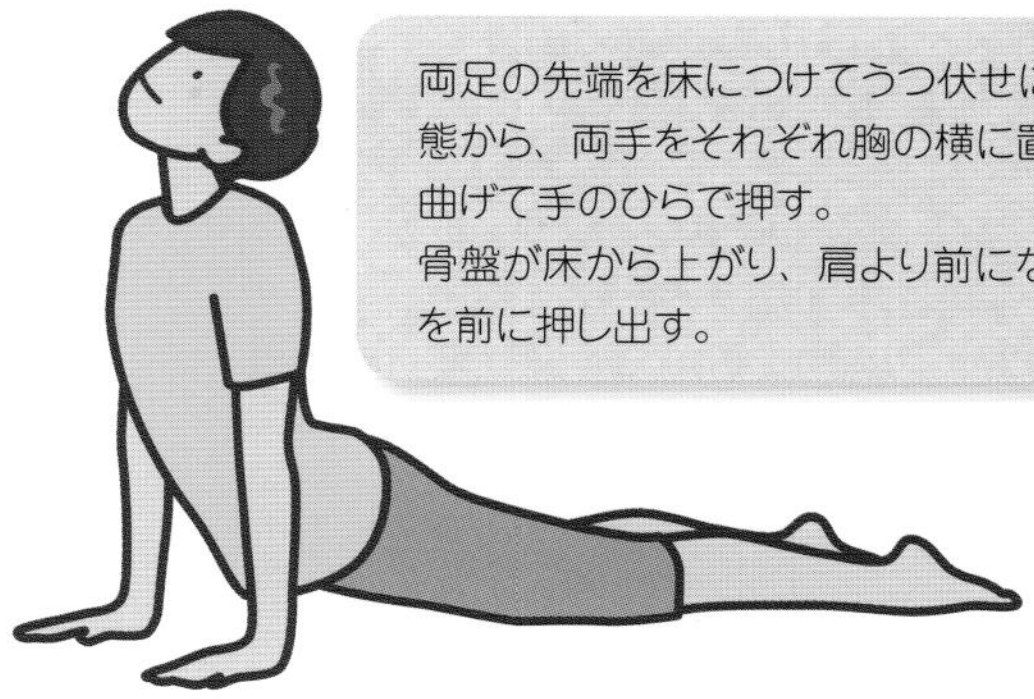

猫の背伸びのポーズ

肩こりの緩和やリンパの流れを促進。リフレッシュ効果も！

両足のつま先を立てた四つ這いの姿勢から、ゆっくりとヒジを下ろす。息を吸いながら、お尻の位置をキープして両手をバンザイするように前に伸ばす。

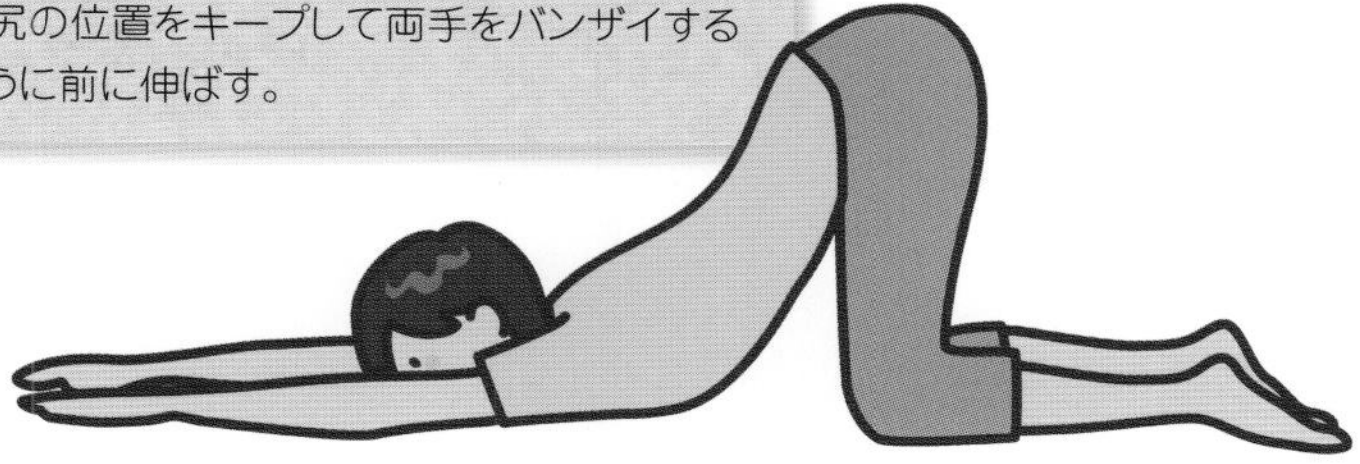

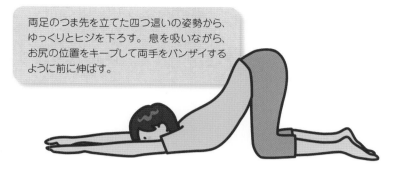

板のポーズ

内臓を支える筋肉を鍛えることで、骨盤の矯正に！


四つ這いの姿勢から、両手を肩幅の広さに開き、肩の下に腕がくるようにする。

足のつま先は立て、片足ずつ、まっすぐ後ろに伸ばす。頭からかかとまで一直線の姿勢になるようにして、キープ。

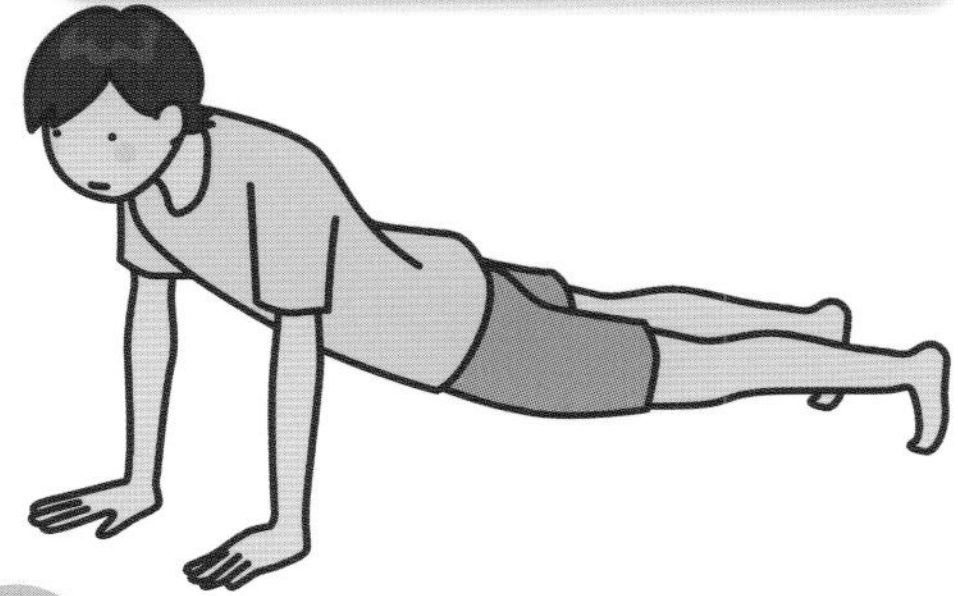

三角のポーズ

慢性疲労や冷え性の改善、ストレス解消に！

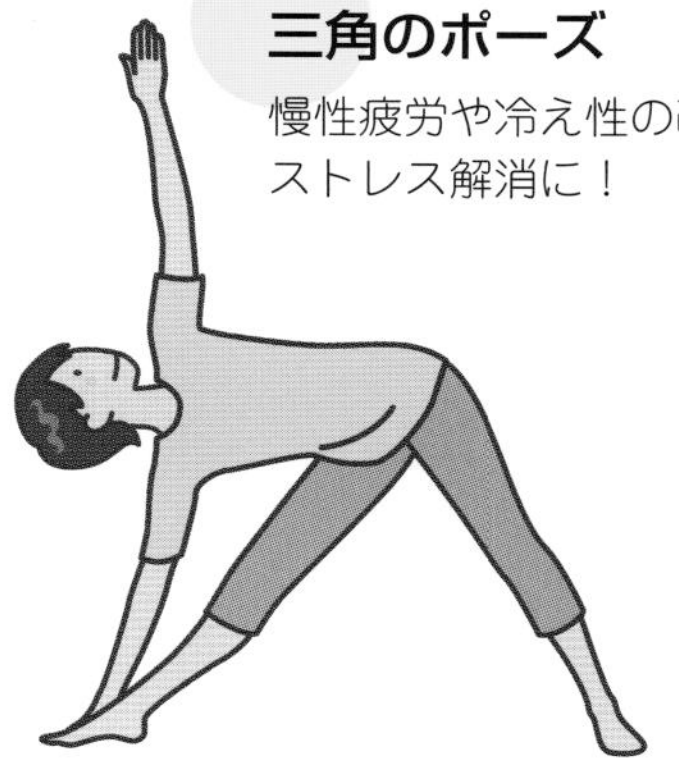

ワニのポーズ

骨盤が歪みやすいデスクワークの人におススメ

仰向けに寝てから、右脚を持ち上げ、床から90度の角度になるようひざを直角に曲げる。

両手は肩の高さに広げ、息を吐きながら持ち上げた右脚をゆっくり左に倒してキープ。3～5回深呼吸をする。

顔を脚を倒したほうの逆向きにすると、首筋のストレッチにも。

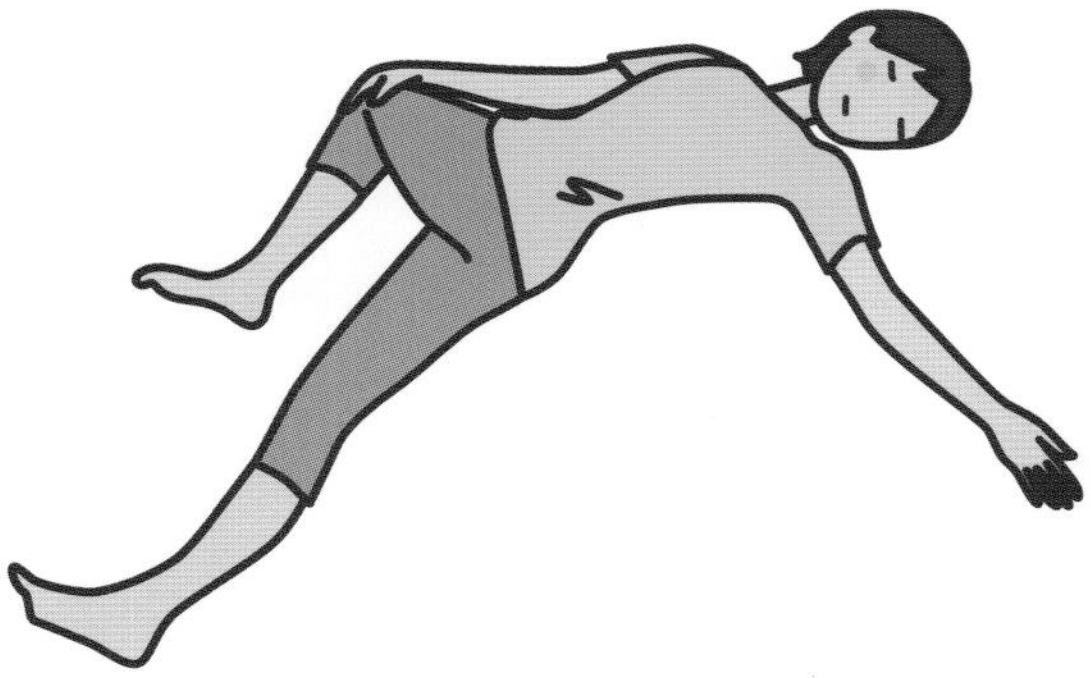

仕事の合間にストレッチ

デスクワーク中に血流改善

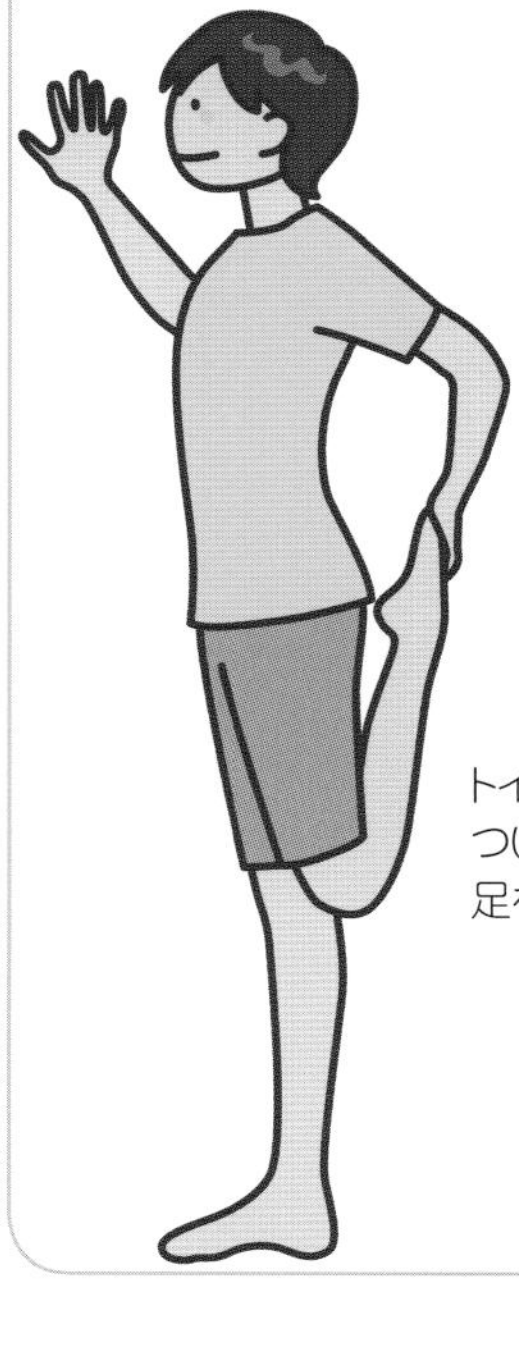

トイレに立った
ついでに!
足を伸ばす

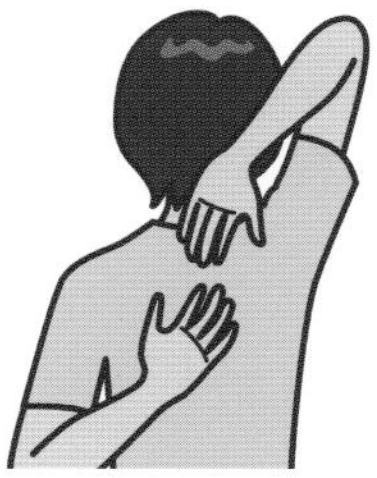

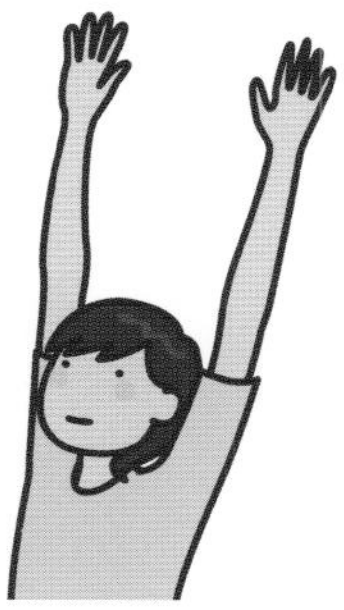

肩が凝ったぁ!
と思ったら
肩甲骨を伸ばし
てバンザイする

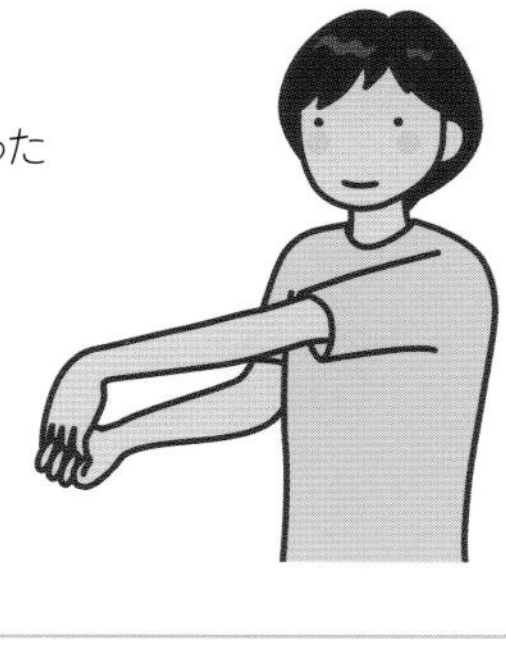

手首も大事!

合せきのポーズ

骨盤のゆがみの調整　血流改善効果も!

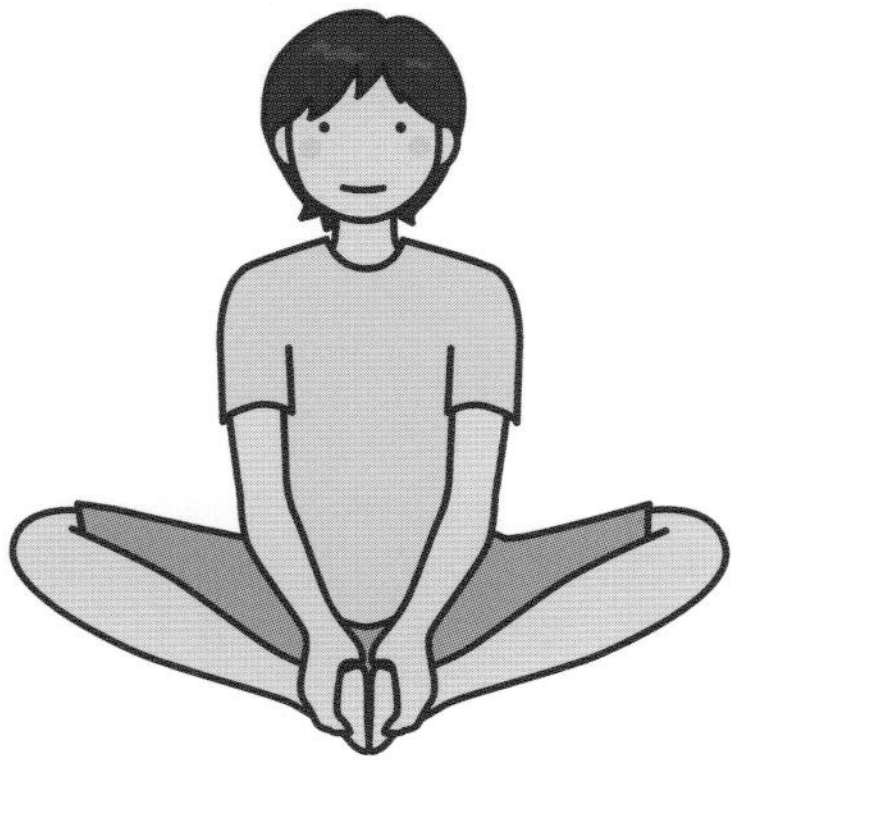

7 心の風通しをよくする

【私でいること】

妊活期には、いろいろな感情が押し寄せて、悲しくなったり、辛くなったりすることが多くあります。

そして、思いつめてしまうと、心の中は冷たく硬くなってしまうこともあります。

心の風通しがよければ、過ぎ去ったほうがいい思いや感情は、長い時間留まることなく流れていきます。それは、その思いや感情をなかったことにするということではなく、「そういうことがあったね」と、ありのままを受け入れることから始まります。けれど「ありのままを受け入れる」というのは、意外と難しいことです。

ありのままが、本当の自分かな？

こんなの、本当の私じゃない！

と考えたら、それは自分を否定することにもつながります。よく自分探しといいますが、自分を探して見つからなくても、それはそれでいいのです。

それよりも、まずは今感じていること、今考えていることに素直になることです。

しかし、それが一苦労かもしれません。たとえば、負の感情だったり、悪い考えだったりすると「それはよくない」と否定する気持ちが生まれるからです。ただ、そういった負の感情も持ち合わせるし、悪いことも考えるし、また、「それはよくない」と否定する気持ちがあるということを丸ごと「私って、そういうこともあるんだ〜」と受け入れることです。それについて、肯定する必要もありませんし、否定する必要もありません。ただ、ありのままに「そういう気持ちが芽生える」「そういう気持ちになる」あなただということを知っていればいいのです。

【私が思う、私らしさ 人が思う、あなたらしさ】

自分が思う「自分らしさ」もあれば、他人から見た「あなたらしさ」もあります。「そういう言い方、あなたらしいわね」「今日の服、あなたらしいね」などという言葉から、自分自身が知らない「自分らしさ」を発見することもあるでしょう。また、「こういう風に見られたい」「こんな風に思われたい」と自分らしさを作っていることも、対人関係の中にはあるでしょう。

これまで、さまざまな経験を重ねて、今のあなたがいます。私でいることは、私らしくあるとは限りません。あなたが、私らしくないと思う部分もすべて引っくるめて、あなた自身なのです。つまり、「こんなの私らしくない！」とあなた自身が認めたくない部分も、また「あなた」なのです。でも、それでいいのです。

【子育てをするように 自分を育ててみましょう】

子育てをするように、自分を育ててみましょう。時間のあるときに「こんな風に叱ったらよくない」「こんな風に言って、子どものいいところを伸ば

あなたを育てる魔法の言葉

自分を褒めてあげれば、あなたは明るくなる
自分を愛してあげれば、
あなたは自分も他人も愛することができる
自分を認めてあげれば、
あなたは自分が好きになる
自分を見つめてあげれば、
あなたはがんばることができる
それは、自分をパートナーに置き換えても
同じことが言えます。
あなたを育てる魔法の言葉は、パートナーと
仲良くいられる魔法の言葉でもあります。

「子どもが育つ魔法の言葉」（著／ドロシー・ロー ノルト　出版社：PHP 研究所）は、子育ての本として知られていますが、自分を育てるために読むと、心にスッと入ってくることがたくさんあります。

ぜひ、読んでみてください。

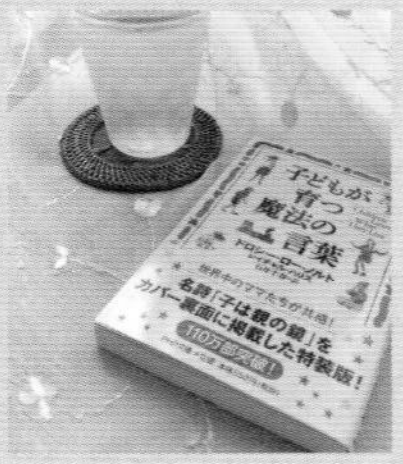

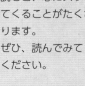

しましょう」などと、さまざま書いてある育児書を読んでみてください。大人のあなたにも、思い当たることがいくつもあると思います。

自分を叱咤激励するときに、自分を慰めるときに、言って欲しい言葉の数々に出会うことができるでしょう。育児!? まだ妊娠もしていないのに! そう思わず、心を柔軟に。

「子どもが育つ魔法の言葉」という本があります。子どもの部分を自分に置き換えて読んでみて下さい。あなたを育てるときにも、きっと必要なことだと思います。

【ふたりでいること】

ふたりの生活が長くなると、ドキドキしたり、ワクワクしたりすることが少なくなってくるでしょう。お互いの存在が当り前過ぎて、「今さら…」と思うこともあるかもしれません。でも、たまには日常を離れて、ドキドキ、ワクワク感のある時間をふたりで過ごしてみましょう。

ふたりには、わかりあえている部分もあれば、「え? そんな風に考えるの?」と驚くことも、まだあると思います。付き合い始めの頃、または新婚当初は、お互いのことを知ろうと一緒にいる時間をつくったり、いろいろなことを話したりしていたのではないでしょうか。日々の生活を送る中で、その頃の関係とは少し違ったものになっているはずです。それは、硬くカチカチだった粘土をこねて、こねて柔らかくし、思うような形に仕上げて行こうとする過程に似ています。いわゆる練れていくわけですが、その変化は時とともに起こる変化で、思うような形にはなっていなくても、極自然な流れ、こねたおかげでしっくりすることも多くなってきているでしょう。

ふたりの関係は、気に入らないことも、お互いにある要望も、良いところも、悪いところも一緒に生活した中で練り上げてきたものです。それはそれで愛しいものではないでしょうか。

【ときどきエッセンスを】

ただ、生活していく中で、お互いが、お互いのことをわかったつもりになっていることもあるでしょう。そのため、積み上げて行く粘土に気泡が混ざっていたり、まだ硬い部分が残っていたり、亀裂が入っていたりすることに気がつくこともあるわけです。そのまま焼き上げてしまっては、器にならないので、崩してこねて練り直したり、途中からやり直したりします。

ただ、こねて作り上げていくことが当り前の作業のようになってしまっているのでは面白くありません。ドキドキ、ワクワクするためには、そういった要素を持ったもの、つまりエッセンスを加えることが大切です。

ふたりで一緒に楽しむこともあるでしょう。でも、自分だけで楽しむことも必要です。そして、自分だけで楽しむことに対して「楽しそうでいいな」と相手の楽しそうな姿を見て、幸せに思えればいいですね。

1人で楽しむことに対しては、お互いが認め合うことが大切、どちらか一方のガマンのもとに成立している楽しみであっては、お互いを思いやるという点では考えものです。

ふたりが同じ力で支え合うことが大切で、どちらかが一生懸命になって、支えていると、無理も生じます。

不妊治療も同じ、妻のがんばり、夫のがんばり、お互いのがんばりを認め合って進めて行きましょう。

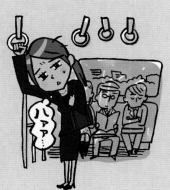

「ため息ばかり…」は、悪いことではない?!

「ため息をつくと幸せが逃げる」とよく聞きますが、実はため息は悪いものではありません。ため息が出るのは、体や心が疲れた時、思うようにいかない時などネガティブな時が多いので、「ため息」もネガティブに捉えがちです。しかし、「ため息」をつくことで、気持ちを切り替えられることもあるでしょう。

「ため息」は、大きな吐息、大きな呼吸です。大きく呼吸をすることで、交感神経が優位だったのが、副交感神経優位へと変わります。興奮した時に「大きく息を吸って、落ち着いて！」という時と同じです。

大きく呼吸をすることで、気持ちが落ち着いてくることもあります。それを無意識にやってしまうのが「ため息」と考えればわかりやすいでしょう。

ただ、ため息を聞くのは、ちょっとストレスですよね。

「何か嫌なことでもあったんだろうな～。大丈夫、もうすぐ副交感神経が優位になって落ち着くよ」と見守ってあげましょう。

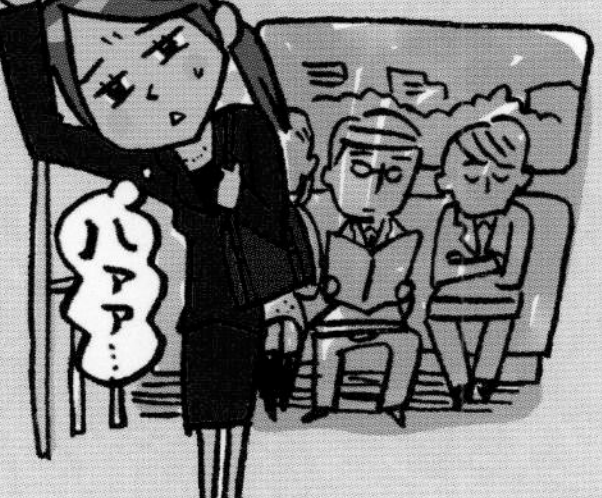

実践編！

心の風通しをよくしよう！

心の風通し

妊活期は、いろいろな不安や心配から思いが募り、心が硬くなると、心の中の空気は澱んでしまいがちです。心の風通しが良ければ、ある程度のことは流れていきます。特に嫌なことは、気持ちのいい風と一緒に外へ出し、空気を入れ替えるように気持ちを入れ替えましょう。

心の風通しが良くなる、またはいい風が流れていくように。

とりあえず 笑顔を つくってみる

笑いや笑顔には、ストレスを軽減させる効果があるという研究発表は多くあります。

ストレスを感じていて、その状態が長く続くと交感神経が優位になってコルチゾールという、いわゆるストレスホルモンが増えてきます。

それが、漫才やコントなどのお笑い番組などを観て笑うことでコルチゾールが低下し、副交感神経が優位になり、幸せホルモンといわれるセロトニンが増え、また自然な幸せを感じさせる脳内モルヒネであるエンドルフィンやドパミンを増やすという、さまざまな効果があるという研究報告（※1）があります。

これは、意図的に笑顔を作っても起こるようです。声を出して笑うよりは、ストレス軽減は少ないかもしれませんが、自分のストレスを下げるために、作り笑顔もいいようです（※2）。

両方の口角を上げて笑顔をつくって鏡で見てみましょう。

実際は、心の中はストレスでいっぱいでも、笑顔をみていると心が落ち着いてくることもあります。

「とりあえず、やってみるか…」という気持ちでも大丈夫です。

今朝、お化粧をしているときのあなたの表情はどうでしたか？ 明日は、笑顔をつくりながらお化粧してみてはいかがでしょう。

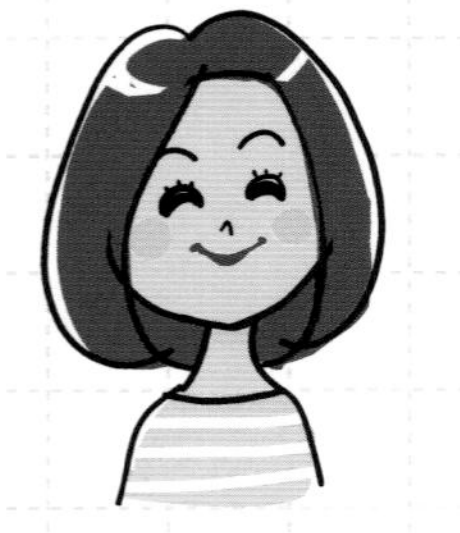

あー！もう、ストレス!! という時には、とりあえず鏡の前で笑顔になってみましょう。少しずつ気持ちが落ち着いてくるのではないでしょうか。

とくにオススメ！

すべてのタイプ

心の風通しは、すべての冷えタイプの人におススメです

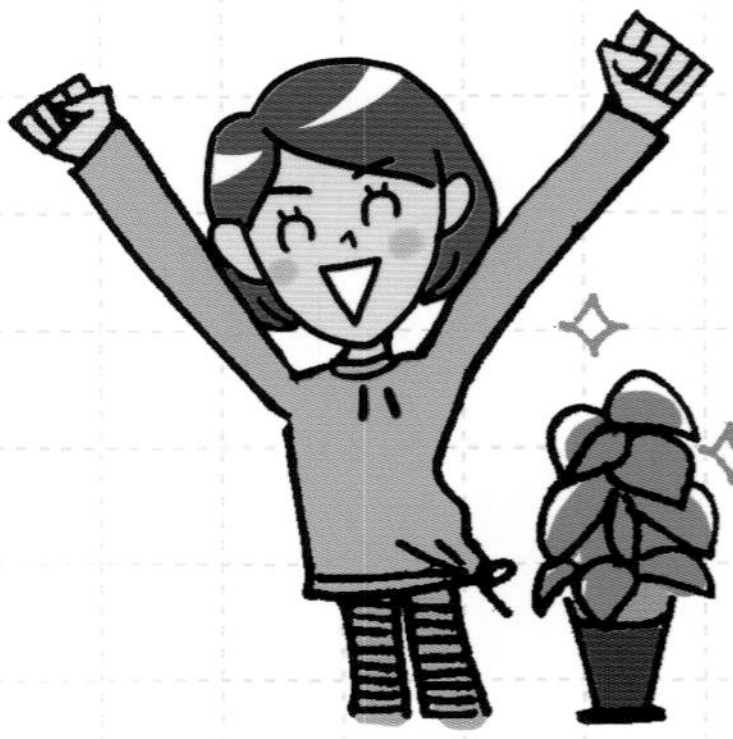

はじめは、意識して「○○しよう!」と言っているうちに、だんだんそれが自然になってくるでしょう。

しなければ を しよう に変えよう

妊活期は、いろいろな「○○しなければ」があります。

赤ちゃんが授かりたいという一心で、やらなければいけないと考えてしまうからです。

朝起きたら、基礎体温を測らなければいけない。

サプリメントを飲まなければいけない。

ヨガをやらなければいけない。

体外受精に挑戦している人は、決められた時間に注射を打たなければいけないということもあるでしょう。

こうした「しなければいけない」が妊活に関わることだけでなく、日常生活の中にもあります。ご飯を作らなければ、洗濯をしなければ、仕事に行かなければと、あげればキリがありません。

「しなければ」には、緊張感が生まれます。いい緊張感であれば良いのですが、長く続けば「しなければ」に固執して、体も心も緊張した状態が続きます。

それを「基礎体温を図ろう！」「サプリメントを飲もう」など「しよう」に変えて考えてみましょう。

最初は口に出して、「しなければ」と言ったら「しよう」に言い換えてみましょう。ポジティブな言い方にするだけで、気分が違ってくるかもしれません。

ポジティブ思考の人は、三大神経伝達物質である「セロトニン」「ノルアドレナリン」「ドパミン」がバランス良く分泌されます。これらは、幸福感、ストレス緩和、意欲の増加、記憶力の向上、集中力が増すなど、心に幸せと安定に作用するとされています。ですから、ぜひ、その方向へと自ら舵取りをしてみましょう。

（※1）笑いと笑顔が心身の健康に及ぼす影響　（※2）笑いと笑顔のストレス解消効果

感情に従ってみる

もうどうしようもなく辛い。

イライラして、どうしようもない！

そんな時に、「笑顔を作ってみましょう」といわれても「そんなことできるか！」と思われる人もいるでしょう。

では、自分の感情に素直に従ってみてはいかがでしょうか。思い切り声を出して泣いてみましょう。

大声を出して、物を投げてもいいでしょう。（危険のない範囲で）

泣くことで緊張やストレスが鎮まり、心が落ちついてくるものです。涙は心のデトックスともいい、ストレスホルモンと呼ばれるコルチゾールを下げる作用があるといいます。泣きたいのに泣けないという人は、泣ける映画やドラマを観たり、歌を聴いたりして涙を誘ってもいいのです。

また、モヤモヤしたことを心の内に仕舞っておかないで、大声を出して叫んでみましょう。家の中というわけにいかない場合には、河川敷や海などで。また、1人で叫びながら車を運転してもいいでしょう。

物を投げたい時は、周りの大事な物を壊さないよう二次災害に気をつけ、他人に迷惑をかけないようにしましょう。

または、イライラを口に出して、物にぶつけながら断捨離をしてみたり、怒りをぶつけながら一心不乱にキャベツの千切りをするというのも意外とスッキリするものです。

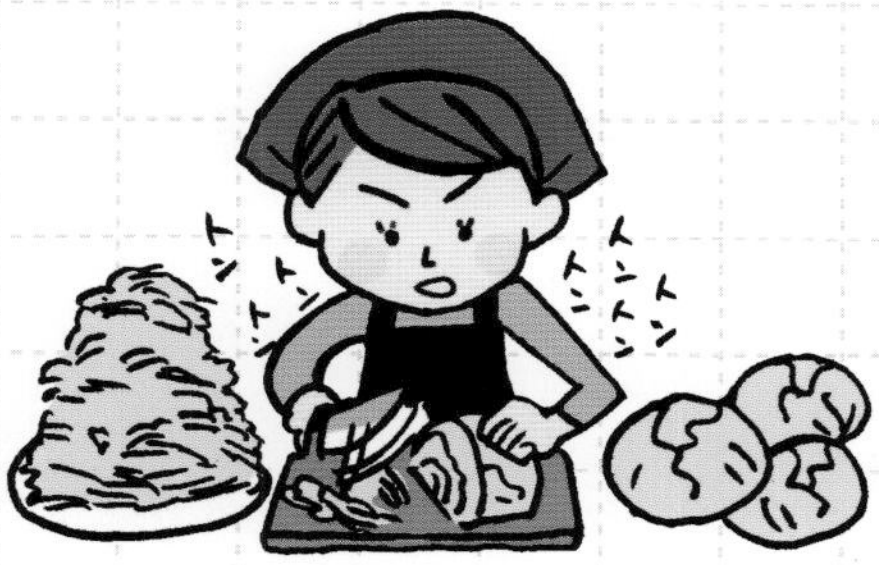

後で、こんなにキャベツの千切りどうするんだ?と疑問に思わずに! とにかく辛さやイライラをなんとかするための緊急事態なのです。
千切りキャベツは、水気を切って、酸化を防ぐために余分な空気を抜いて、冷凍用保存袋で冷凍すれば2週間〜1カ月は保存可能です。使いやすく小分けにして、日々の料理に使い、美味しく食べましょう。

ノートに書いてみる

辛いなと思ったこと、怒りが静まらないこと、イライラしたことは、ノートに書いてみるのもおススメです。

何が　誰が　どこが　思いつくことをノートに書いてみましょう。後で誰が読むわけではありませんから、好きなように書いて構いません。遠慮もいりません。

文章でなくても、ノートのライン通りに書かなくても構いません。

辻褄なんてあってなくてもいいのです。

とにかく思いの丈を書いてみましょう。

書いたら、ノートを閉じて「はい、終わり」といいましょう。ノートを閉じるということで、1つの区切りをつけられるように自分へ仕向けます。

後で読み返すという野暮なことはせず、そのために書いたページを破って捨てるのもいいでしょう。

また、書いているうちに冷静になってくることもあります。すると、次はこうしてみようというアイデアが浮かんだり、対応策が閃いたりするでしょう。

とにかく心のままに書いてみましょう。

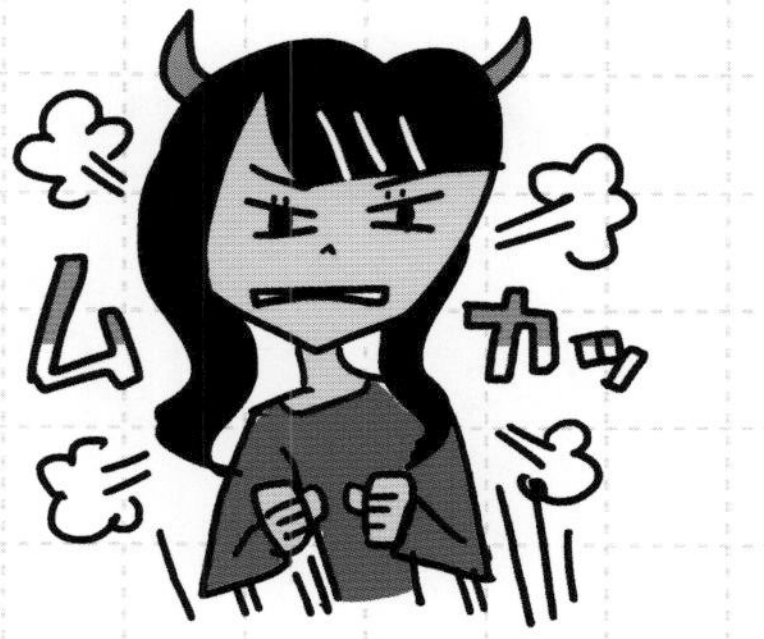

自分の感情をコントロールするためにと思って書き綴ると、それもストレスです。思い浮かぶことを、ただ書いていけばいいのです。

ご褒美をあげる

いつもがんばっている自分へご褒美をあげましょう。「生理がきちゃって辛い」「今日も通院だった」「仕事も妊活も疲れた」ご褒美をあげる理由は、なんでもいいのです。毎日、妊活！　妊活！と、体にいいことに気を遣っていることも、意外とストレスかもしれません。

毎日、ウォーキングをがんばっているから、お花を買ってあげよう。毎日、食事に気を遣っているから、今日は制限しているものを食べてみよう。

それもご褒美です。好きなことをしたり、家事を休んだりするのもご褒美です。

がんばった自分にご褒美をあげることで、気持ちが和らぎ、また脳からはドパミンが分泌されて気分も良くなります。

時には、自分を甘やかすのも、大事なことなのです。

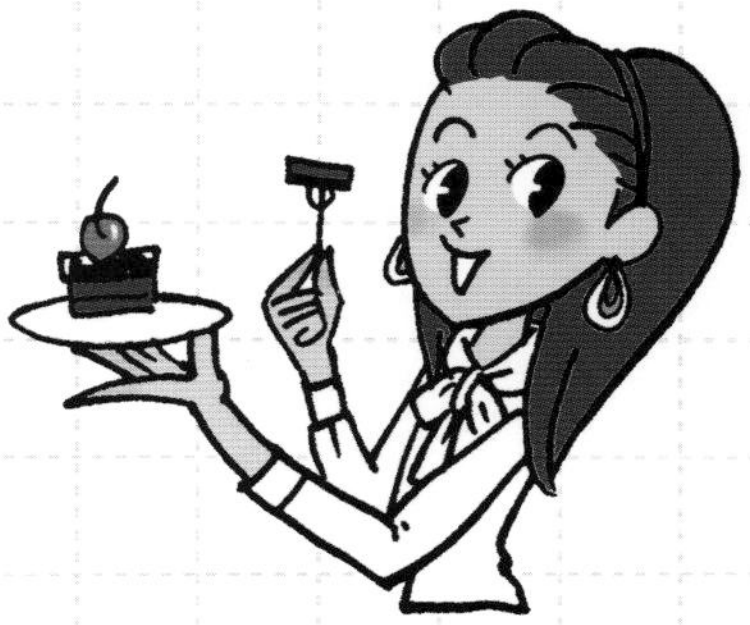

甘い物を食べると、一時、セロトニンの分泌が高まります。だから甘い物を食べると幸せになるのかもしれません。けれど、食べ過ぎるとインスリンが多く分泌され、脳の糖分不足によるイライラが起こることもあります。ご褒美は、たまにだからご褒美なのです。

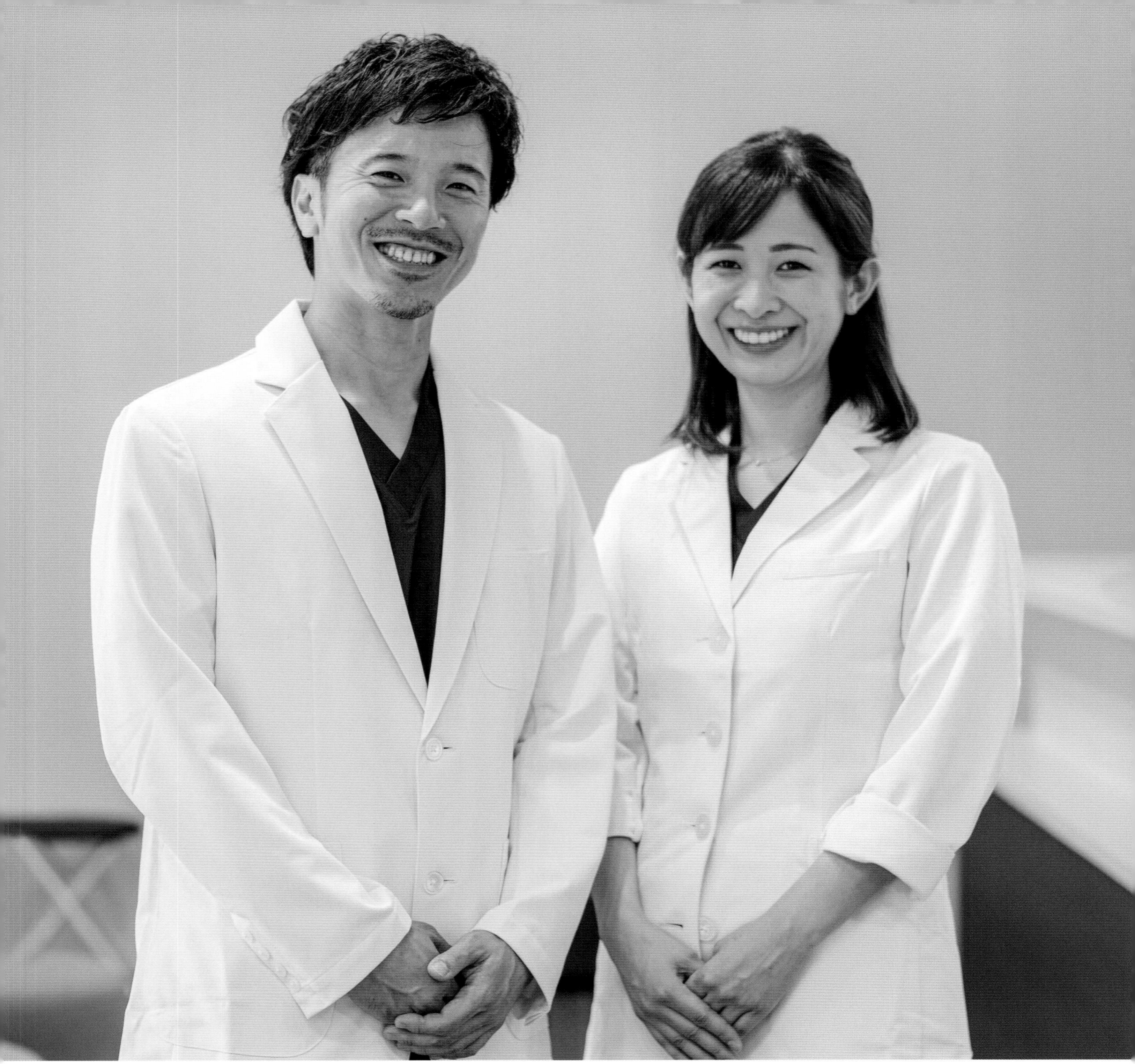

少しでも多くの方に喜びを届けられるように

地域に密着して思春期から妊娠・出産までを総合的に診る浮田クリニックに増設されたリプロダクションセンターを訪ねて

リプロダクション浮田クリニック

センター長 浮田 祐司　副センター長 浮田 美里

今回訪ねたリプロダクション浮田クリニックは、地元でも有名な産科施設、浮田クリニックの生殖医療部門として昨年末、不妊治療専門施設として開院しました。

半年以上が経ち、妊娠症例も増えているようです。

これは不妊症で悩む地元・近隣在住のご夫婦にとって朗報です。

クリニックには広々とした駐車場があり、通院環境もよく、副センター長の美里先生が考案された院内デザインは白を基調とした清潔感あふれるもので、センター長の祐司先生のこだわりの医療設備がさらに充実感を増しています。これらは患者さんにとって気負いなく安心して通院できる良い環境となっていることでしょう。

早速お二人のお話を伺いました。

不妊の悩みに応えてできる限りの説明と治療を提供！

とても素敵なクリニックですが、診療の状況はいかがでしょう？

センター長の祐司先生は話します。

開院以来半年以上が過ぎ、妊娠症例も増えてきています。妊娠された方は妊娠8週から9週頃まで診て、卒業して頂いています。卒業後も、ここと同じカルテを共有できる当センターの本院産科施設で、ほとんどの方が出産されるため、私自身が当直し、取り上げることもあります。もちろん他の施設への紹介も可能です。

その喜びとともに、一方でまだまだ不妊症で悩まれていらっしゃる地元の方は多いと感じていますので、できるだけ多くの方に来ていただき、妊娠して欲しいと思っています。

患者さんの特徴や治療の様子は、一人目で治療に来られる方、2人目不妊の方、その年齢も20代から40代まで様々です。

はじめに、当院ではできるだけの検査をして原因を探るのですが、卵管因子や子宮内膜症、あるいは抗精子抗体など、原因が特定されるケースよりも原因が分からないことのほうが若干多いようです。原因が分かれば適応治療を進めれば良いのですが、原因が分からない場合、タイミング療法、人工授精、体外受精とステップアップしていく治療方法が選択肢の一つとなります。年齢因子や不妊期間、ご夫婦の考えや希望、精液検査の結果なども絡んできますので、はじめから体外受精が適応になることもあります。

体外受精は、治療法の中でも最も妊娠率が高く、年齢や治療にかかる期間、そしてご主人の精液所見などからも治療の第一選択肢と考えられるケースは多く、とくに説明と理解が大切になってきますので、セミナーにも力を入れ、治療方法や助成金などの紹介を定期的に行っています。

今のところ、体外受精で妊娠された方の移植回数をみてみると、1回目で妊娠されている方が半数以上になります。この点には満足しています。早く赤ちゃんに出会うためのよい選択だと考えていますし、エビデンスも十分にある治療方法と考えています。

また、デリケートな不妊治療に対して、患者さんに配慮を持って接する受付や看護師。気持ちの面でしっかり後押しをしてくれる副センター長。患者さんの卵を大切に扱い、注意深く見守ってくれる培養士。スタッフのチームワークがよいのもいいですね。

患者さん一人一人のライフスタイルを大切にした妊活

続いて副センター長の美里先生が、話されました。

赤ちゃんは女性一人だけでは授かりません。妊活はご夫婦が足並みをそろえて行うものだと私は思っています。

そのうえで、ご夫婦の希望にあった妊活をサポートするのが私たちの仕事と考えています。

検査や治療スケジュールを立て、それを実行していくだけの医療ではなく、それぞれのご夫婦のライフスタイ

リプロダクション浮田クリニックの診療

専門的な知識や技術を合わせ、患者さん一人一人への最適な治療や指導を提案

- ブライダルチェック
- 卵子凍結
- 漢方治療

男性不妊／連携泌尿器科
いちおか泌尿器科クリニック

説明会

不妊特殊検査

●子宮鏡検査 ●腹腔鏡検査 ●ホルモン検査 ●スイムアップ検査 など

不妊検査・一般不妊治療

●血液検査（ホルモン検査）●子宮卵管造影検査 ● AMH 検査 ●フーナーテスト ●精液検査 など

生殖医療・ART
（体外受精・顕微授精・胚移植）

人工授精

●精液洗浄 人工授精 (IUI)

タイミング療法

●自然排卵
●内服薬
●誘発剤（注射）

▶ディスカッションを大切に、スタッフがチームワークで治療に臨みます。

ルに合った妊活のお手伝いができればと考えています。当院では妊娠しやすいからだ作りのために漢方治療を取り入れています。また妊活中にストレスがたまらないように気軽に医師や看護師と話をできる時間作りを大切にしています。なかなか妊娠せず、悩まれている方がいらっしゃれば1人で悩まず、是非相談しにきてください。

そして、可能であればご主人も一緒に病院へおいでになり、奥様の行う検査や治療方針を一緒に聞いていただければと思います。

妊娠後も浮田クリニック本院でしっかりサポートをさせていただきます。

妊娠を望まれている皆様がママ、パパになれますように。

私たちの診療報告 ＡＲＴの経過実績

スタッフにも恵まれ、半年以上が経ち、実績もついてきています。

診療内容は前ページのチャートを参考にしていただければと思います。決してＡＲＴに特化しているわけではありませんが、ここでは最も専門的で重要になってくる生殖医療の状況をお伝えします。

ＡＲＴは、はじめに説明会への出席をお願いしており、これは通院していない方も参加できる無料の会です。分りやすさを心がけ、できるだけ治療内容を理解していただくようにしています。開院して、準備期間などを含めると、まだ8～9カ月ですが、今までに57件の採卵を終え（6月時点）、妊娠症例は17件あります。

一般不妊治療との妊娠割合が80％対20％になりますから、妊娠数自体はもっと多いのですが、ＡＲＴでの妊娠に注目してお話します。

この妊娠17症例の内訳は、29歳以下が1名、30～34歳が5名、35～39歳が9名、40歳以上が2名です。年齢的には、40歳前後に多くの妊娠例がでていることから、みなさん、希望を持って治療に臨んでいただきたいですし、私たちも励みを得ています。

ただ、30代後半になると流産率も高くなってしまうため、みなさんが無事に出産できるまでしっかりケアをすることを心がけています。

そして、妊娠後の分娩に向けては、本院の産科施設があり、当クリニックで不妊治療を受けて妊娠された方の9割以上の方が利用されています。

やはり、不妊治療から妊娠、そして出産までを一貫して診れることの意味は大きいと感じています。

また、当院では採卵に向けての治療周期にＰＰＯＳ法を8割ほどに用いて、他、ショート法、ロング法、アンタゴニスト法を行っています。

ＰＰＯＳ法は、アンタゴニスト法や低刺激法に黄体ホルモン剤を併用することで、アンタゴニストを投与することなく採卵まで進むことができる方法です。アンタゴニストの長期投与による胚の質の低下を防ぐとともに、通院回数も減り、コスト削減にもつながる方法です。黄体ホルモンを併用しますが、それによって胚質や妊娠率が低下するということもない、というのが一般的評価ですから心配はありません。

胚移植は、移植周期に子宮環境を整えやく、妊娠率の高さも期待できる凍結融解胚盤胞移植が8割ほどです。

男性不妊もしっかり診て 夫婦診療を心がけています

受精に向けて必要な男性側の精子は、負担の少ない自宅採精のケースが多く、8割になります。

最近は、精液検査で男性不妊が疑われるケースも多く、その場合には連携先の泌尿器科で、専門的に診ていただくことで様々な男性不妊原因にも対応、顕微鏡下での精巣内精子回収術まで行うことができます。

卵子と精子が揃ったら、あとはそれぞれの生命力を信じて培養士が受精作業から培養作業を行いますが、受精した胚に負荷がかからないよう、インキュベーターはタイムラプス型を使用し、胚盤胞まで成長した胚を一旦凍結して、子宮の内膜の状態が良い周期に融解して戻します。

こうした一連の行程を、夫婦が協力し合って、心配や不安もなく治療に臨めるよう、私たちスタッフがサポートに務めます。

難しい症例も

最後に祐司先生が話されました。

私は勤務医時代の診療経験から、難しい不妊治療を担当するケースが多く、そのことで今でも難しいケースに出会うと「絶対妊娠していただきたい」と懸命に向き合います。その意識が、私の強い診療信念にもなっています。

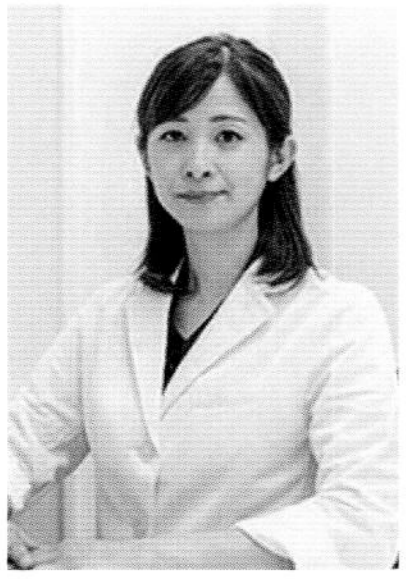
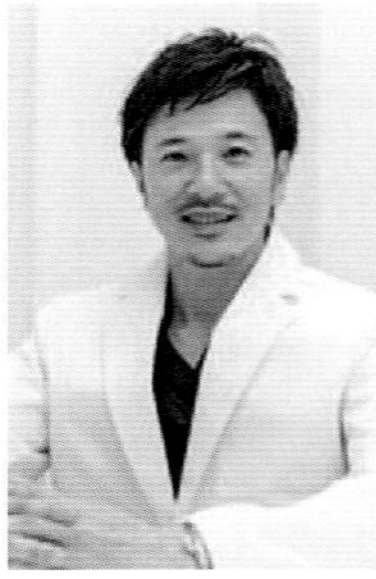

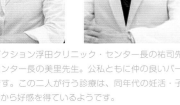

リプロダクション浮田クリニック・センター長の祐司先生と副センター長の美里先生。公私ともに仲の良いパートナーです。この二人が行う診療は、同年代の妊活・子育て世代から好感を得ているようです。

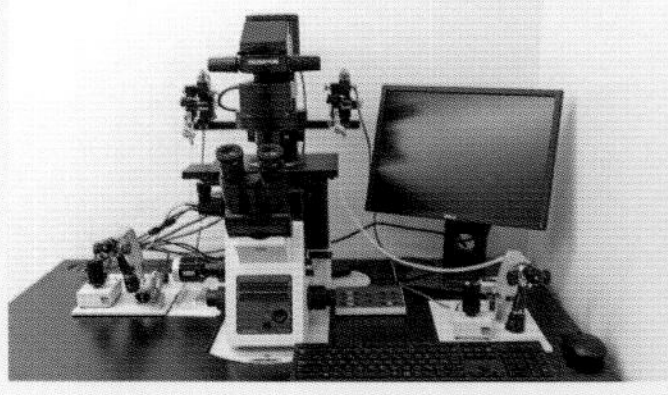
顕微授精を行うための顕微鏡。ここでの受精率は、80%ほどです。

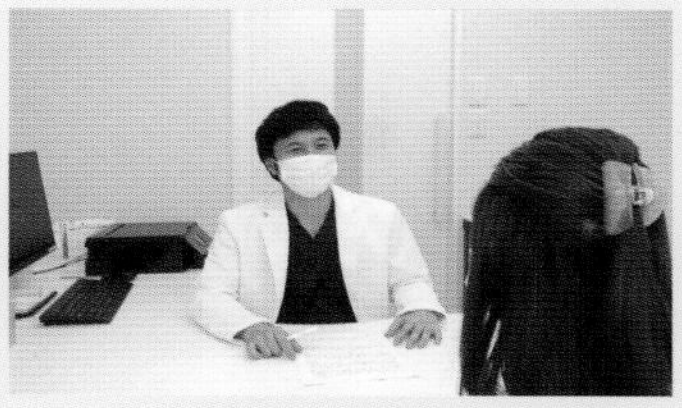
診察室では、患者さん目線で診察する医師に患者さんも気負いなく安心して受診できます。

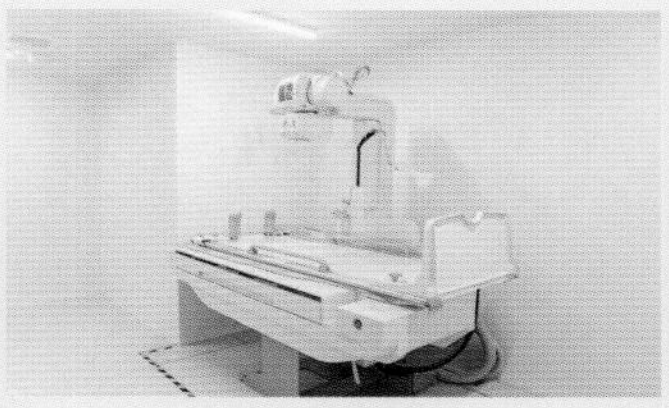
レントゲン室は広くとてもクリーンな環境です。生殖医療だけでなく、婦人科全般の診療に対応してます。

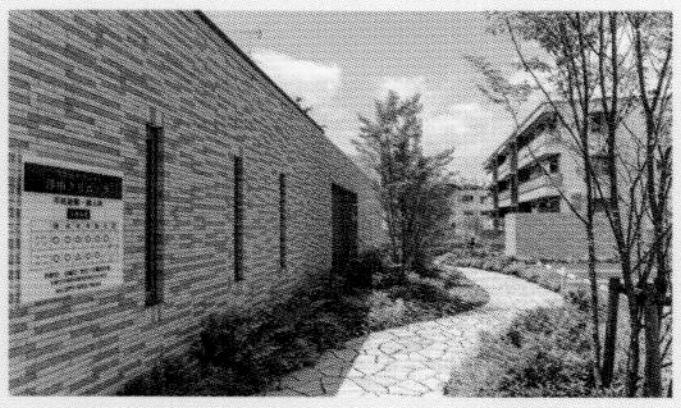
センター建物脇には歩道があります。駐車場との間の心和む空間です。

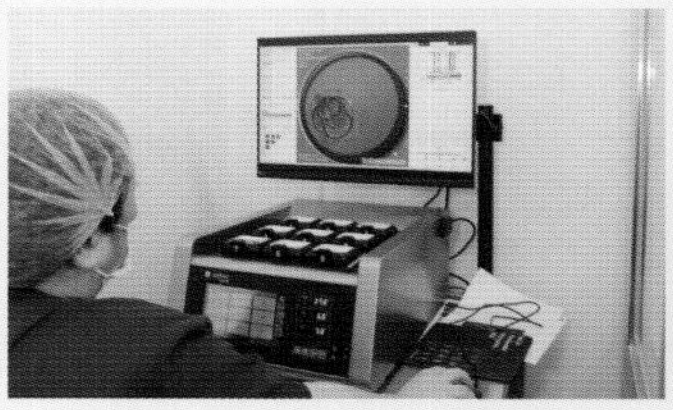
タイムラプス型のインキュベーターがあり、胚培養士は卵（胚）の分割成長の様子を確認します。

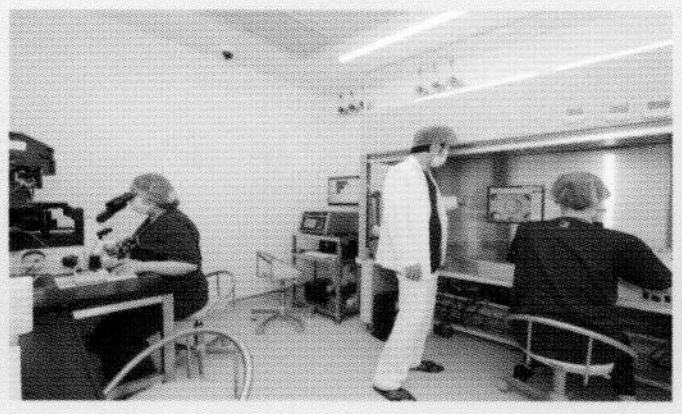
センター長（医師）は、患者さんの胚の様子を確認するために、培養室へ足を運ぶことも少なくありません。

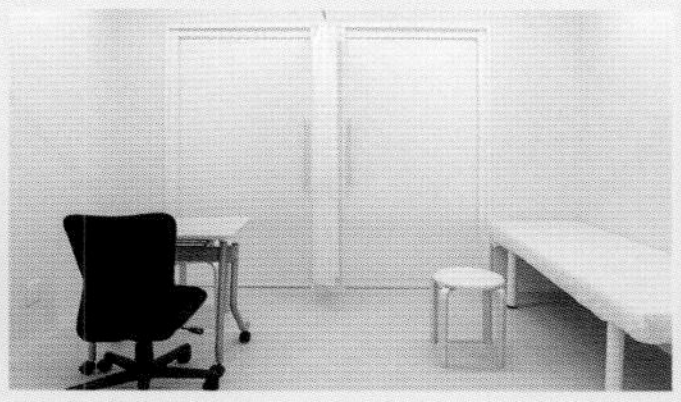
注射などで使用する処置室。医療器具が設置され、取材時には、看護師さんが諸作業に努めていました。

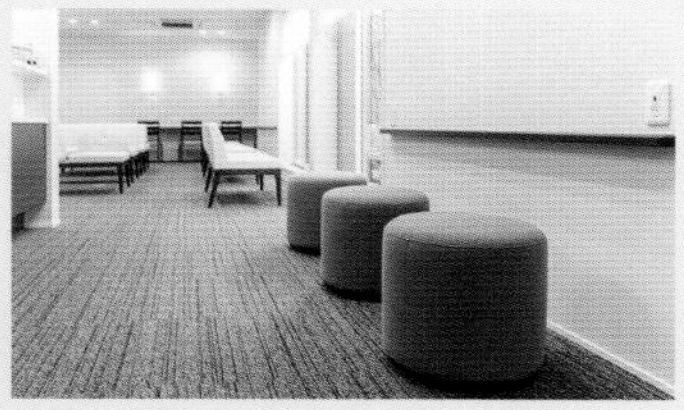
採光や照明、室内色が相まってとてもクリーンな待合室、中待ち合いのスペースです。

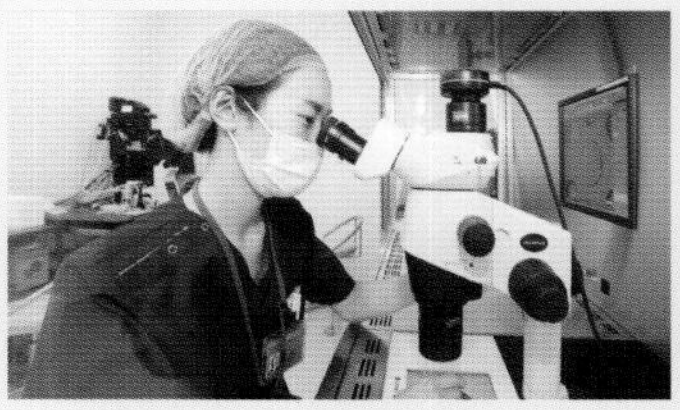
顕微鏡をのぞく胚培養士。患者さんの大事な卵（生殖細胞）を扱う責任ある仕事をしています。

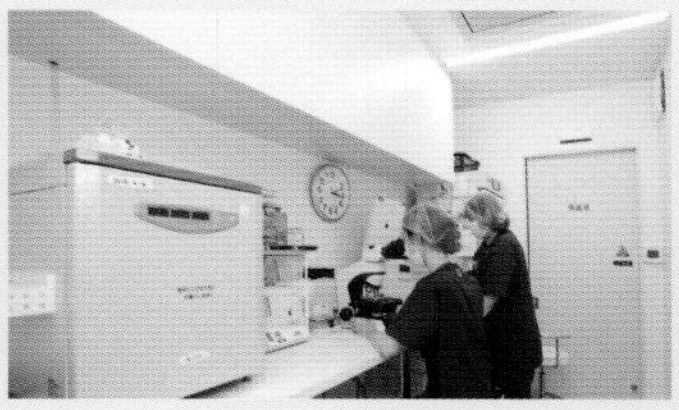
培養前室の検査室では、精液検査はじめ各種検査が行われます。スタッフは真剣なまなざしでした。

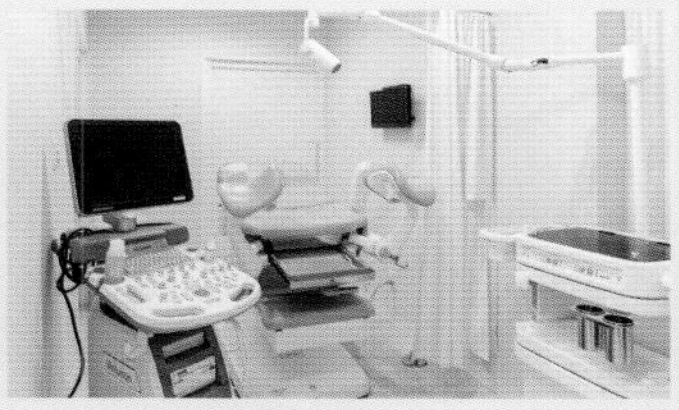
内診室には最新の設備が整い、心地よい受診ができ、揺ぎ無い診断ができるような配慮を感じました。

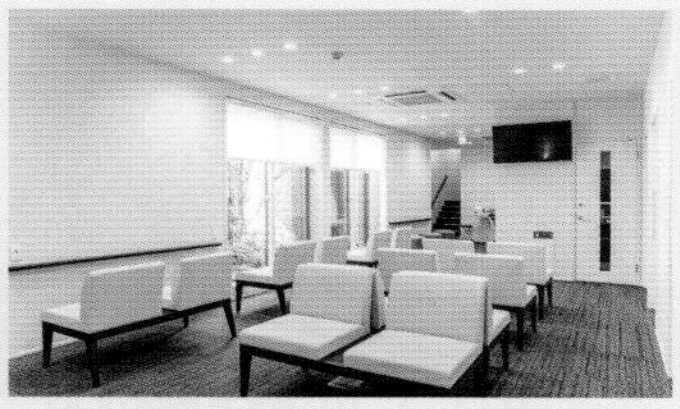
待合室は開放的な窓や椅子のデザインから、まるでカフェの様です。くつろげそうですね。

浮田 祐司 センター長

Dr.Ukita Yuji Profile

● 専門医 資格
- 日本産科婦人科学会専門医
- 日本生殖医学会 生殖医療専門医
- 母体保護法指定医
- 日本周産期・新生児医学会 - 新生児蘇生法専門インストラクター

● 所属学会
- 日本産科婦人科学会
- 日本生殖医学会
- 日本東洋医学会
- 日本周産期・新生児医学会
- 日本受精着床学会
- 日本卵子学会
- 性感染症学会

● 経 歴
- 兵庫医科大学卒業
- 兵庫医科大学病院
- 府中病院 産婦人科
- 兵庫医科大学篠山病院（現 ささやま医療センター）産婦人科
- 兵庫医科大学病院 産婦人科 助教
- 英ウィメンズクリニック
- リプロダクション浮田クリニックセンター長

浮田 美里 副センター長

Dr.Ukita Misato Profile

● 経歴
- 兵庫医科大学卒業
- 兵庫医科大学病院

● 専門医 資格
- 日本産科婦人科学会専門医
- 母体保護法指定医

● 所属学会
- 日本産科婦人科学会
- 日本生殖医学会
- 日本周産期・新生児医学会
- 日本受精着床学会
- 日本抗加齢学会

胚培養士メッセージ／精子・卵子・胚（受精卵）を取り扱う技術者が胚培養士です。精液検査や人工授精のための精液調整はじめ、体外受精で行う媒精や顕微授精の際の精子・卵子・胚（受精卵）の受精や凍結作業など全般を受け持ちます。
普段は患者さんとお会いすることは少ないのですが、卵子や胚の培養をしながらその向こうにいるご夫婦のもとにお子さまができるよう、大切な生殖細胞をお預かりし、治療の手助けができるよう励んでいます。

看護師／私たち看護師は、医療の全般で患者さんと医師の間で円滑に治療が進むようお手伝いし、注射や採血、診察・処置などの介助も行っています。また、カウンセリングや生殖医療のコーディネートができるよう専門知識を身につけた看護師が丁寧な説明で、お二人に合った治療を選択できるよう寄り添い、安心して治療が受けられるようサポートいたします。不安なことや分からないことがあれば、お気軽にお声をかけてください。

医療法人せせらぎ会　滋賀県大津市の不妊治療専門施設

リプロダクション浮田クリニック

●一般不妊治療から体外受精まで不妊の治療を専門的に行うクリニックです。
母体となる浮田クリニックは、分娩を扱う産科ですので、ART 治療後も安心して出産に臨めます。

電話番号．077-572-7624

診療科目／『高度生殖医療』『一般不妊治療』『漢方治療』

受付時間／

		月	火	水	木	金	土	日/祝
午前	9:00 ～ 12:30	●	●	●	●	●	●	ー
午後	14:00 ～ 16:00	☆	☆	☆	☆	☆	★	ー
午後	16:30 ～ 19:30	●	●	▲	●	●	ー	ー

（☆：処置・検査　★：処置　▲：漢方外来）

休　診　日／ 土曜午後・日・祝日

変更情報、詳細は、HP などでご確認ください

https://repro.ukita.gr.jp/

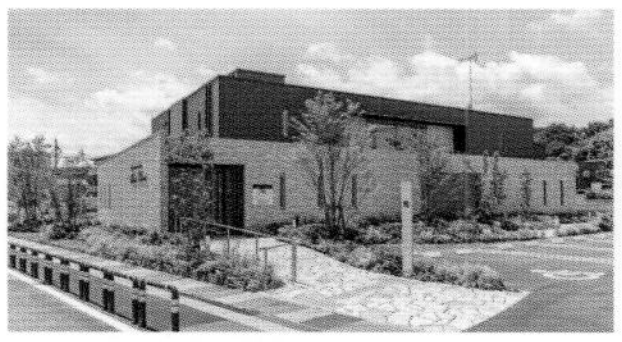

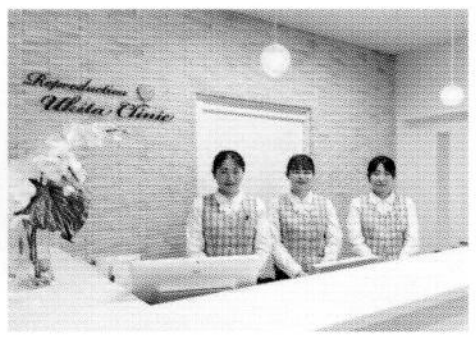

〒 520-0232 滋賀県大津市真野一丁目 45 番 8 号
電車：JR 湖西線「堅田駅」より徒歩 3 分
バス：「堅田駅」バス停より徒歩 3 分　　＜駐車場：駐輪場あり＞

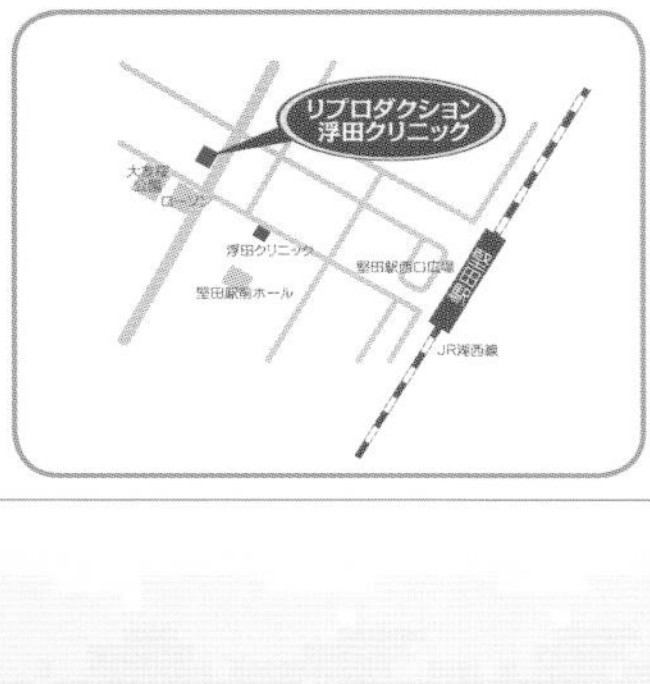

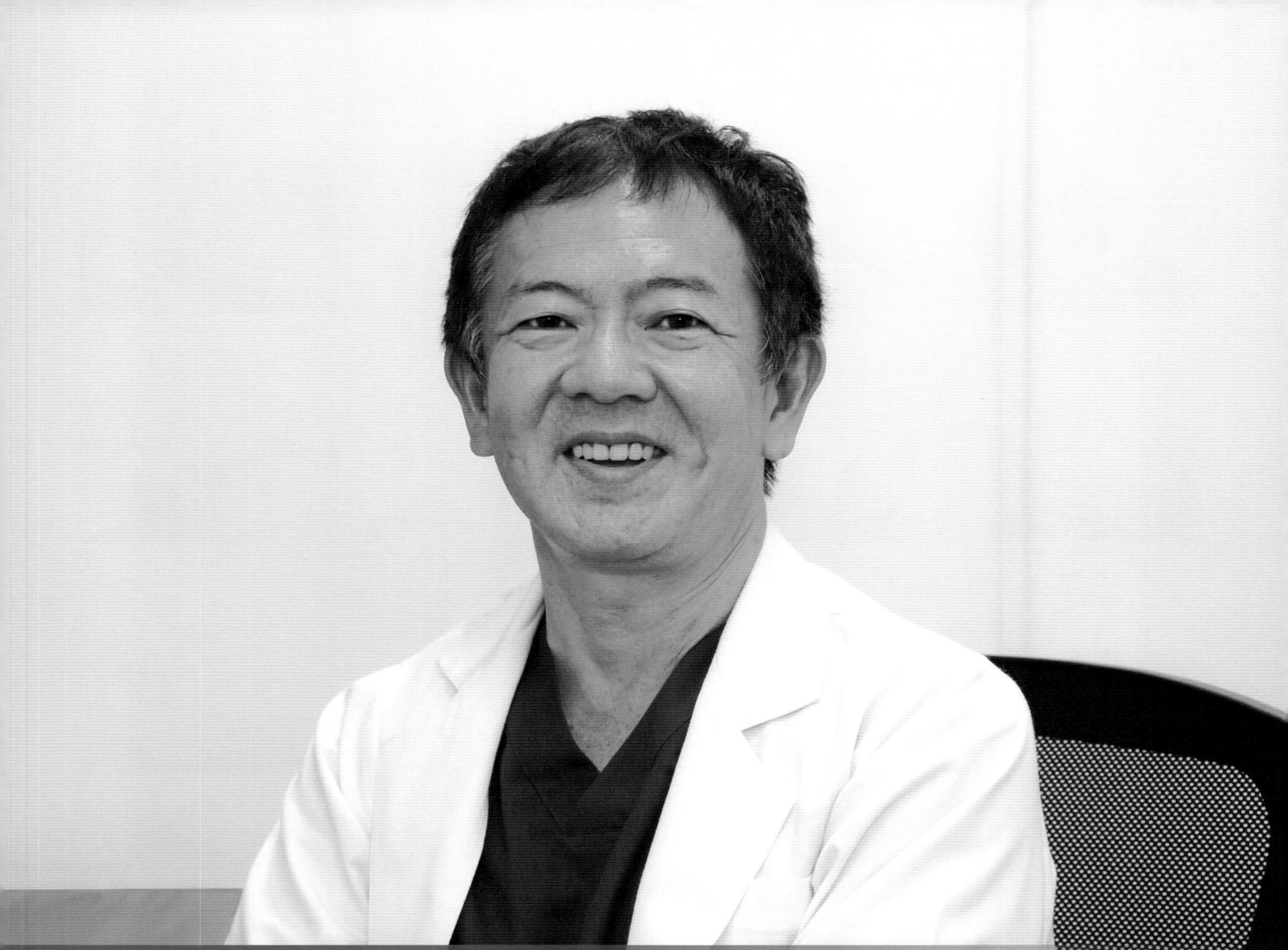

EndomeTRIO 検査によってわかること

着床の窓（ERA）、子宮内フローラ（EMMA）、慢性子宮内膜炎（ALICE）

よりよい子宮環境で胚を迎えましょう。

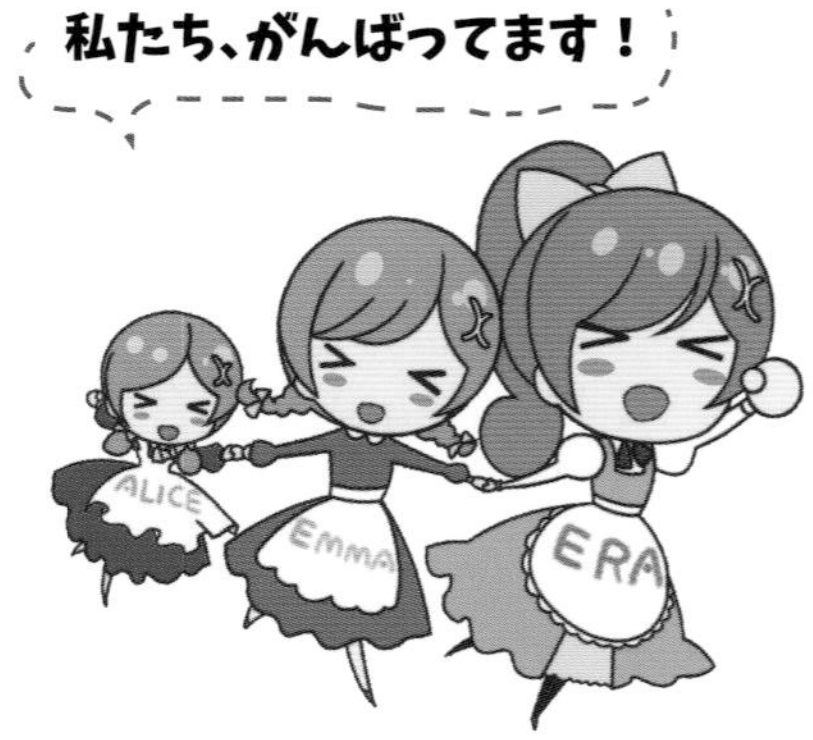

ファティリティクリニック東京
小田原 靖 院長

With Igenomix
WITH SCIENCE ON YOUR SIDE

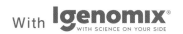

体外受精において胚移植は、妊娠への期待が一気に高まるときです。

それは、採卵手術によって、自分の体から離れた卵子が精子と出会い、胚となって戻ってくるからです。

「これで赤ちゃんが授かる」

そう思って臨んだ胚移植でも、すべてのカップルの願いが届くわけではありません。

なかには、二度、三度と胚移植に臨むカップルもいます。

そして、妊娠できなかった理由を尋ねると「卵子の質。胚の質の問題」といわれ、「だったら仕方がない……」と泣く泣く諦めて、気持ちを切り替えてきたという人もいるでしょう。

けれど、実は問題はそればかりではなく、子宮が胚を受け入れやすい環境か否かも注意して胚移植に臨むことが大切だとわかってきました。

そこで、ファティリティクリニック東京の小田原 靖先生を訪ね、よりよい子宮環境で胚を迎えることの大切さについてお話を伺ってきました。

なかなか妊娠しない　その原因を調べるには？

体外受精で赤ちゃんを授かるためには、卵子の質、胚の質が重要であることは、よく知られています。

しかし、最近では胚を受け入れる子宮環境にも注目が集まっています。

これらについては、胚の染色体数を調べるPGT-A（着床前胚染色体異数性検査）、その人の着床の窓を確認するERA検査、子宮内フローラの状態を知るEMMA検査、子宮内膜炎の原因菌を特定するALICE検査があります。対象となるのは、着床不全の人、例えば2回以上胚移植をしても妊娠が成立しない人に行います。

胚の問題、子宮の問題　どちらが多いの？

胚の問題には染色体の数、子宮の問題には着床の窓、子宮内フローラ、慢性子宮内膜炎などがあります。胚と子宮、どちらが妊娠をしない要因として多いのかは、まさにこれから研究を進め、明らかにしていこうとしている段階です。

2020年1月から日本産科婦人科学会の臨床研究として始まったPGT-A（着床前胚染色体異数性検査）は、移植予定胚の染色体の数を調べる検査で、臨床研究として始まって1年ほどです。2回以上胚移植しても妊娠が成立しない人などを対象に、胚盤胞の胎盤になる細胞（栄養外胚葉）の一部を採取し、染色体数に過不足（異数性）がないかを調べ、問題のない胚（正倍数性）を移植します。

この検査によって妊娠率の向上と流産率の低下が期待され、私たちのクリニックも、この臨床研究の認定を受け検査を行っています。

これまでPGT-Aを実施してきた中で、年齢の高い40歳以上の人に対するPGT-Aの効果はあり、妊娠率も高いのですが、それよりも年齢が若い人たちの妊娠率はさほど上がっていないなど、だんだんとデータが出てきています。

どうして？と思われますよね。

それは、年齢の高い人は胚の染色体数の問題が妊娠を難しくしている大きな要因と考えられる一方で、若い人たちは胚の染色体数よりも妊娠を難しくしている要因がほかにあると考えられます。

PGT-Aを行っても、40歳以上の人の胚は染色体数に問題がある率が高く、若い人たちの胚はそれに比べて問題がある率が低いことから、子宮環境の要因によって妊娠が難しくなる着床不全は、明らかに存在していると考えています。

これまで着床不全の検査は　どうしていたの？

これまで何度も胚移植をしているのに妊娠しない理由として、胚の問題ばかりではないと考えられてきました。

着床に関わる3つの検査

ERA検査（子宮内膜着床能検査）

着床の窓（子宮内膜が胚を受け入れやすい時期）を調べるための検査です。
着床の窓には個人差があり、2回以上良好胚を移植しても着床しない人を対象に検査を行うことで、個々の着床の窓に合わせて胚移植を行うことができます。

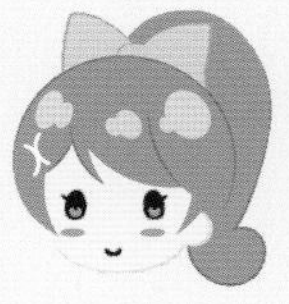

EMMA検査（子宮内膜マイクロバイオーム検査）

子宮内膜の細菌フローラを解析する検査です。
ラクトバチルスが90%以上の場合と90%未満の場合では、明らかな妊娠率、妊娠継続率、出産率に差があることがわかっています。

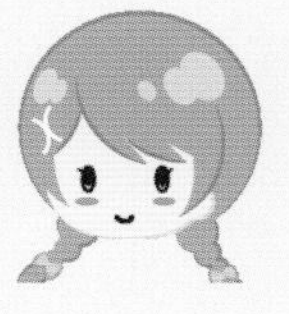

ALICE検査（感染性慢性子宮内膜炎検査）

慢性子宮内膜炎の原因菌を調べる検査です。
慢性子宮内膜炎は不妊の原因の約20%を占め、着床不全との関連が深いことがわかっています。

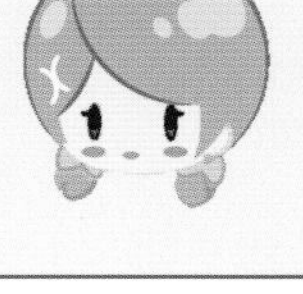

そして、着床はどのようにして起こるのか、また着床不全とは、どのようなことから起こるのだろうかという研究も、長年されてきました。

私自身も、20年以上前から着床に関して炎症の面から研究をしてきました。炎症の中でもいくつかの因子が着床に関わっていて、とくにMMPというタンパクについては、論文も出しています。ただ、そうしたことがわかっても、検査の方法が複雑だったり、煩雑だったりして、実際の治療に活かすまでに至らなかったのです。

また、着床の窓についても着床時期に子宮内膜にピノポード（着床時期に現れる構造）が現れ、これが着床に関係していることはわかっていました。子宮内膜を採取して電子顕微鏡を使って観察すると、着床期には小さなキノコのようなピノポードがいっぱいに見え、この時期と胚移植にズレがあると着床が難しいということはいわれてはいたのですが、実際の胚移植周期に子宮内膜を採取して電子顕微鏡で診て検査をするのは難しく、基礎研究の域を出ませんでした。

それが今では、NGS（次世代シーケンサー：遺伝子の塩基配列を高速に読み出せる装置）により、多くの遺伝子を見て、子宮内フローラの状態、慢性子宮内膜炎の原因菌、着床の窓を調べることができるようになってきました。これまでは着床しなければ「年齢もあるからね」と医師からいわれて、5、6回と胚移植を繰り返さざるを得なかった人もいたわけですが、子宮環境や着床時期の検査ができるようになり、よりよい治療が提供できるようになってきています。

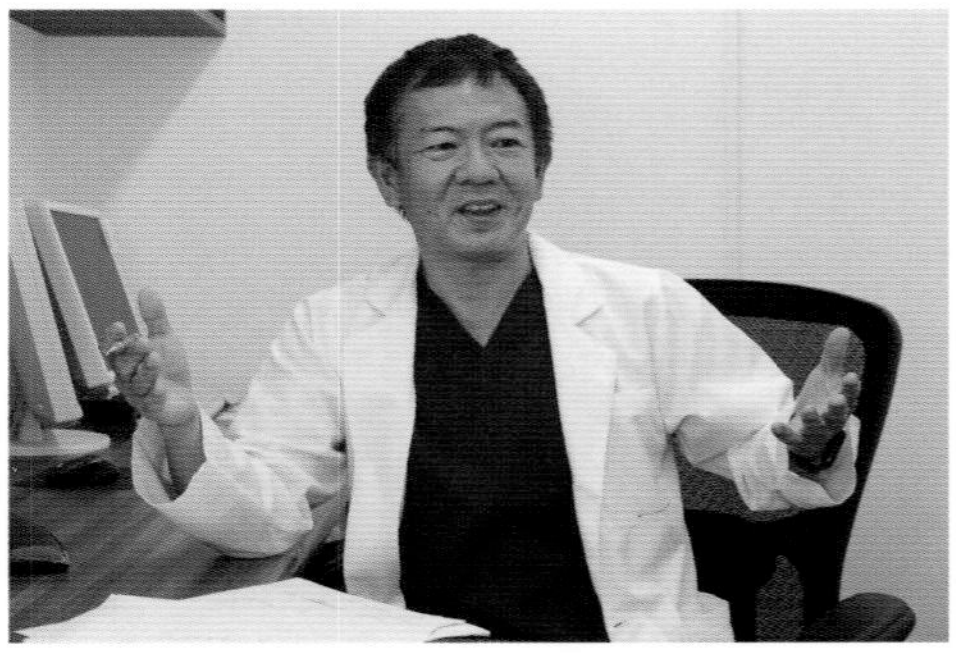

大切なのは、妊娠していただいて、赤ちゃんが生まれてくること。そのために何ができるか、培ってきたノウハウと最新医療で1組でも多くのカップルの願いが叶うように努めたいと思っています。

EMMA検査とALICE検査その時期は、いつが良い？

検査の時期は、着床時期に行うのが良いでしょう。やはり着床期の子宮の状態がどうであるかを診て、胚移植へとつなげることが大切なので、同じ時期に検査をするのが望ましいと思います。着床の窓のERA検査と一緒にEMMA検査、ALICE検査を行う（＊1）場合は、ホルモン補充療法を行って、いわゆる着床期に検査を行います。

検査の結果、慢性子宮内膜炎の原因菌が見つかった場合は、抗菌剤を使って治療をするわけですが、抗菌剤を使い過ぎると子宮内の乳酸菌（ラクトバチルス）が少なくなってしまうこともあるので、バランスを考えながら治療し、乳酸菌が増えるようにサプリメントを2週間ほど続けてもらいます。

乳酸菌が少なかった場合も、乳酸菌が増えるようにサプリメントを2週間ほど続けてもらいます。

その後、できれば再検査をして確認します。その時、ラクトバチルス菌が90％以上あるのが理想ですが、70～80％くらいで、次の胚移植を考えるようにします。

検査は、みんなした方がいい？

生殖医療のなかでも、比較的新しい検査なので、どこの治療施設でもよく検討しながら行っている検査だと思い

＊1：EndomeTRIO 検査（エンドメトリオ検査）

着床不全と子宮内フローラと慢性子宮内膜炎の関係

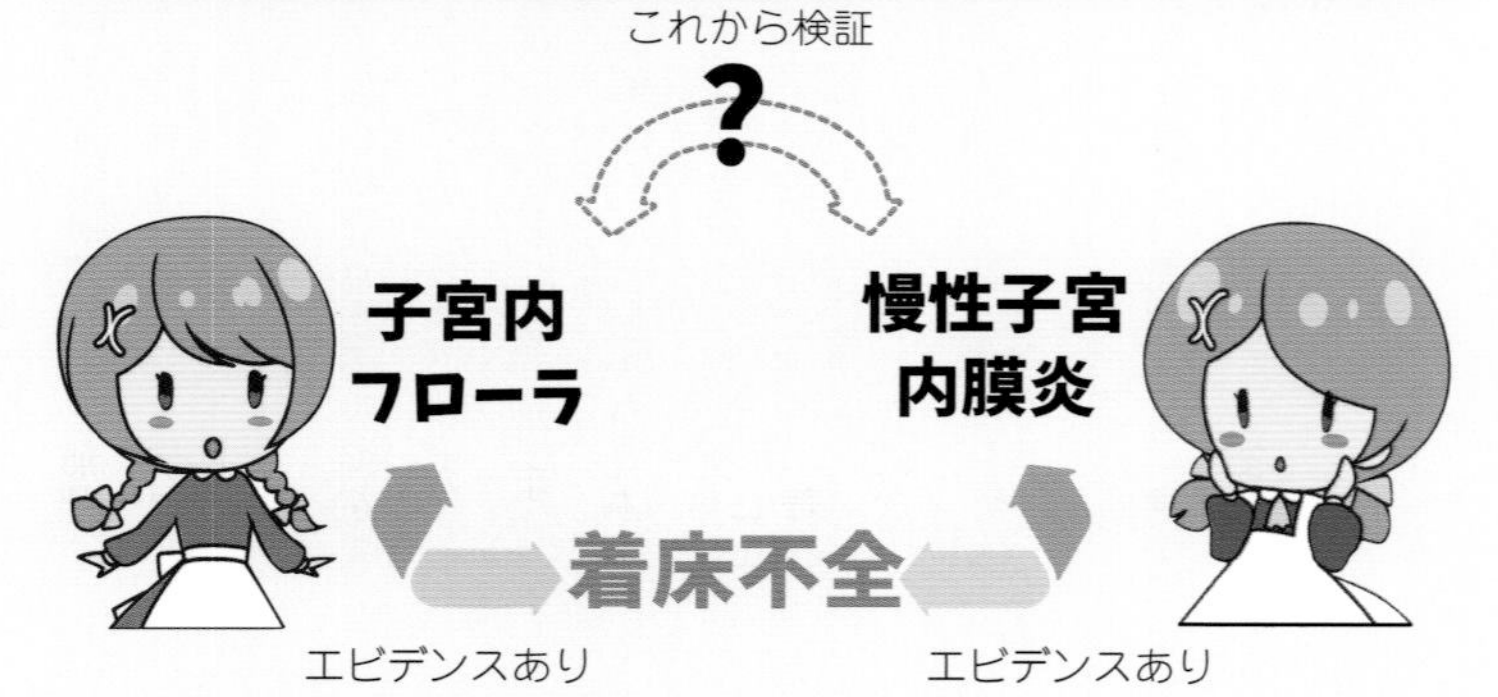

● **着床不全と子宮内フローラには相関がある。**
そのため、子宮内にラクトバチルス菌が少ない場合、ラクトバチルス菌が増えることで着床しやすくなることがわかっている。

● **着床不全と慢性子宮内膜炎には相関がある。**
そのため、慢性子宮内膜炎で子宮内に炎症がある場合、抗菌剤が効果を示し炎症が治れば着床しやすくなることがわかっている。

● **子宮内フローラと慢性子宮内膜炎の相関はわからない。**
子宮内にラクトバチルス菌が多ければ、慢性子宮内膜炎が改善する。または慢性子宮内膜炎が改善すると子宮内のラクトバチルス菌が増えるかは、まだわからないこともある。現在、これについて調査、検証が始まっている。

ます。私たちクリニックでは、2回以上胚移植しても妊娠しない人におすすめしていますが、EMMA検査、ALICE検査を行うと約6割の人になんらかの問題が見つかります。

子宮内環境のことなので、一般不妊治療から考えれば、誰でも検査した方がいいのでは？と考えがちですが、検査費用も高額なので、すべての患者さんに必要な検査とは思いません。また一般的な検査として行うには、まだまだデータが足りない、もう少しデータが必要な状況だと考えています。

検査と治療で どのくらい妊娠率は上がる？

たとえば、どのようなデータが必要かといえば、着床不全と子宮内フローラ、慢性子宮内膜炎の相関についてです。子宮内にあるラクトバチルスの割合が高いと着床しやすく、また低いと着床しにくいというエビデンス（医学的根拠）があり、慢性子宮内膜炎があると着床しにくいというエビデンスもあります。つまり、着床不全と子宮内フローラには関係があり、着床不全と慢性子宮内膜炎には関係があります。

しかし、子宮内フローラでラクトバチルスの割合が低い場合、ラクトバチルスが増えたら慢性子宮内膜炎もよくなるのかなどの関係は、まだわかりません。乳酸菌は酸なので、ラクトバチルスが増えることで炎症が抑えられて慢性子宮内膜炎がよくなるのではないかと考えられるのですが、子宮内にラクトバチルスなどの乳酸菌があり、そのバランスが着床に関係していることがわかったのも最近のことです。

ですから、子宮内フローラと慢性子宮内膜炎、そして着床の窓も踏まえて、着床不全とどのような相関があり、メカニズムなのかなどをJ-SART（＊2）で検証していこうと、今、1000症例ほど集め、これからデータを解析し、検証していこうとしているところです。そのときに、妊娠率についてもお伝えすることができるでしょう。

着床不全に悩むカップルへ

ここ最近になって、これまで無菌だと考えられてきた子宮の中にもラクトバチルスなどの乳酸菌がいることがわかってきました。子宮内の乳酸菌の数は、ほかの臓器と比べると大変少なく、膣にいる乳酸菌とも種類が違います。まだ、わからないこともたくさんありますが、これからさまざまな研究、検証から子宮、着床のメカニズム、着床不全のさまざまなことが明らかになっていくことと思います。

「あれがいい？これがいい？」と情報や治療法がいろいろある中で、患者さんたちは迷われたり、不安になったりすることがあるかもしれません。

私たちのクリニックでも、いくつも質問を持って診療にくる人もいます。そのような場面では、医師とそれらひとつ一つを話し合い、整理し、相談しながら治療を進めていくようにしましょう。

また、検査をして、治療をしたから「これでもう完璧！」というわけではないことも理解して欲しいと思います。それでも、何かどこかに問題が隠れていたり、何か条件の整わないことがあったりするのが、妊娠の難しさです。私たち医師は、新しく出てくる検査や治療データを集め、何が良い方法か、何が効果的なのかを学術的にも検証して、良い医療を提供できるように、日々努力を重ねています。

ファティリティクリニック東京

東京都渋谷区東 3-13-11 A-PLACE 恵比寿東 1F
TEL : 03-3406-6868
https://fert-tokyo.jp/

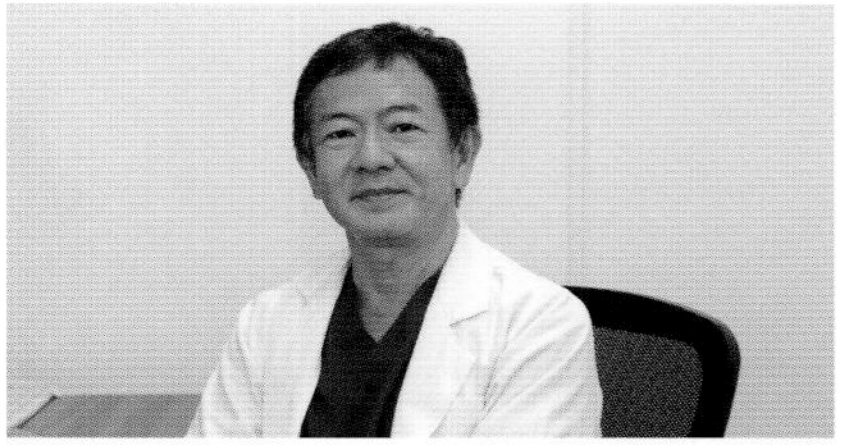

小田原 靖 院長

● 資格
医学博士
日本生殖医学会生殖医療専門医

● 経歴
1982 年　東京慈恵会医科大学 卒業
1986 年　東京慈恵会医科大学 大学院 卒業
豪州メルボルン王立婦人科病院生殖生物学教室留学
PIVET Medical center、Murdoch 大学留学
医療法人社団スズキ病院産婦人科科長として、
日本初の顕微授精児 (Zona Opening) 誕生を主導
1996 年　恵比寿にて ART クリニックを開業
現在に至る

＊2：日本生殖補助医療標準化機関／日本の生殖医療の質を向上させ、患者様に安心して満足できる生殖補助医療を受けていただく事を目的として結成された団体

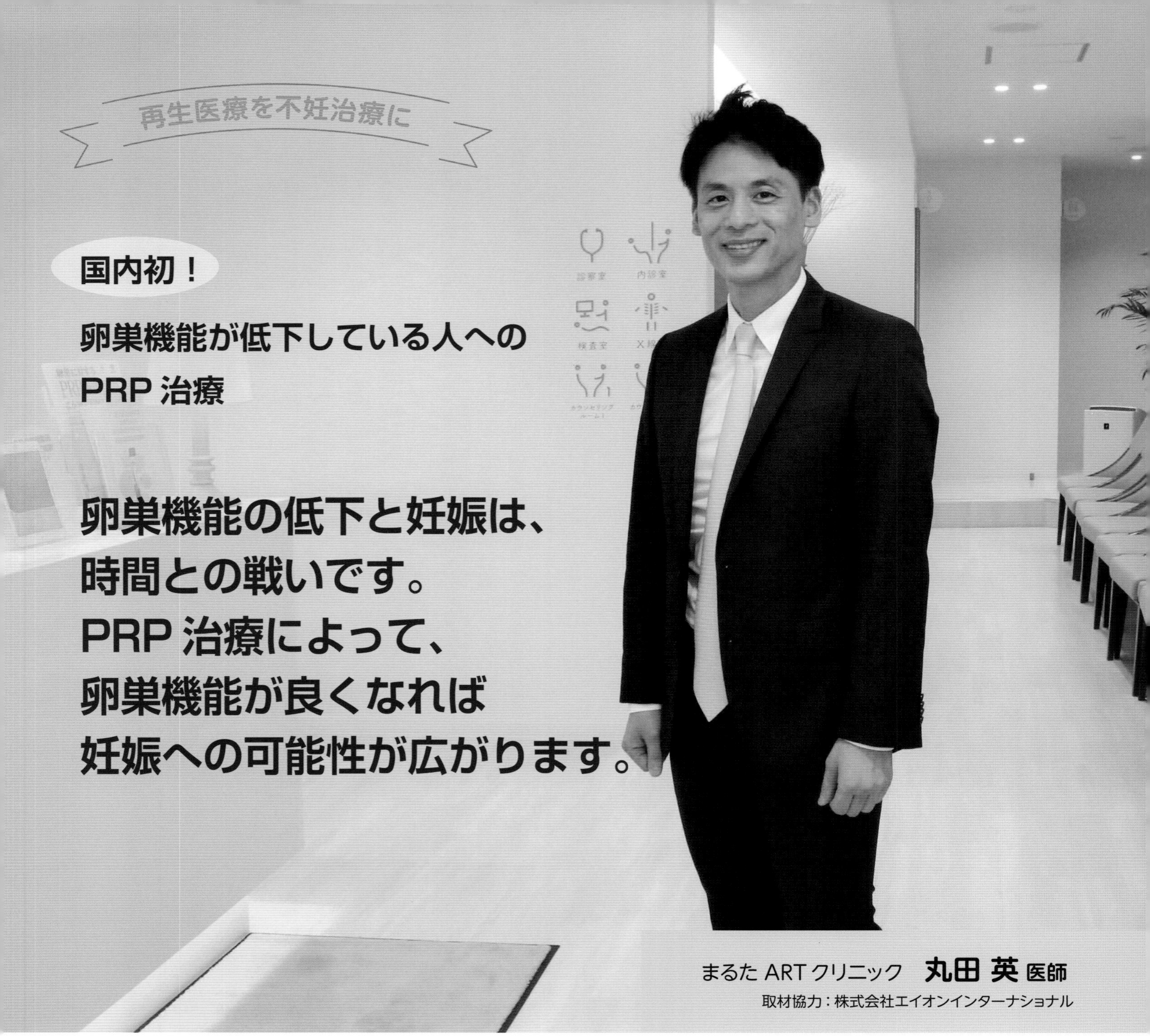

再生医療を不妊治療に

国内初！

卵巣機能が低下している人への PRP 治療

卵巣機能の低下と妊娠は、時間との戦いです。PRP 治療によって、卵巣機能が良くなれば妊娠への可能性が広がります。

まるた ART クリニック　**丸田 英** 医師

取材協力：株式会社エイオンインターナショナル

年齢を問わず卵巣機能が低下すれば、排卵が難しくなり、排卵した卵子の質も心配されます。「もう排卵しない」「卵胞が育たない」となれば、妊娠を諦めざるを得ません。そうしたカップルに対し、これまでも卵巣機能低下を改善する治療は、多くの研究者や医師が挑んできましたが、最近はＰＲＰ治療が注目されています。生殖医療でのＰＲＰ治療は、子宮環境が良くなる、子宮内膜が厚くなることで知られていますが、機能低下した卵巣へ投与することで改善する可能性があることがわかってきました。

そこで、国内ではじめて卵巣へのＰＲＰ治療をスタートしたまるたＡＲＴクリニックの丸田 英先生を訪ね、ＰＲＰ治療の様子から治療後の体外受精治療周期についてお話を伺ってきました。

ＰＲＰ治療を卵巣へ　そのきっかけは？

ＰＲＰ（多血小板血漿）治療は、体外受精において子宮内膜が厚くならない人、また良好胚を移植しても妊娠が成立しない人を対象に行うことで、子宮内膜が厚くなるなどの効果があり、実際に妊娠例も多く報告されています。このＰＲＰを卵巣へ投与することで、卵巣機能の改善が期待でき、すでに海外では卵巣投与の効果が認められていることから、ＰＲＰの卵巣投与を治療プログラムに取り入れようと考えました。

ＰＲＰ治療は、どこの医療機関でもできるわけではなく、再生医療等の安全性の確保等に関する法律に基づき、再生医療等提供計画の届出をし、厚生労働大臣に受理される必要があります。

私たちのクリニックでは、２０２０年４月に子宮内投与が受理され、２０２１年６月には卵巣投与が受理されて、ＰＲＰ治療を行っています。卵巣投与については、国内初の医療機関となります。

卵巣機能の改善のために

卵巣機能の低下は、ＡＭＨ値が極めて低く、ＦＳＨ値が非常に高いなどから判断できます。いわゆる閉経になりつつある状態で、女性であれば年齢が高くなれば誰しもに訪れます。また、年齢が高い人だけでなく、若くても卵巣機能低下が起こる人もいます。

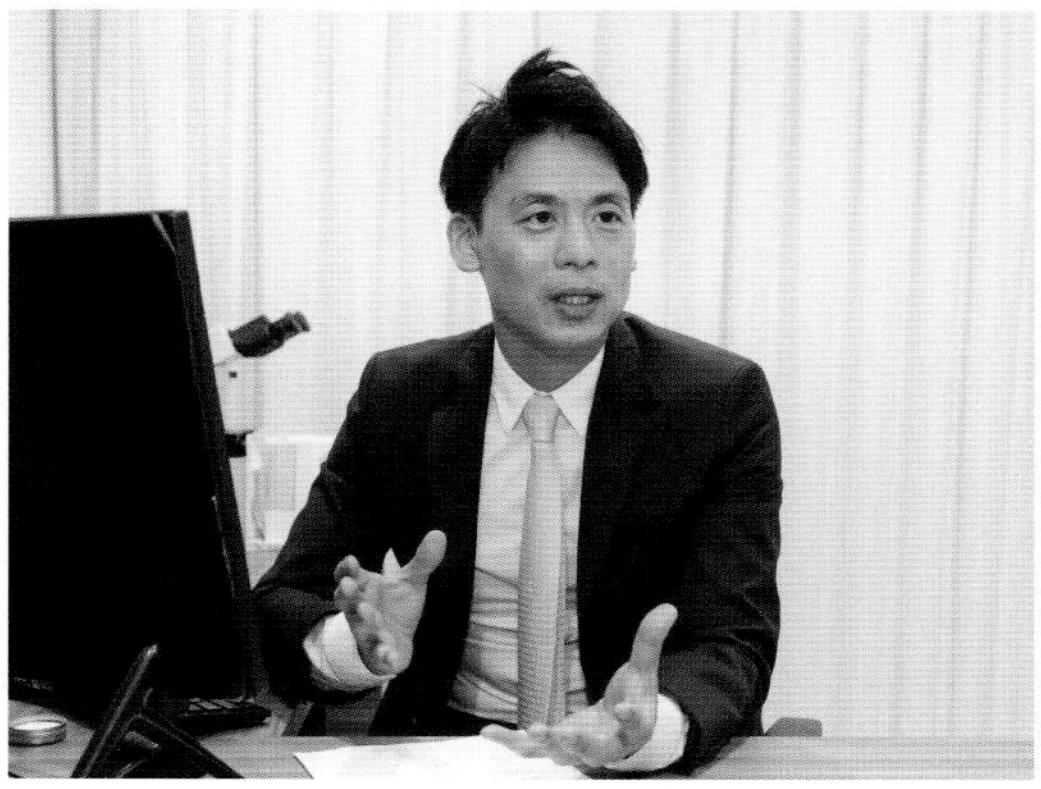

しかし、赤ちゃんを授かりたいと願うカップルにとって卵巣機能低下は、非常に深刻な問題です。特に体外受精では、卵子が獲得できなければ治療が進められず、妊娠が望めません。そして、採卵できる卵子の個数が妊娠率に大きく影響しますので、なるべく多くの卵子を確保したいのですが、卵巣機能低下の人は1個の卵子を獲得することすら非常に難しいのです。

そのような場合であっても、目の前にいるカップルに「諦めてください」とは言えません。赤ちゃんを授かりたいと願うのであれば、何かできることはないかと懸命になります。またその治療方法は、赤ちゃんを授かる方法として医学的な根拠のもと、効果が期待できることが重要です。

ＰＲＰには、卵胞を良好に育てるための成長因子とサイトカインが多く含まれています。サイトカインは、細胞から分泌される低分子のタンパク質で、細胞にシグナルを送り、細胞の増殖、分化、機能発現など多様な細胞応答を引き起こすことで知られています。これを卵巣に直接注入することで、機能の低下した卵巣の改善が期待できます。

卵巣へのＰＲＰ投与を受ける患者さまたちは？

実際に、卵巣のＰＲＰ治療を行っている患者さまの年齢層は40代が多く、高年齢の傾向にありますが、年齢が若く早発卵巣不全（早発閉経：ＰＯＩ：Premature Ovarian insufficiency）で治療を受ける人もいます。血液検査では、ＡＭＨ値が極めて低く、ＦＳＨ値が非常に高いのですが、エコー検査をすると卵巣が萎縮していて、初見では、どこに卵巣があるのかわからない人もいます。

通常の卵巣は、親指の第一関節ほどの大きさですが、閉経が間近になると、卵巣はだんだん小さくなって、いわゆる硬くなっていってしまうため、エコー検査の際はよく観察して、卵巣を見極める必要があります。一見ではわからないこともあり、エコー検査を行うたび、きちんと卵巣の確認をしていきます。

このような卵巣にＰＲＰを注入していくため、熟練した高い技術を要します。

ＰＲＰの卵巣への投与量は？

ＰＲＰは、自分の血液から抽出し、採血した日に卵巣へ投与します。自分の血液から抽出した成分ですから、アレルギー反応もなく安心して受けていただくことができます。

また、ＰＲＰは採血量20㏄の血液からわずか1㏄しかとれませんが、投与量は個々の患者さまによって違います。

ＡＭＨ値やＦＳＨ値を参考にしながら、その人の卵巣の大きさ、硬さ、また卵巣機能が低下してからの期間などから総合的に判断をします。ＰＲＰをたくさん注入すればいいわけではなく、その人に合った量を判断することが大切です。

ＰＲＰ治療の効果を最大限、活用する

ＰＲＰの卵巣投与を開始してから、約2カ月半になり、これまで約45症例に行ってきました。

ＰＲＰの投与後、すぐに劇的な変化が現れるわけではなく、だんだん良くなっていくという感じです。

そして、ＰＲＰの効果を最大限に引き出すために「卵巣に集中する」ことが大切だと考えています。

通常の体外受精のように、排卵誘発をする、採卵する、胚培養する、移植するという治療周期では、ＰＲＰの効果は1周期しか望めません。排卵誘発の方法によっては、卵巣を休ませる必要があり、次に採卵をする周期までＰＲＰの効果が持続しているかといったら、それもわかりません。ＰＲＰ治療を必要とする人は、卵巣機能が低下していて、閉経するかもしれないという状況ですから、時間的な余裕がない、とても厳しい状況です。ですから、1回の排卵誘発-採卵ではなく、複数回行って、1つでも多くの卵子を獲得することが重要です。

そこでＰＲＰの卵巣投与後は、多くのケースで3カ月間、ランダム法という排卵誘発方法で、排卵誘発-採卵をだいたい10～15回繰り返し行い、卵子を確保する

ことに専念しています。

3カ月の間に月経が来ることもありますが、採卵したら、また排卵誘発を行い、卵胞を育てて採卵するを繰り返します。なかには毎週、採卵という人もいます。

その3カ月間に、だんだんと卵胞の成長の具合や、発育する卵胞数などに変化が起こります。これまで1個しか採卵できなかった人でも、3個、4個と採卵できる周期もあり、PRPの卵巣投与については、効果があるといえるでしょう。

しかし、卵巣が機能低下をし始めてからの期間が長いとPRPを卵巣に投与しても、難しいケースもあります。

3カ月間、排卵誘発と採卵を繰り返しても大丈夫？

「そんなに長い間、排卵誘発と採卵を繰り返しても大丈夫ですか？」というご質問をよく受けます。

大丈夫ですか？には、大きく2つの意味があって、1つは卵巣が疲れてしまったりしないのか？ということと、もう1つは、ちゃんと卵胞が育って採卵できるのか？という心配を抱かれるようです。

ランダム法は、卵胞の発育のためには薬を使わなくてはなりませんが、一人ひとりに合わせて、薬や量、使い方を調整しています。たとえば、卵胞期の誘発方法と、黄体期の誘発方法では薬の量などに違いがあり、黄体期のほうが、若干、薬の量が多くなります。

強い刺激をかけて、非常にたくさんの卵胞を育てようとしているわけではありません。卵巣機能が低下しているという、もともとの状態を鑑みながら、薬の種類や量を決め、より多くの卵子を獲得できるようにしています。

ただ、なかには好調な周期には、複数の卵子が獲得できるのに、低調な周期では1個だけという状態になる人もいます。そうした時には、1週間から10日間、排卵誘発を休むこともありますが、休んだから、次の周期は卵胞が育つのかといえば、それはわかりません。もともと卵巣機能が低下している人なので、そのまま閉経してしまう可能性もないとは言い切れないのです。

なので、好調な周期、低調な周期と波があっても、できれば排卵誘発-採卵を繰り返して行うことをおススメしています。

PRP治療で、卵子の質は良くなる？

卵子の質については、評価が難しいところです。

1つ指標になるのが胚盤胞到達率です。PRPの卵巣投与後に、3カ月間の排卵誘発-採卵を行っている人のなかには、すでに10～15個の胚盤胞を凍結できている人もいます。

卵巣へのPRP治療から排卵誘発へ

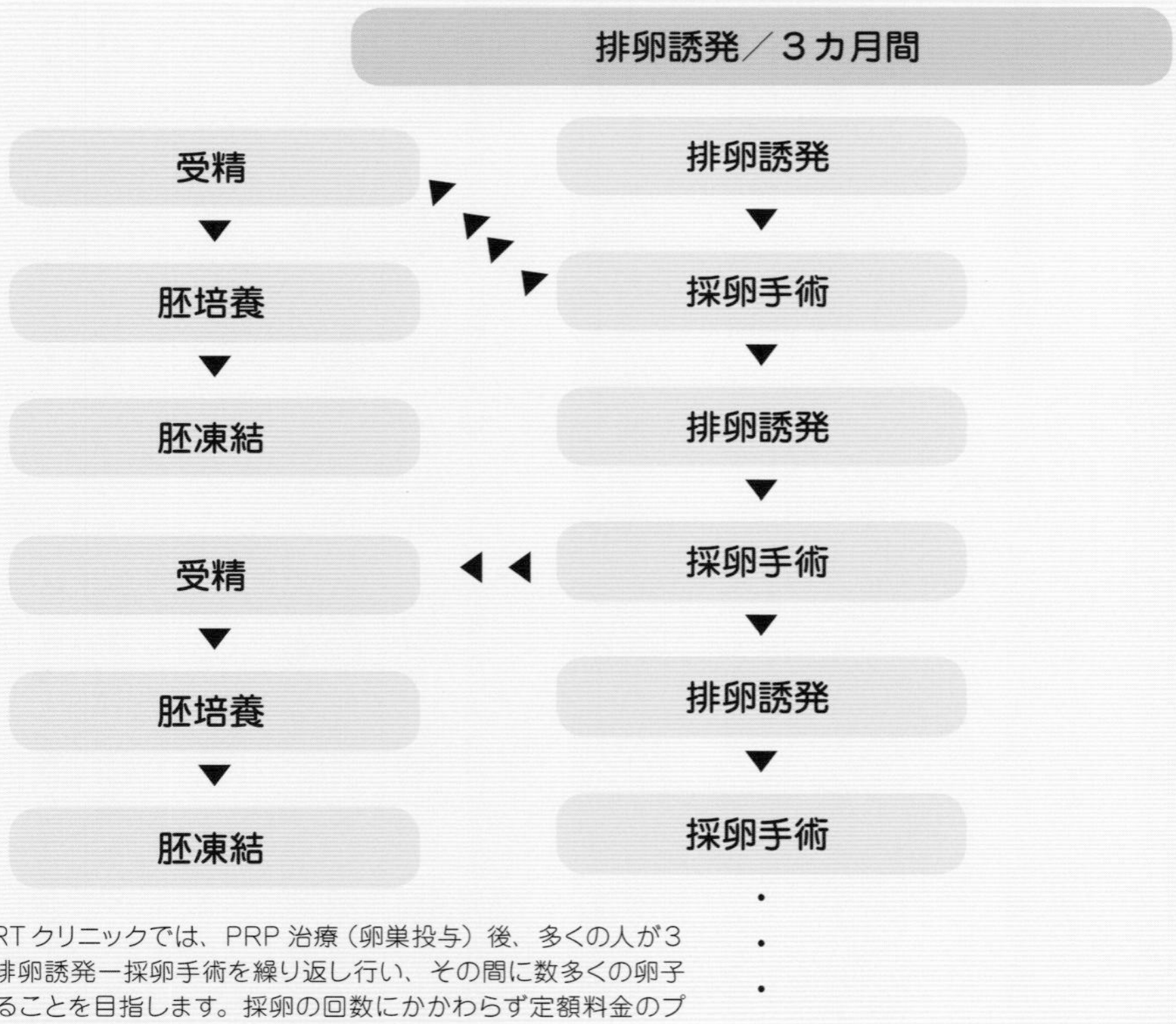

PRP治療

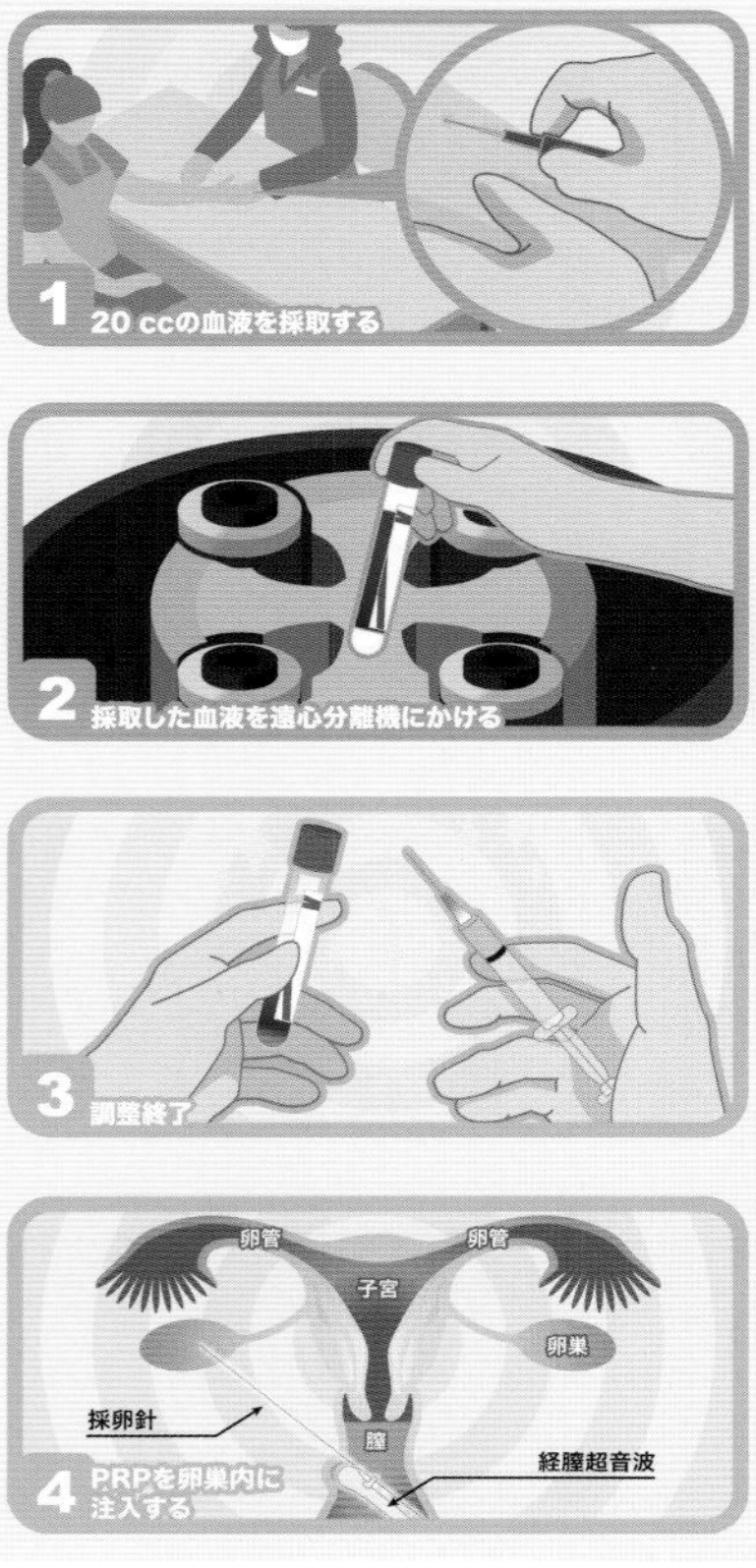

まるたARTクリニックでは、PRP治療（卵巣投与）後、多くの人が3カ月間、排卵誘発ー採卵手術を繰り返し行い、その間に数多くの卵子を獲得することを目指します。採卵の回数にかかわらず定額料金のプランで、排卵誘発方法は患者さんに合わせて選択されます。

胚の質については、その胚が赤ちゃんになったときに、結果としていい胚だったと最終的に言えるのでしょうが、胚盤胞に到達している個数が増えていることを考えれば、ＰＲＰの卵巣投与と、その後の繰り返し排卵誘発-採卵を行うことは効果があると考えていいと思います。

よくランダム法で、卵胞期と黄体期では卵子の質に違いがあるのではないかと心配される人もいますが、多くの論文で卵子の質には差がなく、むしろ黄体期に採卵した卵子の方が質がいい傾向にあるという報告もあります。

ですから、心配せずに治療を受けていただければと思います。

胚移植を後回しに!? 不安に思う患者さまはいませんか？

これまで他院で体外受精をしてきた人は「採卵ばっかりして胚移植しないんですか？」と驚かれる人もいます。

これは極端な話ですが、胚移植は閉経してからでもできます。しかし、卵子は閉経してしまっては望めません。

胚移植については、時間的余裕はまだあるけれど、卵子を得ることに時間的な余裕はないのです。

どちらが、今大切か？　といえば、それは排卵誘発-採卵をして卵子を獲得すること、それもなるべく多くの卵子を獲得して、移植できる胚を増やすことです。

ですから、ＰＲＰの卵巣投与から、３カ月間の排卵誘発-採卵を行った後は、治療をある程度お休みしていただいても構いません。

また、胚が着床するためには、子宮がいい環境であることが大切です。卵子を獲得するには、卵巣が適切に働いてくれることが大切です。

それぞれアプローチが違い、着床に関しては行う検査や治療が必要なケースもあるので、胚移植の際には胚移植に集中して計画を立てて治療することが大切です。たとえば、採卵をして胚移植をした場合、それで妊娠できればいいのですが、万が一、生化学妊娠や流産が起こってしまうと、医学的にも治療を休まなければなりませんし、気持ちがついて行かずに精神的にも治療を休む期間が必要になります。

そのうえ「また採卵から？」となれば、相当な気持ちの切り替えが必要になる人も少なくないですし、第一、卵子が得られる可能性が低くなってしまいます。

体外受精のコストと効果と効率

初診のときに、患者さまに「お子さんは、何人欲しいですか？」と尋ねると、「２人」「３人」と答える人もいれば、「とにかく１人」と答える人もいます。

そうした家族設計からも、体外受精にかかる医療費と結果が見合うようにと、効果的で効率的な治療プログラムを計画します。ただ、計画した治療プログラムには高額な医療費が必要になるケースもあります。しかし、結果的にお子さんを授かる道のりを考えた時、治療にかかる期間、コストは、治療方法が見合わず、遠回りをすればするほど長期化し、高額になる傾向にあります。

子どもが授かってからも、子育てにはいろいろとお金もかかりますし、体力も必要です。１歳でも若いうちに、おふたりにお子さんが授かるようにと考え、説明し、計画しています。

最近、キッズルームがリニューアルして、２人目、３人目のお子さんを望むカップルにも安心して通院、診察を受けていただけるようになりました。

卵巣機能が低下していても、PRP治療によって、多くの卵子から胚盤胞が得られれば、２人目、３人目のお子さんを授かる可能性もあります。

ただ、少しでも若いうちに妊娠にチャレンジした方が子どもは授かりやすいです。月経についても、「最近、前より月経周期が短くなってきたみたい」と感じている人は、卵巣機能低下が心配です。なるべく早く専門医に相談をしましょう。

私も、その可能性を引き出し、ひと組でも多くのカップルにお子さんが授かるために、日々、努めてまいります。

丸田 英 医師
久留米大学医学部卒業
日本産科婦人科学会専門医
新生児蘇生法「専門（A）」コース終了
まるた ART クリニック 院長

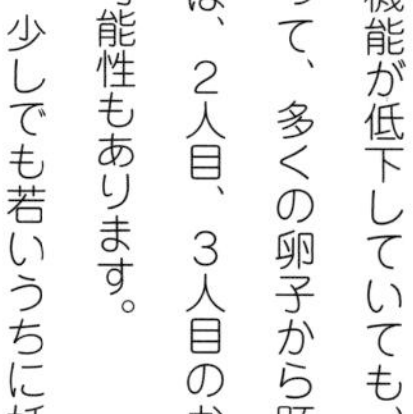
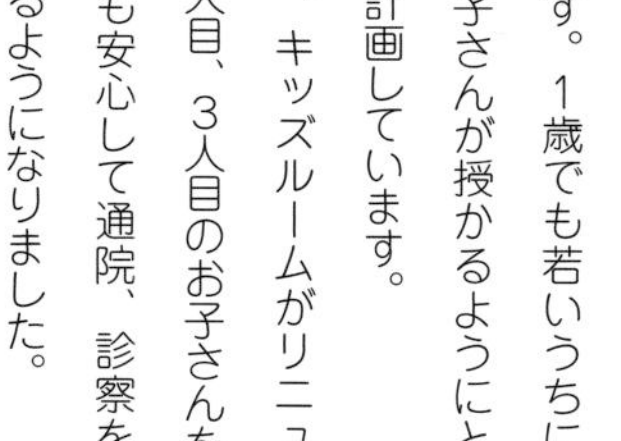
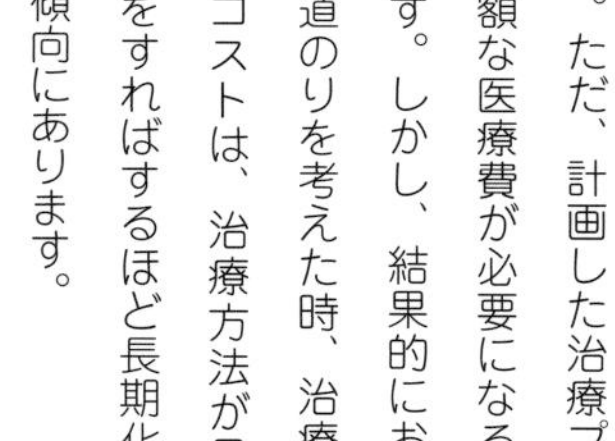
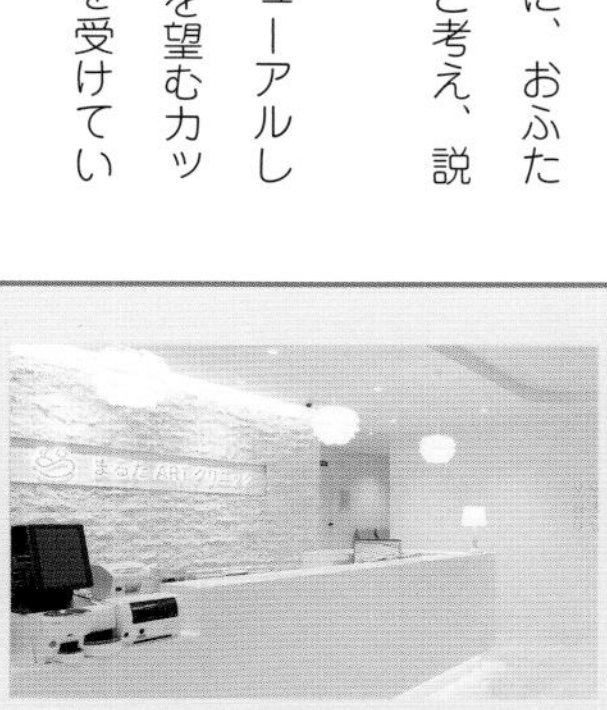
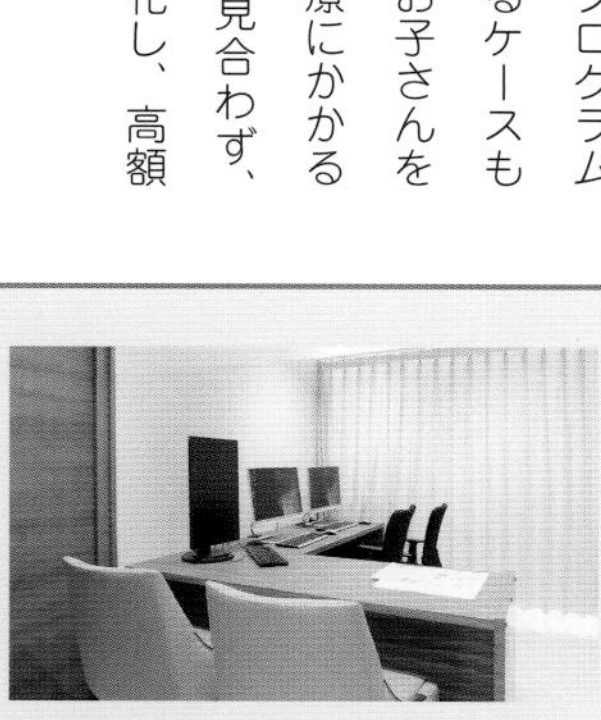

まるた ART クリニック
「どんなときも患者さま第一、患者さまご自身の一瞬一瞬を大切に」をキャッチフレーズとする愛知県のクリニック（2020 年開院）
名古屋市千種区覚王山通 8-70-1　池下 ES ビル 3F
052-764-0010
https://maruta-art.com/

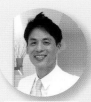

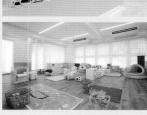

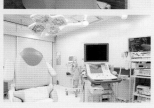

Instagram・Twitter・LINE
公式アカウント

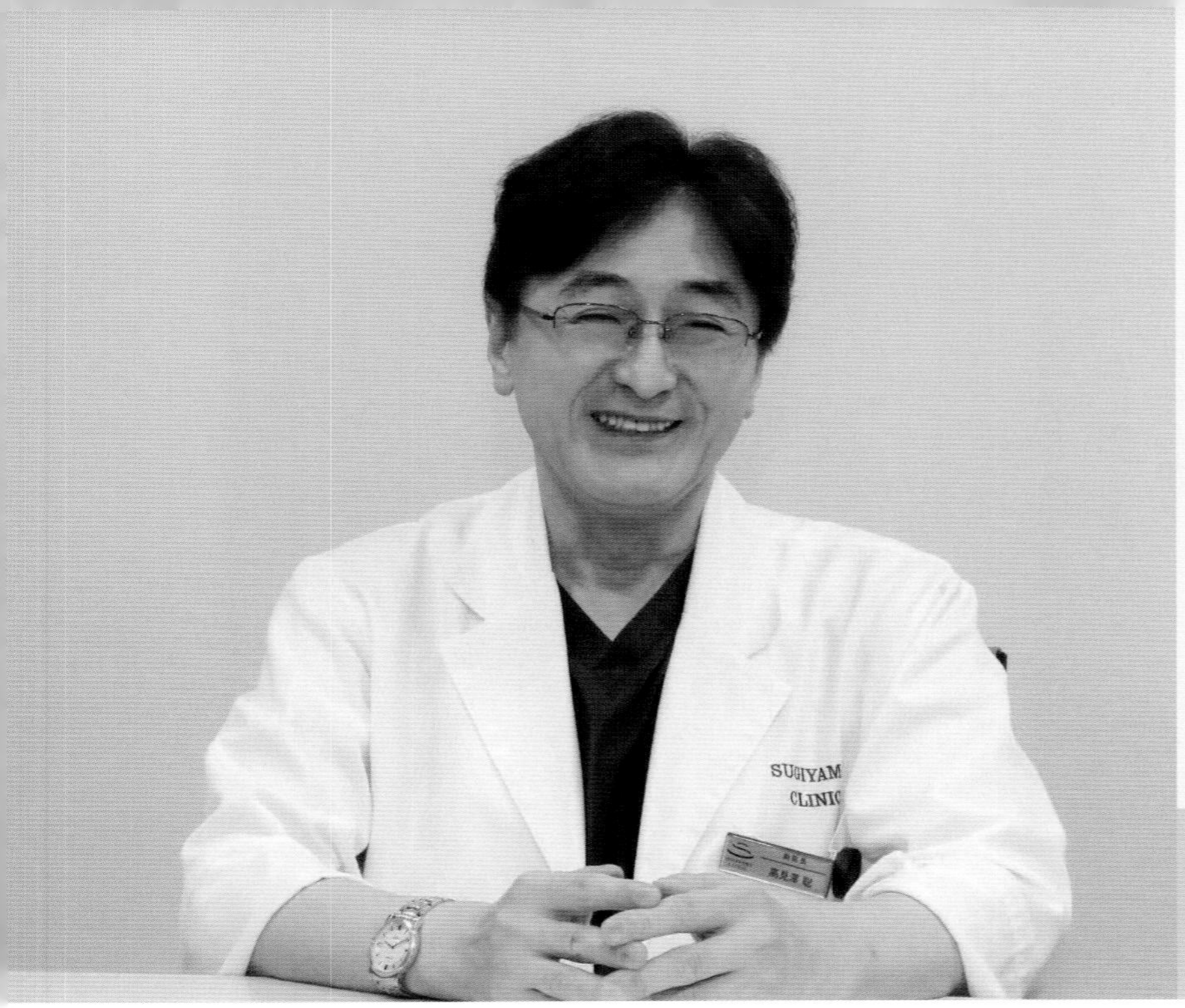

再生医療を不妊治療に

胚移植をする場合、子宮内膜の厚さは7㎜以上が良いといわれています。

しかし、子宮内膜が厚くならない人への治療は難しく、さまざまな方法で治療を行ってもなかなか厚くならない人もいます。そうしたとき、胚の着床環境としては適さないということから、移植がキャンセルになったり、子宮内膜は薄いけれど可能性はあるからと移植に踏み切ったりしてきたのではないでしょうか。

今回、再生医療であるＰＲＰ治療を取り入れている杉山産婦人科新宿の髙見澤聡医師を訪ね、お話を伺ってきました。

杉山産婦人科 新宿　**髙見澤 聡** 医師

取材協力：株式会社エイオンインターナショナル

すべてのカップルに必要ではありませんが、
何度、胚移植しても妊娠しない人、子宮内膜が厚くならない人は、PRP治療により妊娠の可能性が高まると考えています。

ＰＲＰ治療で、妊娠率は上がりますか？

ＰＲＰ（多血小板血漿）治療については、2回以上良好胚移植をしても妊娠が成立しない人、子宮内膜が厚くならない人を対象に行っています。

ただし、着床の窓、子宮内フローラ、慢性子宮内膜炎、難治性着床障害などの検査や、ＰＧＴ-Ａ（着床前胚染色体異数性検査）などを終えて、それらに問題がなかったことも考慮する必要があると考えています。ですから、すべてのカップルに最初から必要な治療ではありません。そのため実際に治療を受ける人は、それほど多くはありません。

私たち杉山産婦人科では、２０１９年7月に厚生労働省「再生医療等委員会」より認定され、ＰＲＰ治療を開始していますが、これまで通院外の人も含めて43人が治療を受けています。このうち治療後の妊娠経過が判っている37人については10人が臨床的妊娠（胎嚢確認）に至っています。割合でいえば、４人に１人以上（27%）がＰＲＰ治療の胚移植で妊娠が成立しているわけです。生化学妊娠（妊娠反応陽性）を含めると３人に１人以上（38%）になります。

１００%妊娠できるということではありませんが、これまで良好胚胚移植をしても妊娠しなかった人たちや内膜が薄くて移植出来なかった人たちが、ＰＲＰ治療後の胚移植で妊娠しているわけですから、可能性も期待も高まると考えていいでしょう。

ＰＲＰで、子宮内膜は厚くなりますか？

ＰＲＰ治療は、整形外科や歯科などで多く行われています。自分の血液から抽出したＰＲＰを患部へ注射することで、自己治癒力が高まることから整形外科では関節症、歯科では歯槽骨の再生などに用いられています。

生殖医療では、子宮内膜が厚くならない人の治療として有効だということから導入されはじめています。ただ、どこでも受けられる治療ではなく、厚生労働省から認定を受けた施設しか実施できません。そのため、通院される以外の人がＰ

PRP 治療後の胚移植での妊娠割合

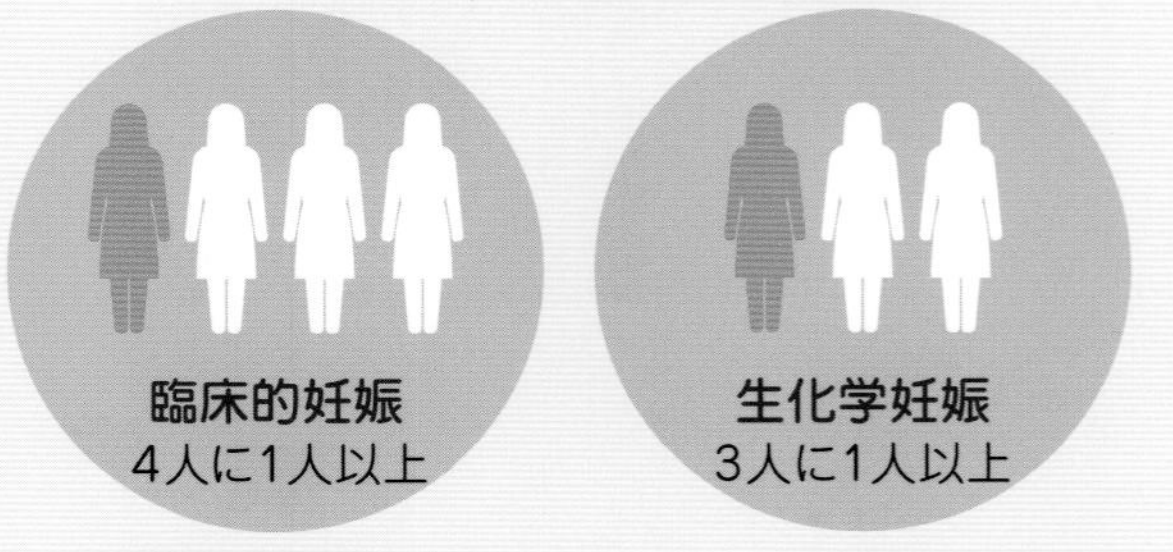

PRP 治療後の妊娠の割合は、臨床的妊娠で4人に1人以上。これまで何度も胚移植をしてきた人、さまざまな検査や治療をしても妊娠しなかった人、内膜が薄くて移植出来なかった人たちの4人に1人以上臨床的妊娠をしている。

ＲＰ治療だけを受けにくるというケースもあります。

実際に治療を行ってみると、子宮内膜が厚くなる人もいれば、ならない人もいます。一般的には、子宮内膜が7㎜以上あったほうがいいといわれています。これまで6～7㎜に達することなく薄い内膜だった人がＰＲＰ治療後には厚くなり、平均では7.2㎜でした。

子宮内膜が厚くならなかった人は、妊娠しなかったのですか？

子宮内膜が厚くならなかった人が妊娠していないかというと、そうではなく妊娠例があります。実際、妊娠した10人中5人の移植時の内膜は7㎜未満で、5㎜台の人も2名いました。そのため、子宮内膜の厚さだけではなく、なにか他の作用から子宮環境が良くなり、着床し妊娠しているのではないかと思います。

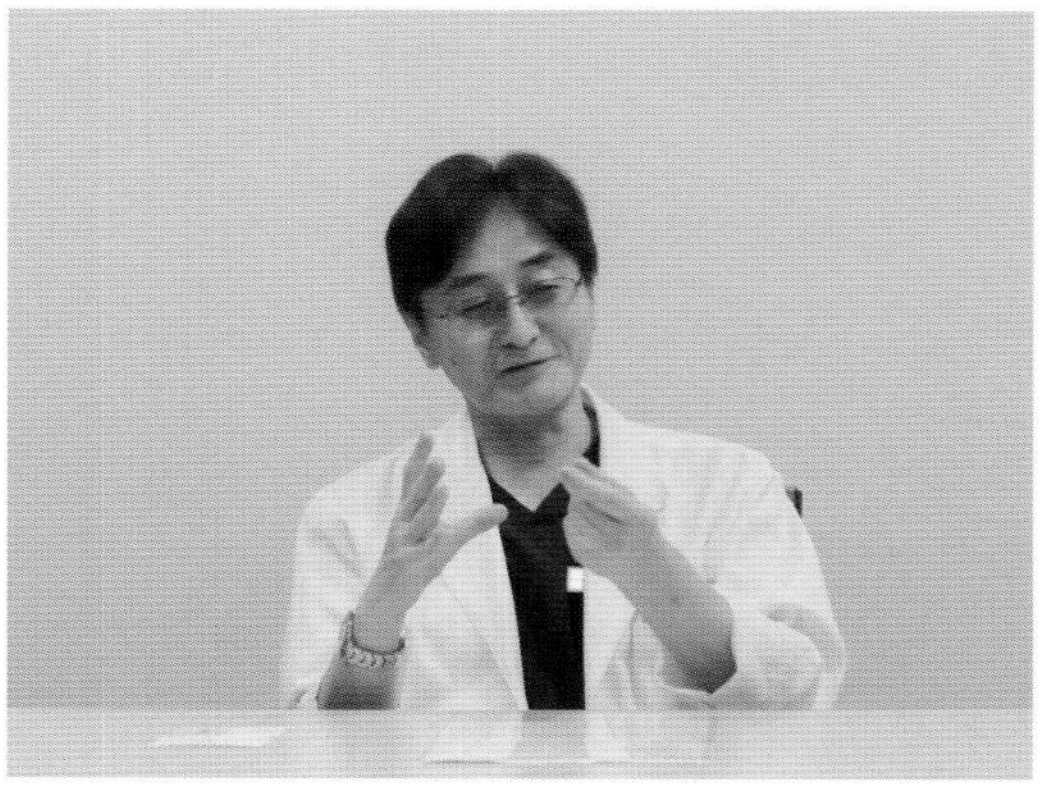

ＰＲＰは血小板を濃縮したもので、血小板から放出される成長因子等が豊富に含まれていますが、それが子宮内膜に対して、どのように作用しているのか、またどのように着床環境を良くしているのかはわかっていません。

わかっていないのですが、これまでの治療実績からは、いわゆる「難治性」とされる人の妊娠例があります。

治療を受けるカップルの不安や期待はいかがですか？

妊娠のメカニズムは、とても複雑で、まだわからないことも多くあります。

特に着床に関することは、最近、着床の窓や子宮内フローラ、慢性子宮内膜炎と着床環境に関する検査、そして移植胚の染色体の数を調べるＰＧＴ-Ａ検査が登場し、以前よりもできる検査、わかることが増えてきました。それでも、まだわからないこともあります。

子宮内膜の厚さについては、さまざまな治療を行っても厚くならない人も中にはいて、それが妊娠を難しくしていると考えられています。しかし、内膜が薄くても妊娠する人もいますし、内膜のない卵管へ胚が着床してしまうこともあります。私たち医師にも、わからないことはあり、それを正直にお話しながら、治療実績として妊娠例があるということをお伝えし治療を進めています。

患者さんたちは、ＰＲＰ治療を不安に思うというよりは、これまでいろいろな検査や治療をしてきても妊娠しないことのほうが不安で心配なご様子です。

できることがあり、この治療に実績があるなら、「やってみたい」という思いのほうが強いようです。また、自分の血液からＰＲＰを抽出するわけですから、その面では安心ですね。

治療は、どのような方法になりますか？

ＰＲＰ治療は、胚移植周期に行います。採血をして、その血液からＰＲＰを抽出します。必要な成分だけを濃縮するので、20㏄の血液からわずか1㏄しかとれません。これを採血した日と同日、抽出後すぐに子宮内腔へ移植用カテーテルを使って注入します。特に痛みなどを訴える人もいません。基本的には、移植前に2回行います。その後、ホルモン環境や子宮内膜の厚さなどを確認して移植日を決定し、凍結胚を融解して胚移植をします。移植周期は、原則ホルモン補充周期で行います。

ＰＲＰ治療後も個人差はありますが、2周期くらいは効果があるようです。

保険が適用されないので、医療費は高額になりますが、何もしないまま良好胚を移植し続けるよりは治療法の1つとして検討してみてはいかがでしょう。

すべてのカップルに必要な治療ではなく、2回以上胚移植をしても妊娠が成立しないカップルにおススメするものです。

しかし、もともと子宮内膜が厚くなりにくい人は、早めに検討されてもいいかと思いますし、もちろんご希望があれば、早めの施行も選択肢に入れていいかと思います。

ＰＲＰ治療を受けたカップルについては、特に高年齢の人が多いということもありません。さまざまな検査や治療を行った上で、それでも妊娠しないという人、子宮内膜が厚くならない人は、ＰＲＰ治療という方法があることを知っていて欲しいと思います。

生殖医療分野でのＰＲＰ治療はまだ新しいものですが、この治療で妊娠し、無事に出産されたとの報告もすでにいただいています。

髙見澤 聡 医師
杉山産婦人科 新宿　副院長

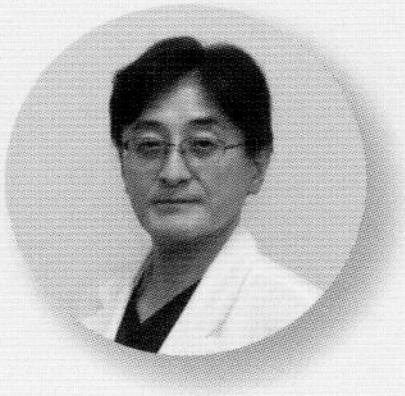

自治医科大学卒
医学博士
日本産科婦人科学会専門医
日本生殖医学会生殖医療専門医

杉山産婦人科 新宿
東京都新宿区西新宿 1-19-6 山手新宿ビル
03-5381-3000
https://www.sugiyama.or.jp/

自分たちに合った不妊治療を見つけよう!

治療のスタートから最新治療まで

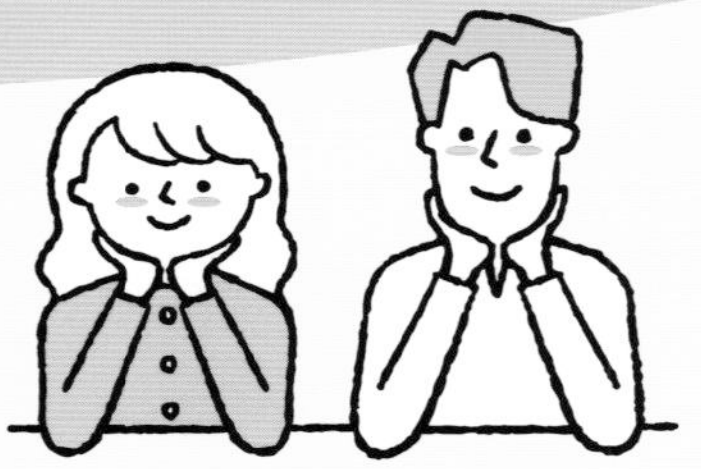

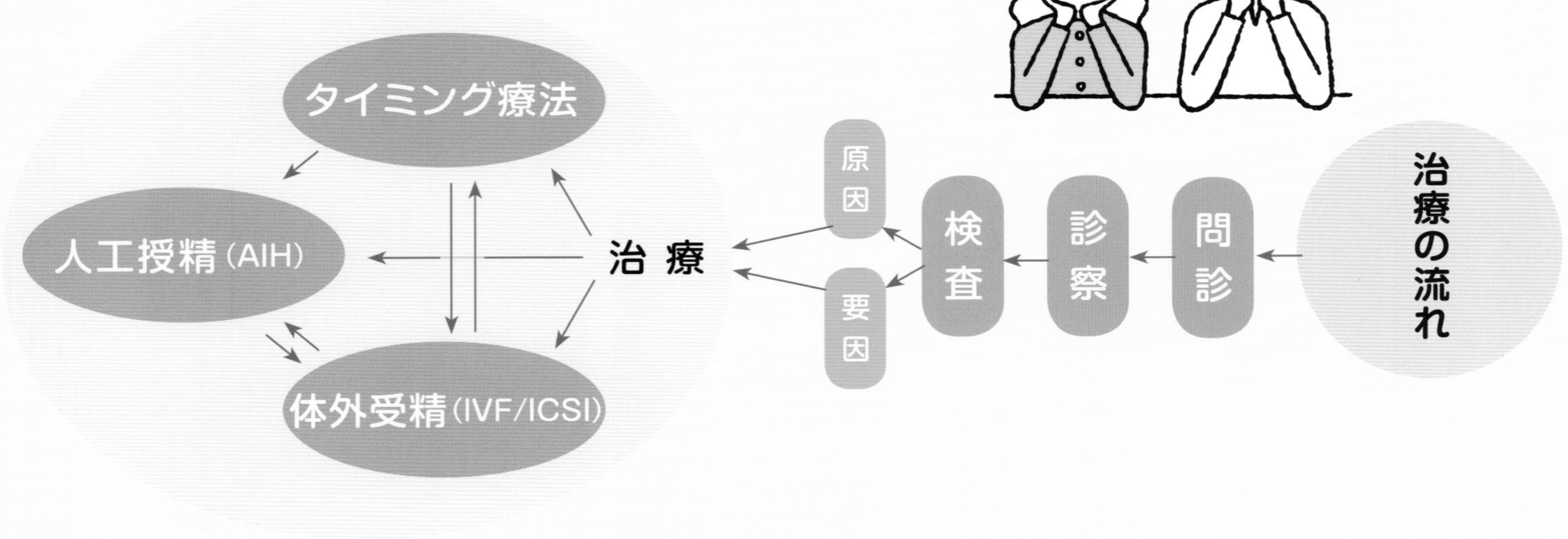

治療は問診から

不妊治療は、問診からスタートします。

問診の際に、問診票に必要事項を記入するのですが、記入は、診察日当日に治療施設で書くところもあれば、最近では、治療施設のオフィシャルサイトからあらかじめ問診票をダウンロードして、記入を済ませて受診するように勧めているところも多くなっています。

また、問診は女性だけでなく、男性の問診票がある治療施設も増えてきました。

女性の問診票は、「最終月経はいつですか?」「初経は何歳でしたか?」「避妊しない性生活の期間はどのくらいですか?」など「いつ」「何歳」「期間」を記入する項目も多いため、前もって、焦らず正確に書くことをおススメします。

医師は、その問診票とその後に行う診療から、「なにが妊娠を難しくさせているのか」目星をつけ、検査をする時にはそれらを踏まえて、入念にチェックをして確認していきます。

ですから、問診票は正直に書きましょう。診察に同席したパートナーに知られたくないことについては、あとで医師にきちんと伝えましょう。

検査は原因を調べ妊娠する方法を見つけるため

自分たちに合った不妊治療の方法を見つけるためには、検査が必要です。

妊娠は、射精、排卵、受精、着床がクリアされて成立します。このどこかに問題があると、妊娠が難しくなります。

検査は、どこに妊娠を難しくさせている原因や要因があるか、どこに障害があって妊娠を妨げているのかを見つけるために行います。それと同時に「どうしたら妊娠することができるか」を見つけるための検査でもあります。

検査は男女それぞれに必要で、不妊原因の男女比も半々です。カップルで治療に臨むわけですから、検査もふたりで受けましょう。そして、どちらに不妊原因や要因が見つかっても、ふたりの問題として捉えましょう。

女性は月経周期に合わせて検査

女性の検査は、月経周期に合わせて行います。これは月経周期中に変化するホルモンが適切に分泌されているか、またそのホルモンに卵胞や子宮内膜が正常に反応しているかなどを捉えるためです。

それぞれのホルモンには、卵胞期、排卵期、黄体期の基準値があります。この基準値と照らし合わせて、適切に分泌しているか、またほかのホルモンとの関係はどうかなどを検査し、これに合わせてエコーで卵胞の大きさや子宮内膜の厚さを測り、ホルモン値と照らし合わせて診ます。また、月経血が治まったくらいに卵管の通過性の検査を行い、その他に、月経周期に関係なく行う検査もあります。

検査には、卵管通過検査のように初診時に一度行う検査もありますが、ホルモン検査やエコー検査のように、治療周期ごとに行う検査もあります。

女性の検査

卵胞期の初期／月経期に行う検査

- FSH（卵胞ホルモン）検査
  卵胞を成長させるためのホルモン
- LH（黄体化ホルモン）検査
  卵胞を成熟させ、排卵の引き金をひくホルモン

卵胞期で出血が治まったら行う検査

- 子宮卵管造影検査／卵管検査
- 超音波（エコー）検査
  発育する卵胞の数や大きさ、子宮の状態や卵巣の状態を確認します。

排卵期に行う検査

- E2：エストロゲン（卵胞ホルモン）検査
  子宮内膜を厚くし、子宮頚管粘液を増やすホルモン
- 子宮頚管粘液検査
- ヒューナーテスト
- 超音波検査
- LH（黄体化ホルモン）検査

黄体期に行う検査

- P4：プロゲステロン（黄体ホルモン）
  子宮内膜を着床しやすい環境に整えて、妊娠を維持するホルモン
- E2：エストロゲン（卵胞ホルモン）検査

月経周期のいつ行ってもいい検査

- AMH（アンチミュラー管ホルモン）検査
  卵巣に残された卵胞数の指標となるホルモン
- 甲状腺機能検査
- PRL（プロラクチン）検査
- テストステロン検査
- 感染症検査
  B 型肝炎・C 型肝炎・梅毒・HIV・クラミジア など
- CA125（がんマーカー）
  卵巣のう腫・子宮内膜症・卵巣がんなど
- 子宮頸がん検査（月経期以外）
- 風疹抗体検査

ホルモン検査基礎値

▼FSH（卵胞刺激ホルモン）mIU/mL

卵胞期	3.0 ～ 14.7
排卵期	3.2 ～ 16.7
黄体期	1.5 ～ 8.5
閉経後	157.8 以下

▼LH（黄体化ホルモン）mIU/mL

卵胞期	1.8 ～ 10.2
排卵期	2.2 ～ 88.3
黄体期	1.1 ～ 14.2
閉経後	5.7 ～ 64.3

▼E2（エストロゲン）pg/mL

卵胞期前期	25 ～ 85
卵胞期後期	25 ～ 350
排卵期	50 ～ 550
黄体期	45 ～ 300
閉経後	21 以下

▼P4（プロゲステロン）ng/mL

卵胞期	0.92 以下
排卵期	2.36 以下
黄体期	1.28 ～ 29.6
閉経後	0.44 以下

▼プロラクチン ng/mL
1.4 ～ 14.6

▼甲状腺（TSH）μ IU/mL
0.45 ～ 4.50

▼テストステロン ng/dL
6 ～ 82

▼CA 125U ／ mL
35 以下

男性は精液検査から

男性の検査は、精液検査からです。精液は精漿と精子の混合物で、精嚢と前立腺の分泌液である精漿が精液の98～99%を占め、1～2%が精子になります。この精液の全量と精子の数、運動精子の数などを調べるのが精液検査で、WHOが発表する精液所見下限基準値と照らし合わせて判断をします。また、治療施設によっては、独自の判断基準を持っているところもあります。

精液検査の結果から、不妊の原因が男性にあると診断ができるケースもあります。この場合、女性に何の問題がなくても不妊治療が必要になるため、なるべく早い段階で、もしくは女性よりも先に検査を受けるようにしましょう。

また精液検査の結果は、一度の検査で判断せず、複数回行った中央値や平均値から判断をします。一度の検査で結果が良くなかった場合は特に、複数回の検査をしましょう。

精液所見

精液量	1.5ml 以上
pH	7.2 以上
精子濃度	1ml 中に 1,500 万個以上
精子運動率	運動精子が 40% 以上
	前進運動精子が 32% 以上
正常形態精子	4% 以上
生存率	58%以上
白血球	1ml 中に 100 万個未満

精液所見（WHO の下限基準値、2010年）

タイミング療法の適応

排卵に問題がない
- 排卵誘発剤で排卵可能な場合も適応

卵管の通過性に問題がない
- 卵管の通過性に問題があって子宮卵管造影検査で開通した場合も適応
- 卵管鏡下卵管形成術、腹腔鏡手術などで開通できた場合も適応

精子の数、運動精子の数に問題がない
- 服薬などで改善が見込める場合も適応
- 精索静脈瘤があり手術によって精子が改善された場合も適応

不妊期間1年未満、夫婦ともに問題がみつからない
- 性生活で妊娠できなかった期間が1年未満で、夫婦ともに検査で問題が見つからない

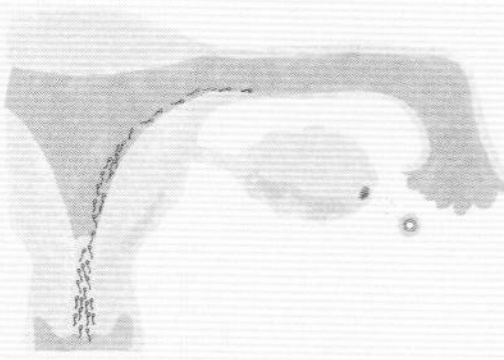

排卵日をできる限り正確に
予測して夫婦生活を持つ

人工授精の適応

排卵に問題がない
- 排卵誘発剤で排卵可能な場合も適応

卵管の通過性に問題がない
- 卵管の通過性に問題があって子宮卵管造影検査で開通した場合も適応
- 卵管鏡下卵管形成術、腹腔鏡手術などで開通できた場合も適応

精液調整後の精子にあまり問題がない

精子の数、運動精子の数に若干の問題はあるが、精液調整後の精子の数、運動精子の数にあまり問題がない
- 服薬などで改善が見込める場合も適応
- 精索静脈瘤があり手術によって精子が改善された場合も適応

軽度の抗精子抗体がある

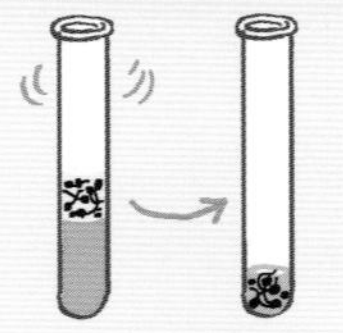

精子を調整する

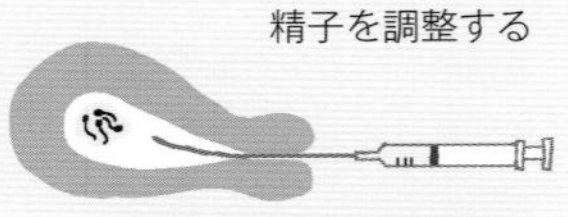

排卵に合わせ、運動精子
のみを子宮へ注入する

治療方法の選択

検査と、これまでの妊活歴、治療歴などが加味されて、治療方法が決められていきます。

妊活歴については、性生活の持ち方に関することです。一般的に、避妊をしない性生活を送ると、1年以内には約80％のカップルが妊娠するとされています。不妊症の定義も、避妊をしない性生活を1年以上送っても妊娠が成立しないことをいいますので、これが1つの目安になります。特に不妊治療経験のないカップルを対象に加味されます。

治療歴は、これまでの不妊治療経験のあるカップルが、どの方法をどのくらいの期間行って、どのような結果だったかが加味されます。

これらから、カップルごとに適した方法が医師より提案されます。カップルによっては、これまで治療の経験がなくても、最初から体外受精を勧められることもあります。

ステップアップ治療という言葉を耳にすることもあるかと思います。これは、タイミング療法などから段階的に人工授精、体外受精へと治療方法を上げていく方法のことをいいますが、そのカップルには適応しないのにタイミング療法から始めるということは基本的にはありません。

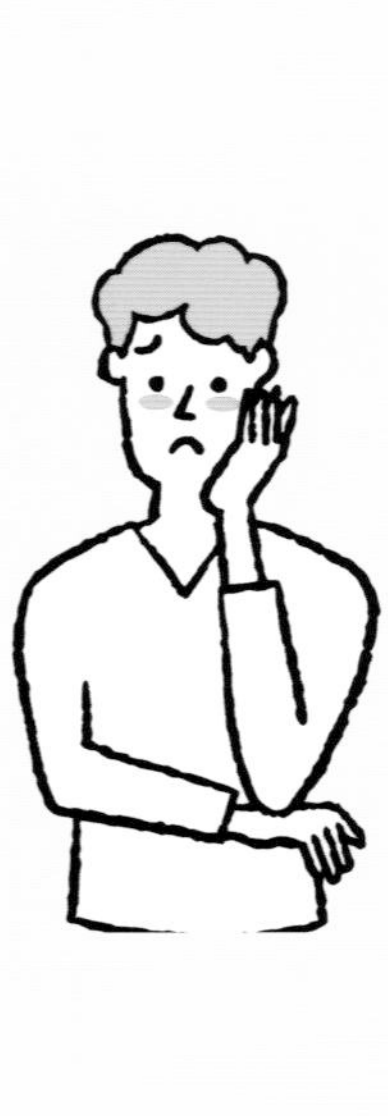

治療には、検査の役割も

治療をしても妊娠が成立しなかった場合、次の治療周期は、前治療周期を検証、検討して計画を立てます。

たとえば、体内での受精が可能だと考えて、タイミング療法や人工授精を3～6周期行っても妊娠しなかった場合には、体内では卵子と精子が出会っていないかもしれない、また出会っていても胚が順調に成長していないのかもしれません。

そのため、次の治療周期は体外受精へと治療方法を変更することを勧められる可能性があります。

体内で卵子と精子が出会っているか、受精したか、胚が成長しているかなどについては、これまで受けた検査では知ることができません。検査は妊娠できないでいる理由のすべてをみつけることができません。そのため、治療によって妊娠しなかったということが検査の役割をすることもあります。

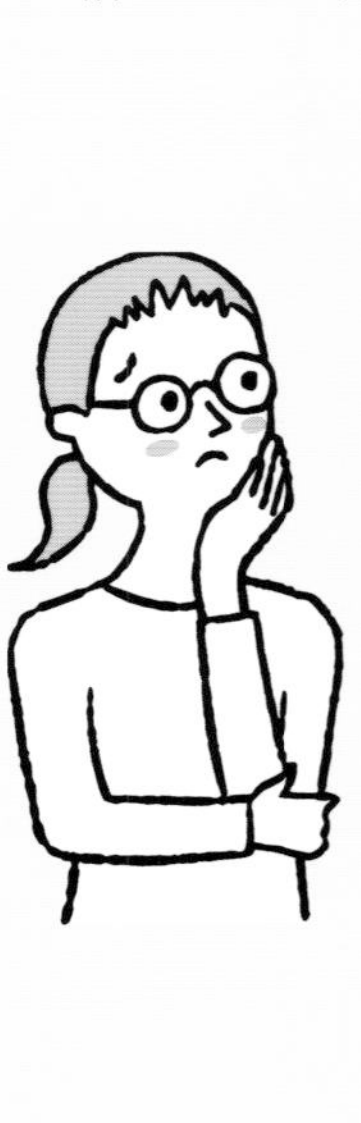

体外受精の適応

- 排卵に問題がある
- 卵管の通過性に問題がある
- 精液調整後の精子に大きな問題がない

精子の数、運動精子の数に問題はあるが、精液調整後の精子の数、運動精子の数に大きな問題がない

- 抗精子抗体がある
- 性生活での不妊期間1年以上で、夫婦ともに問題がみつからない
- 妻の年齢が 40 歳以上である

顕微授精（ICSI）の適応

- C-IVF（コンベンショナル IVF：通常媒精）では受精しなかった
- 重度の抗精子抗体がある
- 精子の数、運動精子の数が極端に少ない

無精子症の場合、精巣や精巣上体から精子が回収できた場合も適応

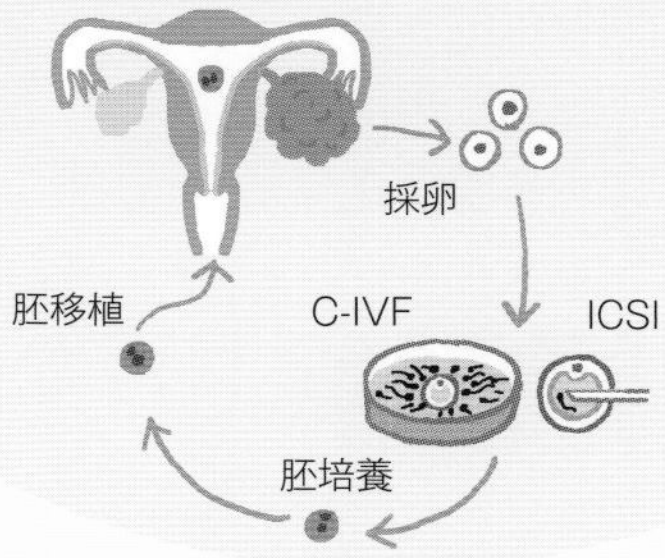

再生医療を体外受精へ

子宮環境を整える方法として、再生医療の1つ、ＰＲＰ治療が注目されています。ＰＲＰとは、胚移植周期に自分の血液から血小板が豊富に含まれた成分である多血小板血漿を抽出し、子宮へと注入し、子宮環境を改善することを目的としています。とくに、子宮内膜が厚くならないケースが、ＰＲＰ治療によって厚くなり、着床するとされていますが、作用機序はよくわかっていません。

また、ＰＲＰ治療によって子宮内膜が厚くならないケースでも妊娠例が出ているため、内膜の厚さだけではない、着床を助ける効果があるのではないかと考えられています。

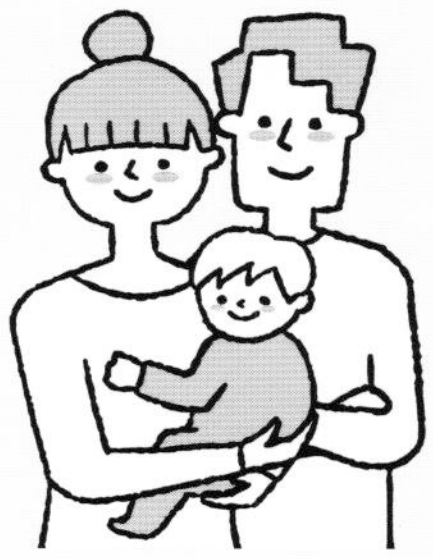

体外受精で妊娠しなかったら？

体外受精の治療周期は、排卵誘発、採卵手術、受精、胚培養、胚移植へと進められていきます。最近では、採卵した周期には胚移植せず、胚凍結して翌周期以降、ふたりの都合に合わせて凍結融解胚移植をすることが可能で、新鮮胚移植よりも妊娠率が高いことから、積極的に行う治療施設も多くあります。

凍結融解胚移植は、子宮内膜を調整し、着床の窓と胚移植のタイミングを合わせることで妊娠率を上げています。

ただし、それでも妊娠が成立しないケースもあります。そうした場合、子宮環境に問題があって妊娠しない、また胚の染色体の数に問題があることで妊娠しないなどが考えられます。

子宮環境については、着床の窓の検査、子宮内フローラの検査、慢性子宮内膜炎の検査などを行うことで、着床が難しくなっている要因を探ることができます。この検査によって、着床の窓にズレがあれば、個々の着床の窓に合わせて胚移植を行うことで、また子宮内フローラが少ない、慢性子宮内膜炎がある場合には必要な治療を行った上で胚移植を行うことで妊娠が叶うケースも増えています。

胚の染色体数の問題については、胚の染色体数を調べるＰＧＴ−Ａ（着床前胚染色体異数性検査）を行い、染色体数が正常な胚を移植し、妊娠を目指します。

対象となるのは、2回以上胚移植をしても、臨床的妊娠（胎嚢確認）しないケースです。２０２１年12月末日までは臨床研究として実施されています。

何でもアリではない

不妊治療のなかでも、体外受精は 40 年以上の実績があり、着実に発展を遂げています。これまで諦めざるを得なかったケースでも、医療技術の進歩により赤ちゃんが授かるようになってきました。

たとえば、無精子症であっても精巣から精子が回収できれば、顕微授精により妊娠が可能になってきました。

何度、良好胚を移植しても着床しなかったケースが、着床の窓や子宮内フローラ、慢性子宮内膜炎の検査と治療によって妊娠するケースが増えています。

また、年齢が高く胚の染色体数に過不足があることから妊娠に至らなかったケースもＰＧＴ－Ａによって妊娠が目指せます。そして、ＰＲＰ治療もあります。

では、このような検査や治療を、初めての体外受精からオプションとして行ったらいいという意見もありますが、検査も治療も高額です。また、体外受精を行っているカップルでも、これらの検査や治療をせずに妊娠していく数のほうが多く、すべてのカップルに必要なのではありません。

そして、いずれの検査や治療を行っても妊娠が叶わなかった時、どのような道を選ぶのかも、また難題です。子どもを授かる方法は、いくつかあります。性生活を持つ中で、なんらかの不妊治療によって、また養子縁組で、もしくは卵子提供や精子提供など第三者を介して。いずれの方法でも、授かった子どもが幸せになることが一番大切なことだと思います。

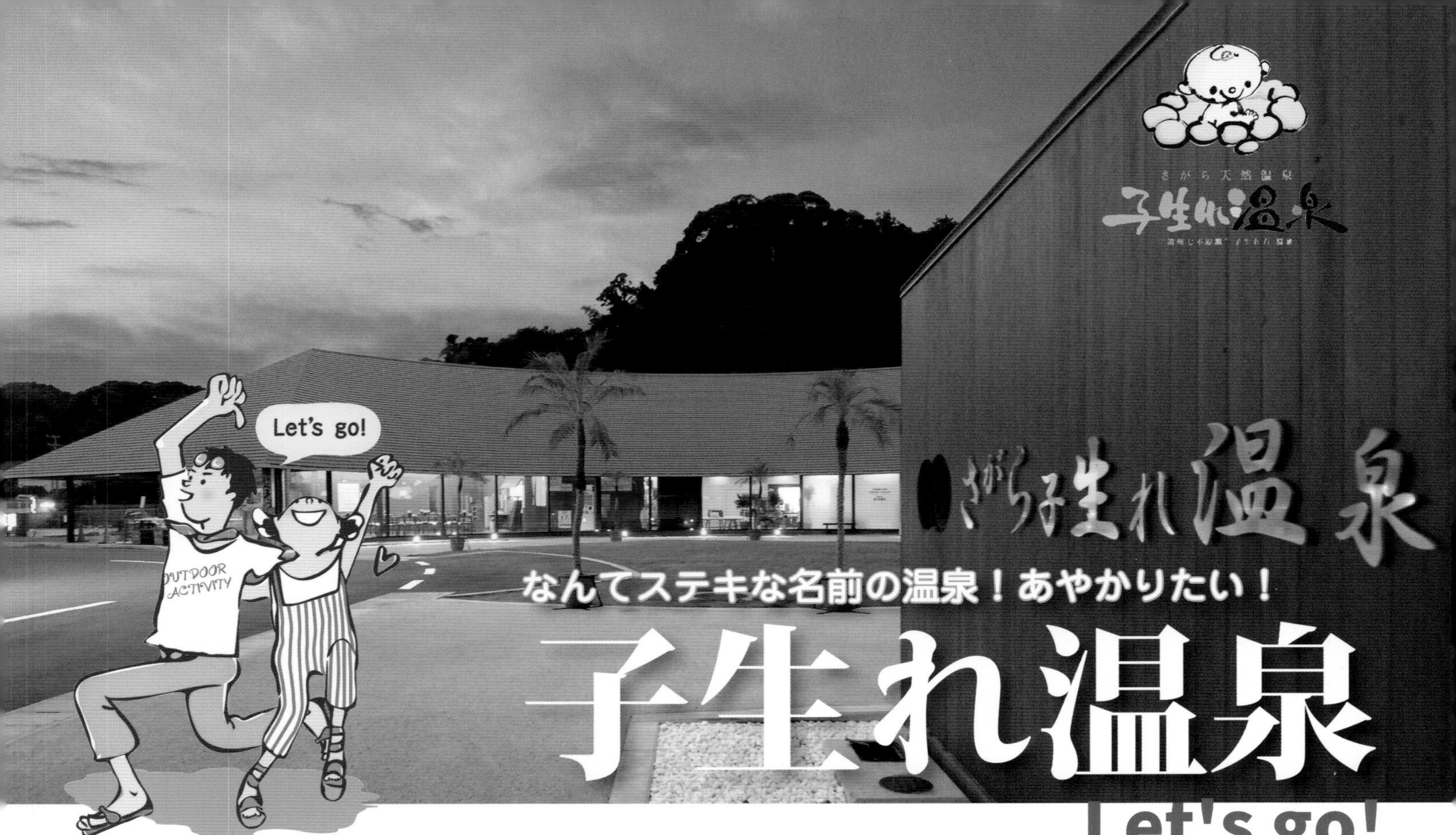

さがら天然温泉
子生れ温泉
Let's go!
OUTDOOR ACTIVITY
さがら子生れ温泉

なんてステキな名前の温泉！あやかりたい！

子生れ温泉

Let's go!

東京在住：山本さん
妊活歴３年　体外受精に挑戦中！

子生れ温泉？！「子生れ？」行かなくちゃ！

ステキな温泉みっけ！

「連れてってください！ 子生れ温泉に！！ 次の土曜日！ 日曜日でもいいけど」と、夫におねだりしました。

子生れ温泉は、静岡県牧之原市にあります。「子授けの湯」「安産の湯」「長寿の湯」で親しまれ、連日、地元の人から観光客まで多くの人で賑わっているそうです。隣にある曹洞宗大本山総持寺の御直末寺院の大興寺には、「遠州七不思議」の１つ「子生れ石」があるとのこと。

「子生れ石」ですって、それも見てみたい！ だから、連れてってください！！

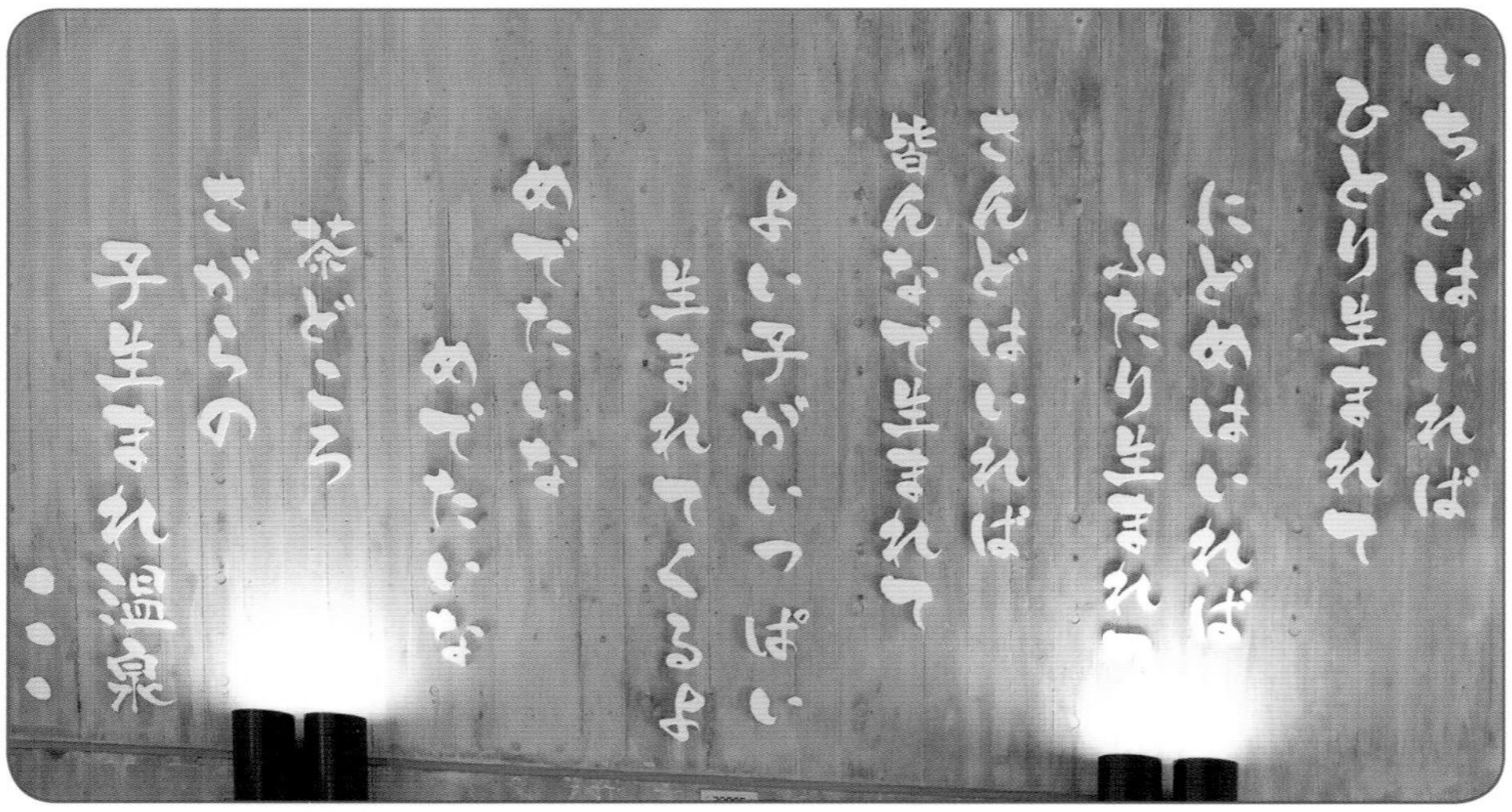

いちどはいれば
ひとり生まれて
にどめはいれば
ふたり生まれ
さんどはいれば
皆んなで生まれて
よい子がいっぱい
生まれてくるよ
めでたいな
めでたいな
茶どころ
さがらの
子生まれ温泉

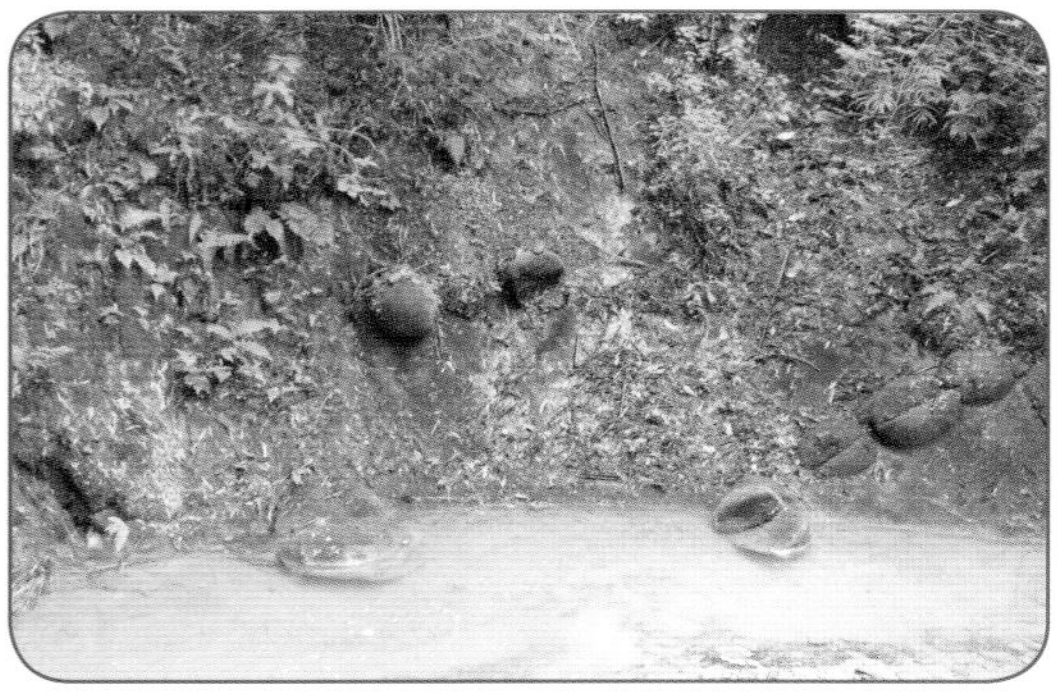

子生れ石が、岩肌からぽっこり顔を出しています。これが大興寺の近辺のあちこちに見られます。見に行くことはできますが、持って帰ってはいけませんよ！
小さな祠に、子生れ石が祀られていて、多くの人が子授けのお願いにきているようでした。

子生れ温泉について調べてみました！

大興寺は、今から600年以上前に開山された由緒あるお寺で、その初代住職の大徹和尚さまが大往生の際に多くの門弟達に「わしの身代りに裏山より石が生れ出るであろう」と予言したのだそうです。その直後に予言通り、裏山の岩の壁から子どもが生まれるように、まゆ型の石が落ち、その石を墓石にして大切に供養されてきたのだとか。そして、それ以降も住職が代わる度に、まゆ型の石が現れているのだそうです。これらの石は、お寺の住職が代々長寿だったことから「長寿の石」として、子どもが生まれるように現れることから「子授けの石」「安産の石」として信仰を集め、「子生れ石」と名付けられたと子生れ温泉のスタッフさんに教えていただきました。では、さっそく、お風呂へ！！

塩化物泉のとくちょう

塩の成分が多い泉質で、自然湧出の温泉としては日本で一番多い泉質です。

塩化物泉の特長は、「湯冷めしにくい」ということと「傷に効く」ということがあげられます。塩の成分が皮膚に膜をつくり、「温泉パック」のような状態になるため、皮膚からの水分の発散を抑制することから湯冷めしにくいとされています。

冷え性の人には、他の泉質よりも効果が期待できるでしょう。

子生れ温泉の泉質

泉質は、湯冷めしにくい殺菌効果がある塩化物泉です。

無色に近い薄い茶褐色で、お風呂の温度は 40 ～ 41 度。

血液の循環を促進させ殺菌力が強くて痛みをやわらげる鎮静効果があり、神経痛・関節痛・冷え性・慢性婦人病・疲労回復・健康促進などに効能があります。


私は、愛鷹の湯へ入りました。冷え性にもいいというので、本当なら毎日入りたい！

私たちにも、まん丸かわいい赤ちゃんが授かるといいなぁ ♡

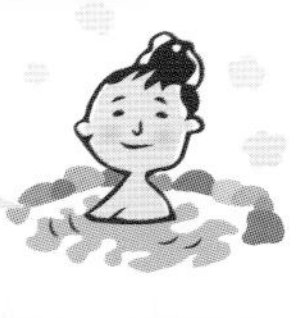

上手な温泉の入り方

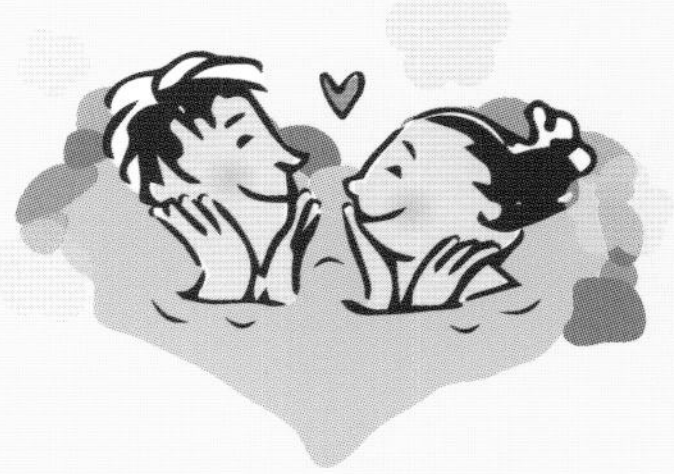

1 まずは、かけ湯
心臓に遠いところから体の中心へ向かって 10 杯程度かけ湯を。

2 湯船は半身浴から
泉温や水圧などに慣らすために半身浴から、全身浴へ。

3 上がり湯はしない
せっかくの薬効成分を流さないように湯上りはシャワーなしで。

4 十分な水分補給を
汗をかいて失われた水分をぬるま湯やスポーツドリンクで十分に補給。

5 ゆっくり休む
入浴は、意外と体力を使うので、湯上りは十分に休憩を。

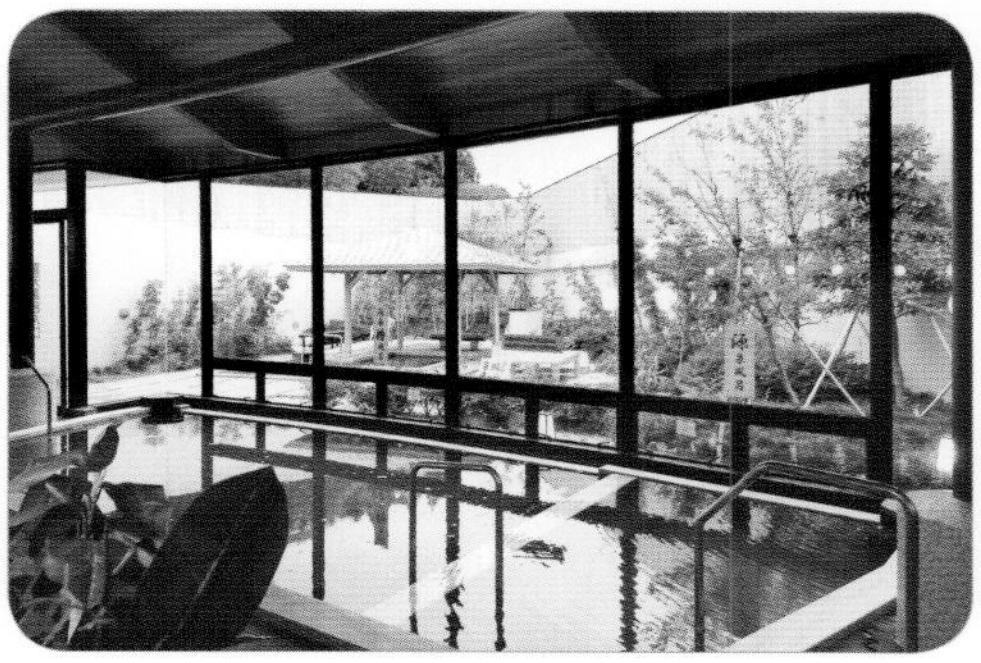

荻の湯

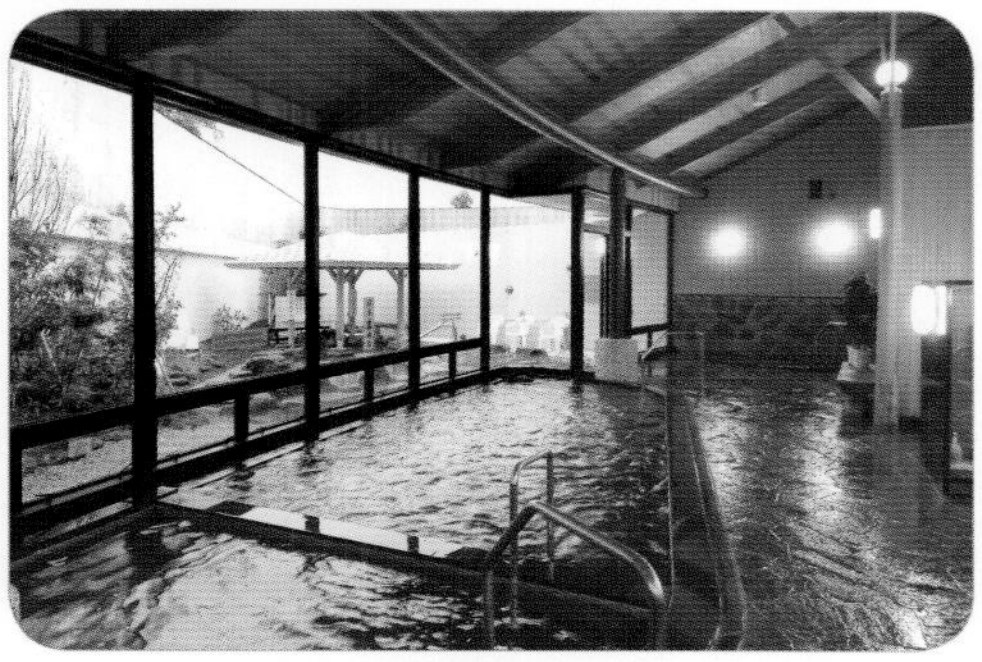

愛鷹の湯

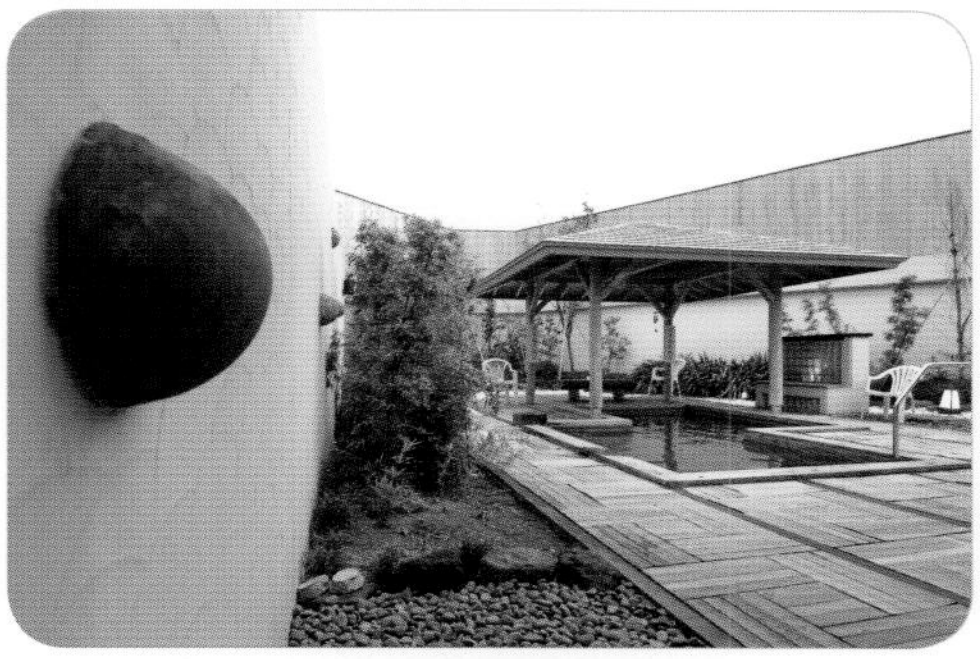

荻の湯 露天風呂

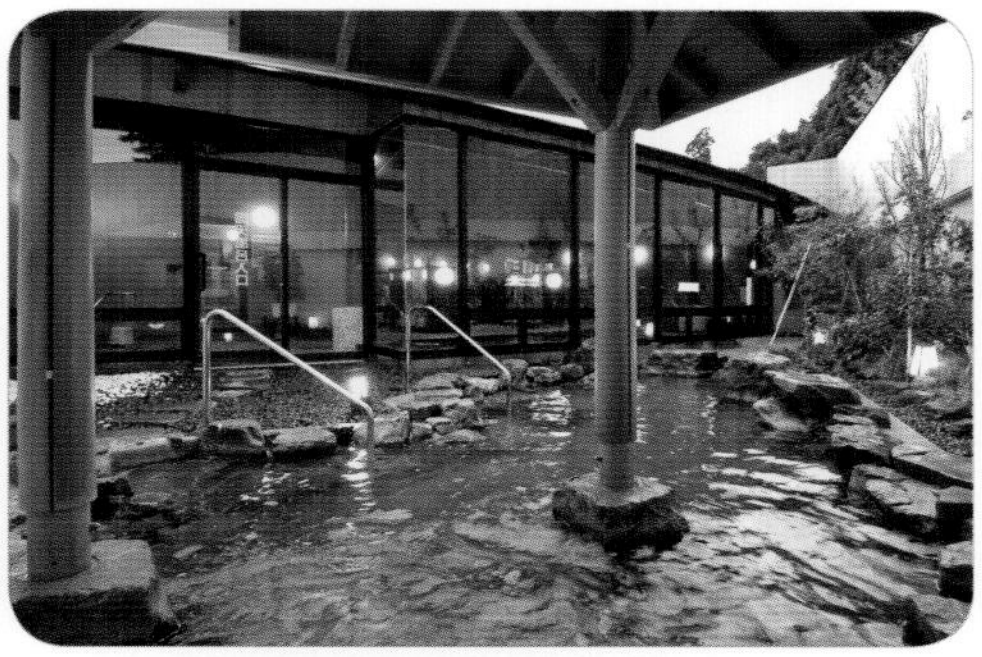

愛鷹の湯 露天風呂

萩の湯は、内風呂も露天風呂もひのき風呂です。

愛鷹の湯は、内風呂も露天風呂も岩風呂です。

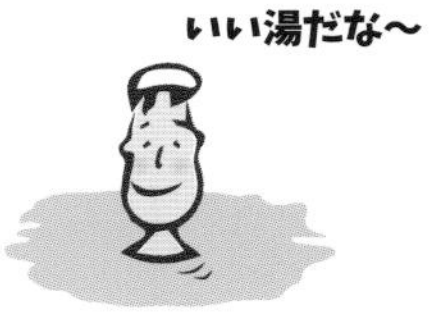

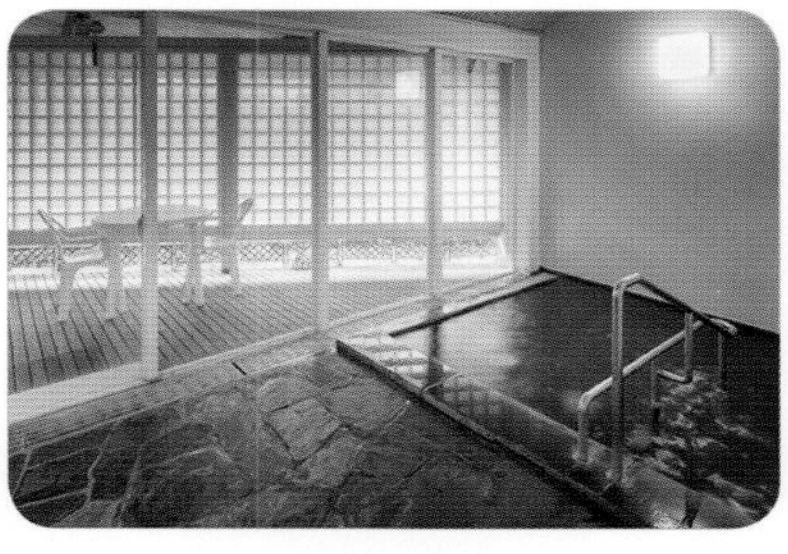

家族風呂

大きなお風呂もいいですが、ふたりでゆっくり入るのもいいですね。温泉に入ったり、出たり。仲良く♡したり。おしゃべりしたり、ゆったりしたり。

＊愛鷹の湯と萩の湯は、１週間毎の男女入れ替え制です！
＊サウナと水風呂もあるよ！
＊子生れ温泉のタオルもあるよ！（毎日、使いたいから５枚ゲット！）
＊レストランも充実！（休止時間 14:00 ～ 17:00）

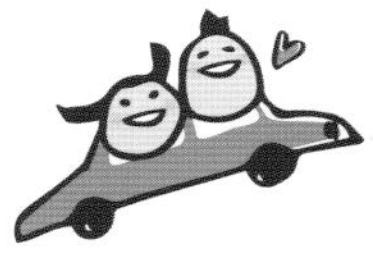

山の中にある温泉！って感じだけど、意外と海も近いそうです！
行けなかったけど…
東京から車で２時間くらいでした♪

さがら子生れ温泉会館
静岡県牧之原市西萩間 672-1
☎ 0548-54-1126
http://koumareonsen.com/
※設備点検の為、臨時休館する場合があります。

営業時間	10：00 ～ 21：00
休館日	第２火曜日、12 月 31 日、1 月 1 日
アクセス	車　東名高速牧之原インターより約５分 バス　JR 金谷駅 しずてつジャストライン萩間線 さがら子生れ温泉下車

入館料	大人４時間：550 円
家族風呂	２時間：2,300 円

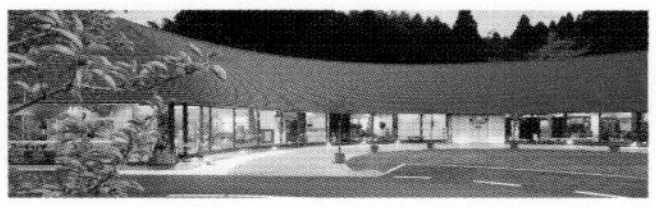

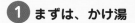

このコーナーでは、全国の不妊治療・体外受精専門クリニックで行われている不妊セミナー（勉強会や説明会）の情報を紹介しています。

あなたの今後の治療にお役立ち！

Seminar information

病院やクリニックで行われている勉強会・説明会では、医師が日頃から患者さんに伝えたい治療方針や内容など、参加者にとても丁寧に、正確で最新、最適な情報を提供しています。病院選びをするときには、いくつかの勉強会に参加してみるのがおススメです。自分たち夫婦に合った医師選び、病院選びがきっとできるでしょう。

ぜひ、ご夫婦一緒に参加してみてくださいね！

（P.93の全国の不妊治療病院＆クリニックも、ぜひご活用ください）

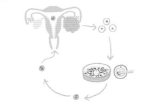

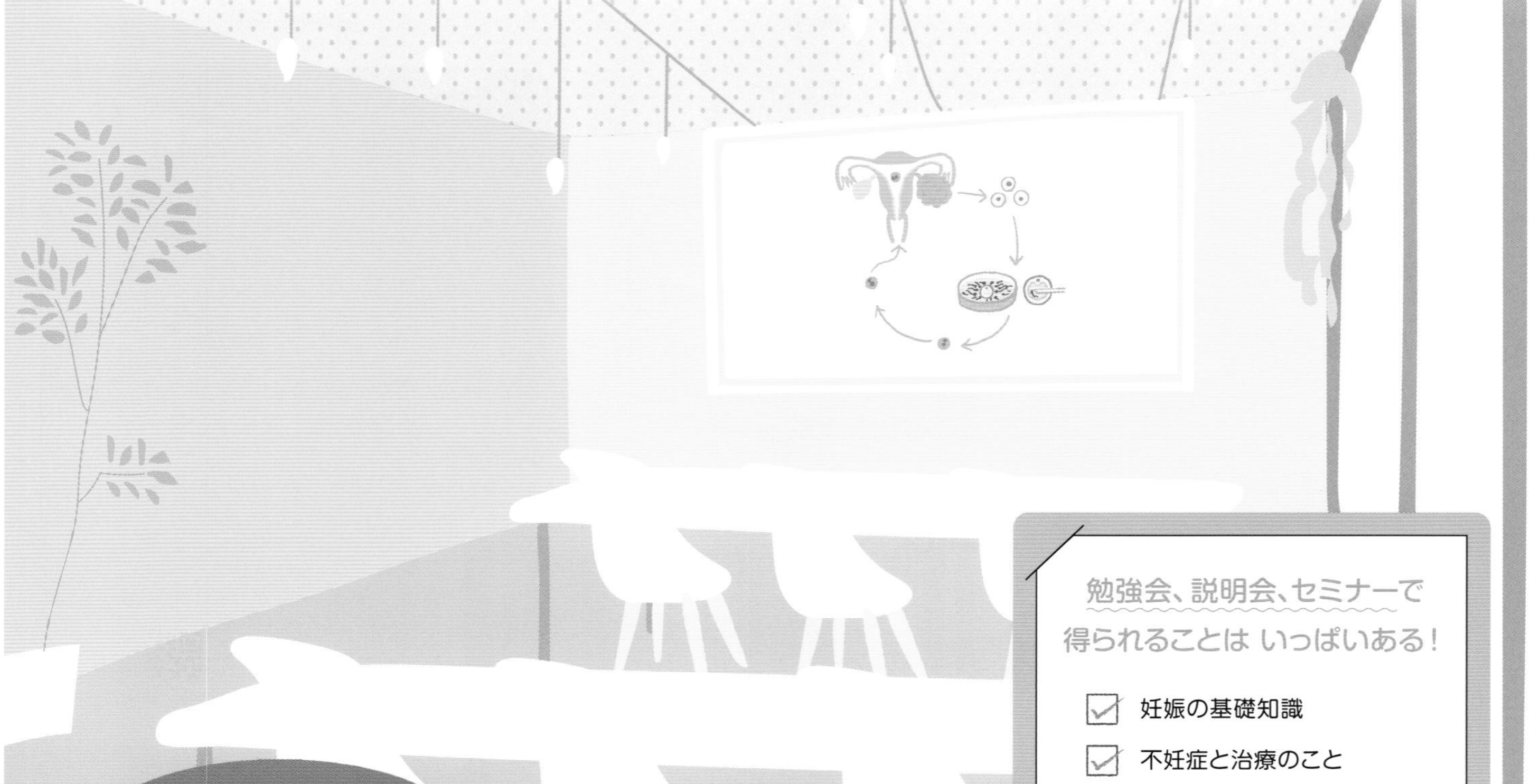

勉強会、説明会、セミナーで得られることは いっぱいある！

- 妊娠の基礎知識
- 不妊症と治療のこと
- 検査や適応治療のこと
- 治療スケジュール
- 生殖補助医療・体外受精や顕微授精の説明
- 費用や助成金 など

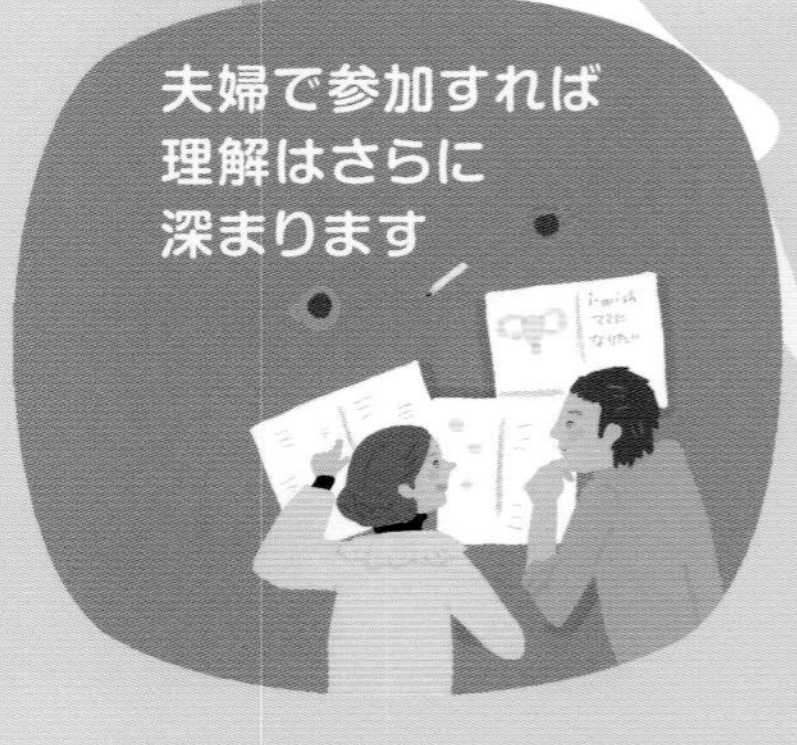

※ 新型コロナウイルスの影響により、治療施設における勉強会などのスケジュールや開催方法に変更が生じることがあります。詳細は、各施設のホームページなどで、あらかじめご確認ください。

Saitama　Access　東武東上線・東京メトロ有楽町線・副都心線 和光市駅南口　徒歩 40 秒

恵愛生殖医療医院

埼玉県和光市本町 3-13 タウンコートエクセル 3F
TEL : 048-485-1185

https://www.tenderlovingcare.jp
参加予約▶　TEL : 048-485-1185

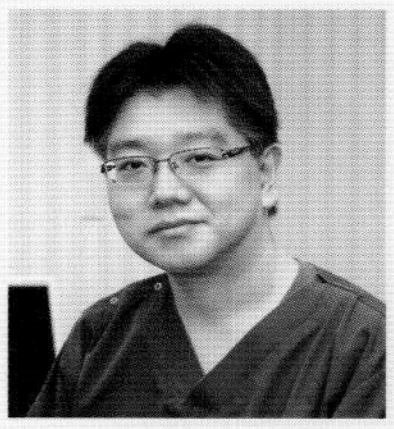
林 博 医師

- ■名称…………生殖医療セミナー
- ■日程…………原則土曜日15時半～約1時間半程度
- ■開催場所……当院内
- ■予約…………必要
- ■参加費用……無料
- ■参加…………他院の患者様OK
- ■個別相談……無し

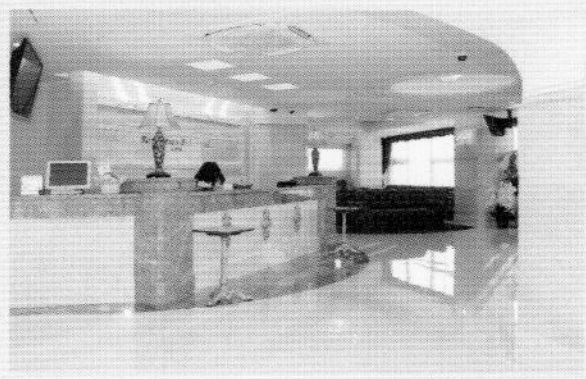

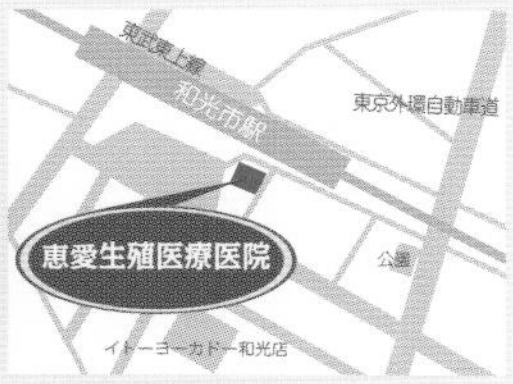

●世の中には不妊症や不育症に関しての情報があふれていますが、なかには誤った情報もあります。正しい知識をより深めてもらうための講義形式のセミナーです。また、新型コロナウイルス感染拡大状況によりセミナー形式が変更となる可能性があります。詳細は、ホームページをご覧ください。（他院で治療中の患者様は、事前の受付、予約が必要です）

Chiba　Access　JR 総武線・武蔵野線・東京メトロ東西線 西船橋駅南口 徒歩 3 分

西船橋こやまウィメンズクリニック

千葉県船橋市印内町６３８－１ ビューエクセレント 2F
TEL: 047-495-2050

https://koyama-womens.com
参加予約▶　TEL : 047-495-2050

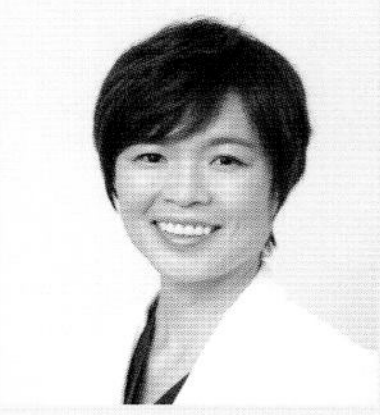
小山 寿美江 医師

- ■名称…………体外受精治療説明会
- ■日程…………月２回
- ■開催場所……クリニック内
- ■予約…………必要
- ■参加費用……無料
- ■参加…………他院の患者様OK
- ■個別相談……有り

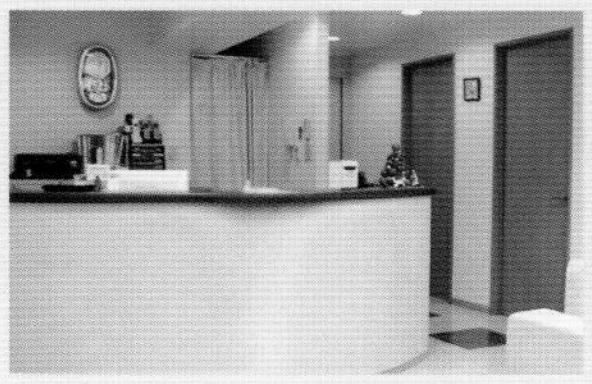

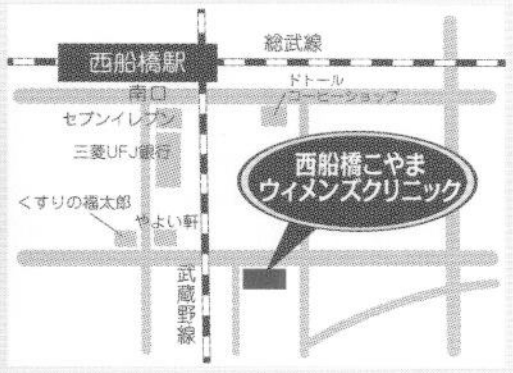

●西船橋こやまウィメンズクリニックはタイミング法や人工授精及び体外受精・顕微授精などの高度生殖補助医療を専門とする不妊治療クリニックです。不妊にお悩みの方はまずご来院ください。ご希望を伺い、最適な治療方法をご提案します。また看護師による不妊カウンセリングや「体外受精治療説明会」を月１～２回定期的に実施しております。

Tokyo　Access　JR 神田駅より 徒歩3分

あいだ希望クリニック

東京都千代田区神田鍛冶町3- 4 oak 神田鍛冶町ビル2F
TEL: 03-3254-1124

https://www.aidakibo.com
参加予約▶　ホームページの
申込みフォームより

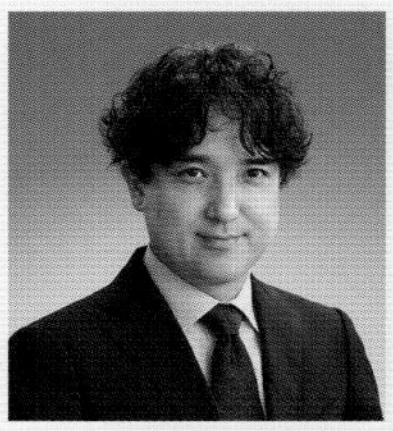
会田 拓也 医師

- ■名称…………自然周期体外受精セミナー
- ■日程…………月１～２回
- ■開催場所……クリニック内
- ■予約…………必要
- ■参加費用……無料
- ■参加…………他院の患者様OK
- ■個別相談……有り

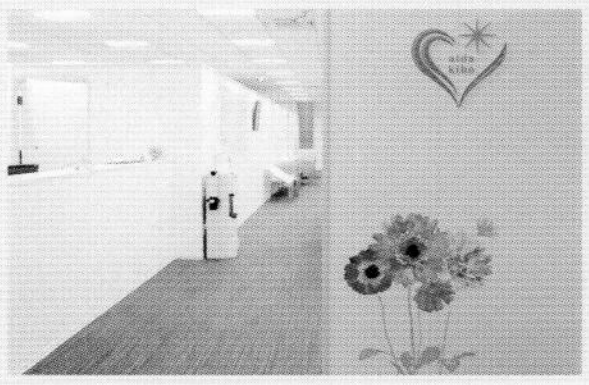

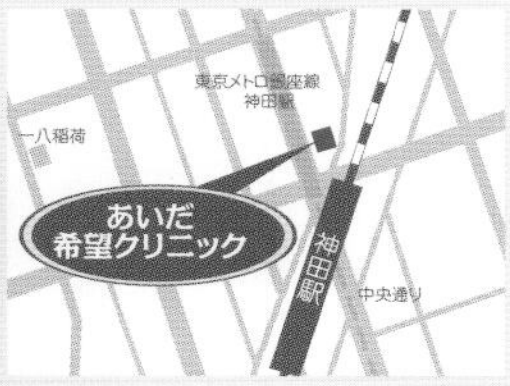

●体外受精に対する疑問、不安をセミナーを通して解決してみませんか？ お一人での参加も可能です。通院する施設での開催ですので、治療についてはもちろんのこと、通院時間やクリニックの雰囲気を感じていただけます。
COVID-19 感染予防対策のため、人数を制限し実施します。マスクの着用をお願いします。

Tokyo Access 東京メトロ銀座線、東西線、都営浅草線日本橋駅（B6 出口）直結

Natural ART Clinic 日本橋

東京都中央区日本橋2-7-1 東京日本橋タワー8F

TEL：03-6262-5757

https://www.naturalart.or.jp/session/

参加予約▶ ホームページの申込みフォームより

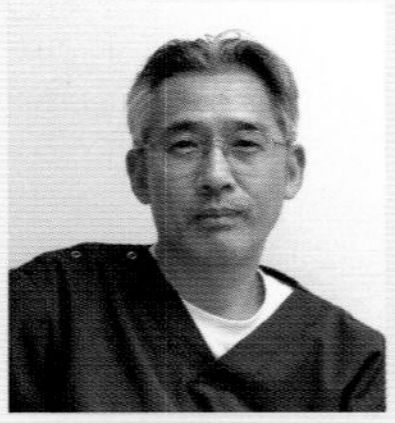

寺元 章吉 医師

- ■名称…………体外受精説明会・カウンセリング
- ■日程…………月４回ほど
- ■開催場所……Natural ART Clinic 日本橋他
- ■予約…………必要
- ■参加費用……無料
- ■参加…………他院の患者様OK
- ■個別相談……有り

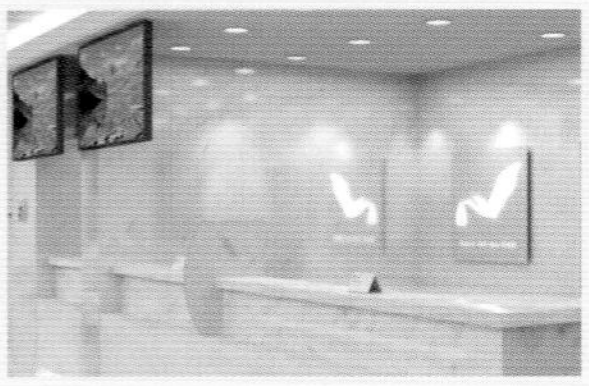

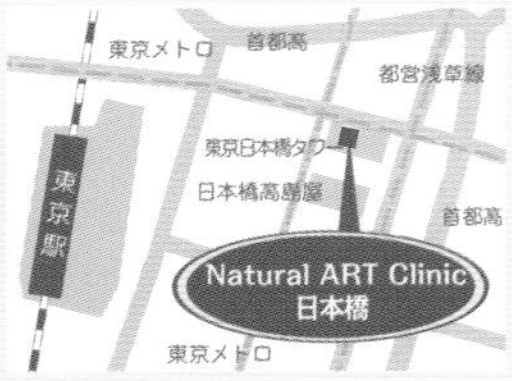

●定期的（月４回ほど）に不妊治療 / 体外受精説明会・カウンセリングを行っております。医師による当院の体外受精方法・方針を専門的な知識を織り込みご説明いたします。

Tokyo Access JR 新橋駅日比谷口 徒歩２分、地下鉄銀座線・都営浅草線新橋駅８番出口 徒歩1分、地下鉄都営三田線内幸町駅Ａ1出口 徒歩1分

新橋夢クリニック

東京都港区新橋2-5-1 EXCEL 新橋

TEL：03-3593-2121

https://www.yumeclinic.net/session/

参加予約▶ ホームページの申込みフォームより

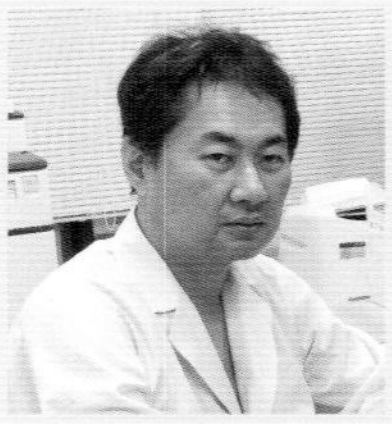

瀬川 智也 医師

- ■名称…………体外受精説明会・妊活検査相談会
- ■日程…………月２回ほど
- ■開催場所……新橋夢クリニック他
- ■予約…………必要
- ■参加費用……無料
- ■参加…………他院の患者様OK
- ■個別相談……有り

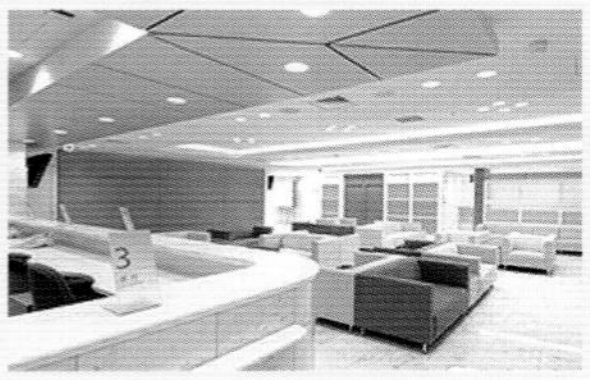

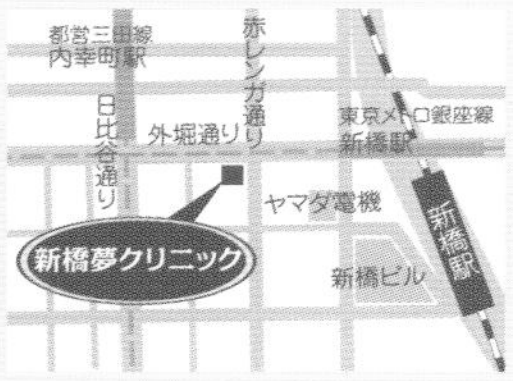

●定期的（月２回ほど）に不妊治療 / 体外受精説明会、妊活検査相談会を行っております。医師はじめ培養士・看護師・検査技師・受付による当院の体外受精方法・方針を専門的な知識を織り込みご説明いたします。

Tokyo Access JR 山手線、総武線、都営大江戸線 代々木駅 徒歩５分 JR 千駄ヶ谷駅 徒歩５分 東京メトロ副都心線北参道駅 徒歩５分

はらメディカルクリニック

東京都渋谷区千駄ヶ谷 5-8-10

TEL：03-3356-4211

https://www.haramedical.or.jp/support/briefing

参加予約▶ ホームページの申込みフォームより

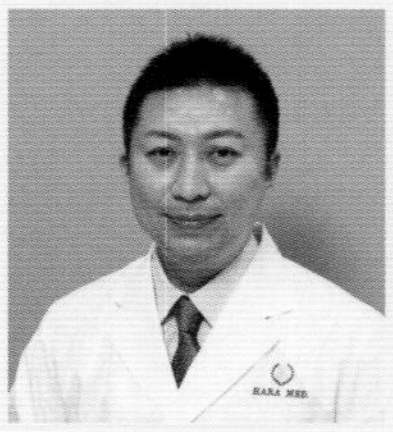

宮﨑 薫 医師

- ■名称…………体外受精説明会
- ■日程…………1ヶ月に1回
- ■開催場所……SYD ホール又は動画配信
- ■予約…………必要
- ■参加費用……無料
- ■参加…………他院の患者様OK
- ■個別相談……有り

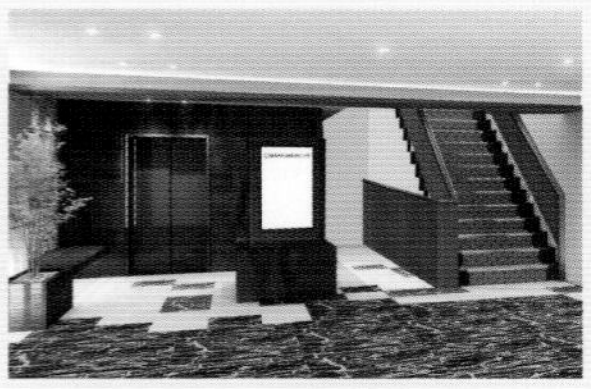

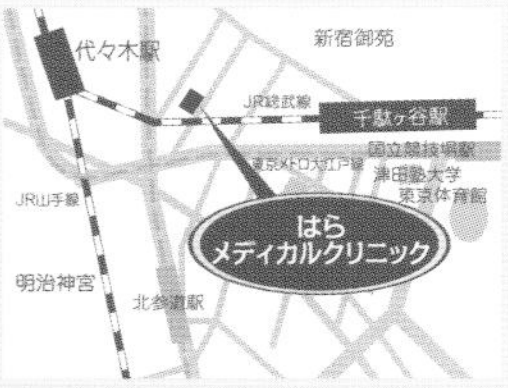

●説明会・勉強会：はらメディカルクリニックでは、①体外受精説明会／月 1回 ② 42 歳からの妊活教室／年２回 ③不妊治療の終活を一緒に考える会／年２回 ④卵子凍結説明会／月1回 を開催しています。それぞれの開催日程やお申込は HP をご覧ください。

Tokyo　Access　東急東横線、大井町線「自由が丘駅」徒歩30秒

https://www.mine-lc.jp/

峯レディースクリニック

東京都目黒区自由が丘 2-10-4 ミルシェ自由が丘 4F
TEL：03-5731-8161

お問合せ▶　TEL：03-5731-8161

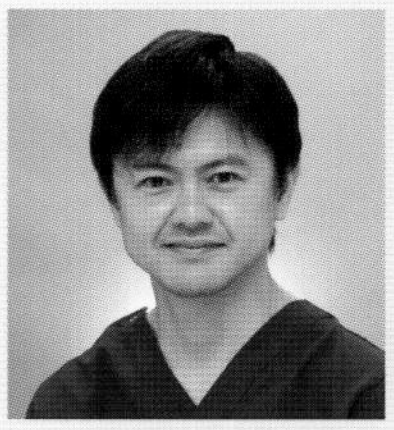

峯 克也 医師

■名称…………体外受精動画説明（web）
■日程…………web 閲覧のため随時
■予約…………不要
■参加費用……無料
■参加…………当院通院中の方
■個別相談……オンラインによる体外受精の個別相談説明も行っております。（有料）

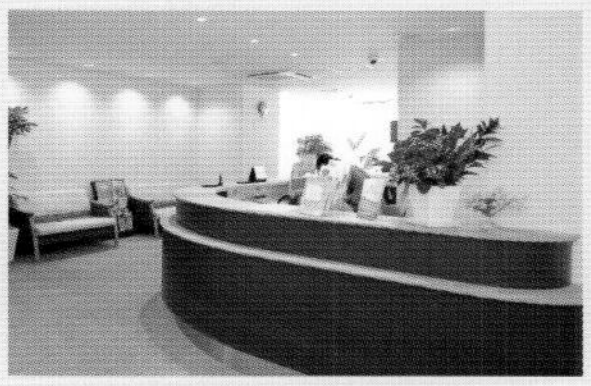

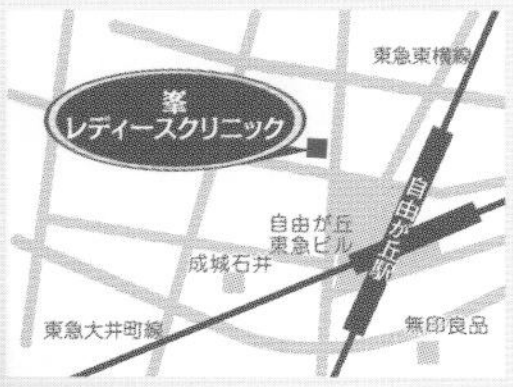

● 当院での体外受精の治療方法やスケジュールを分かりやすく動画で説明します。
体外受精をお考えのご夫婦。体外受精について知りたいご夫婦。ぜひ、ご夫婦でご覧ください。
※プライバシーの保護と新型コロナウイルス感染対策のため、動画での説明会を実施しています。ご希望の方は診察時に医師にお申し出ください。資料をお渡しします。

Tokyo　Access　東急田園都市線三軒茶屋駅 徒歩3分、東急世田谷線三軒茶屋駅 徒歩4分

https://www.sangenjaya-wcl.com

三軒茶屋ウィメンズクリニック

東京都世田谷区太子堂1-12-34- 2F
TEL: 03-5779-7155

参加予約▶　TEL：03-5779-7155

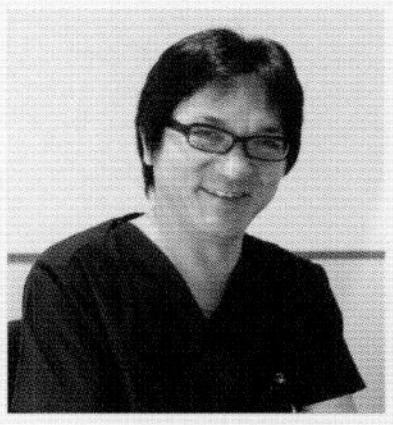

保坂 猛 医師

■名称…………体外受精勉強会
■日程…………毎月開催
■開催場所……クリニック内
■予約…………必要
■参加費用……無料
■参加…………他院の患者様OK
■個別相談……有り

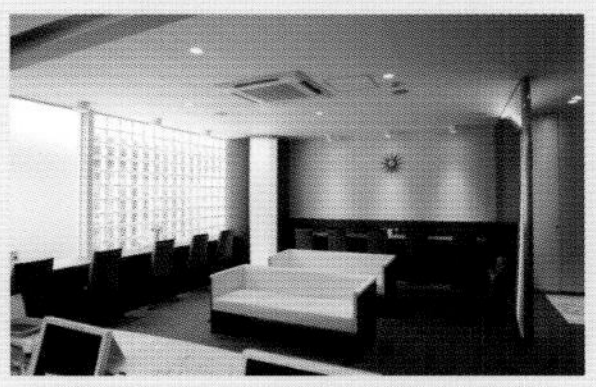

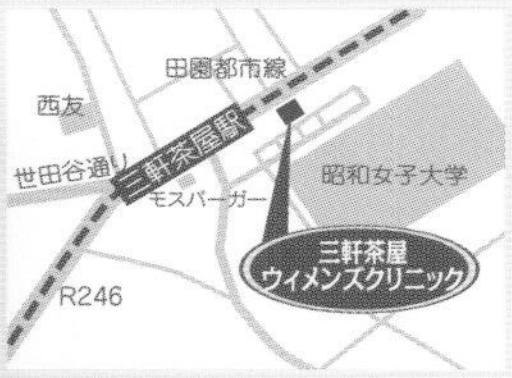

● 体外受精説明会をはじめ、胚培養士や不妊症認定看護師による相談会なども実施しております。
また、妊活セミナーも随時実施しておりますので、詳しくはホームページをご覧ください。

Tokyo　Access　新宿駅 地上出口７よりすぐ

https://www.sugiyama.or.jp/shinjuku

杉山産婦人科 新宿

東京都新宿区西新宿 1-19-6 山手新宿ビル
TEL: 03-5381-3000

お問合せ▶　メールにてご連絡ください

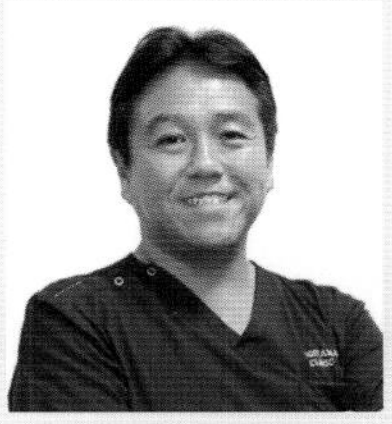

杉山 力一 医師

■名称…………体外受精講習会（DVD）
■日程…………随時
■開催場所……杉山産婦人科 新宿受付
■予約…………必要無し
■参加費用……無料
■参加…………他院の患者様OK
■個別相談……無し

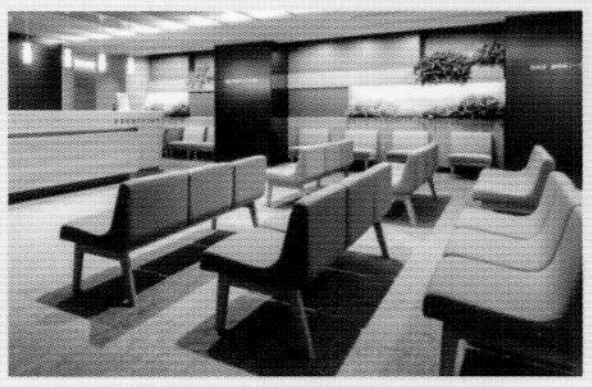

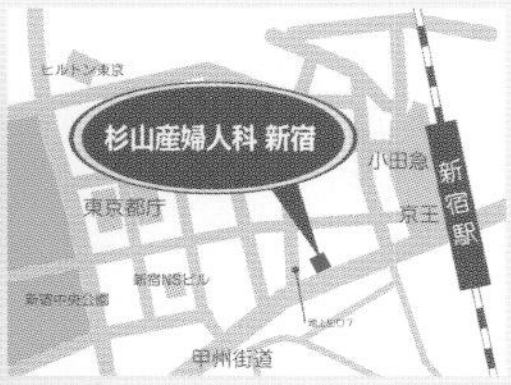

● 現在、体外受精講習会は新型コロナウイルス感染予防対策の中止していますが、受付にて DVD をご用意しています。当院以外の患者様でご希望の方には郵送も対応しています。また、この動画は当院 HP よりご視聴いただけます。ご視聴にはパスワードが必要ですので、詳しくは当院 HP「体外受精講習会のご案内」（右上の QR コード参照）をご覧ください。

Tokyo　Access　京王線・京王井の頭線 明大前駅 徒歩5分

明大前アートクリニック

https://www.meidaimae-art-clinic.jp

東京都杉並区和泉 2-7-1　甘酒屋ビル 2F
TEL : 03-3325-1155

参加予約▶　TEL : 03-3325-1155

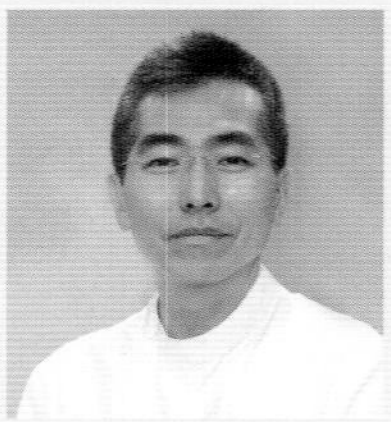
北村 誠司 医師

- ■名称…………体外受精説明会
- ■日程…………毎月２回
- ■開催場所……クリニック内
- ■予約…………必要
- ■参加費用……無料
- ■参加…………他院の患者様OK
- ■個別相談……有り

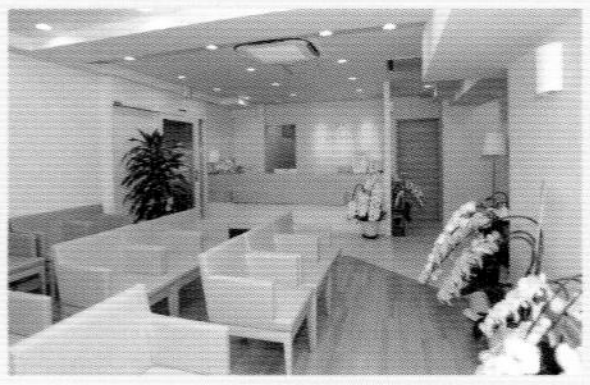

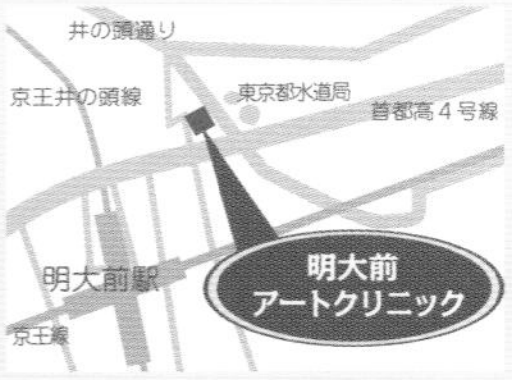

● この説明会は体外受精に対してご理解をいただき、不安や疑問を解消していく目的で行っております。
また、当院で実際行われている体外受精をスライドと動画を用いて詳しく説明しております。

Tokyo　Access　JR 山手線・東京メトロ丸ノ内線・有楽町線・副都心線・東武東上線・西武池袋線　池袋駅 東口北 徒歩１分

松本レディース リプロダクションオフィス

https://www.matsumoto-ladies.com

東京都豊島区東池袋 1-41-7 池袋東口ビル 7F
TEL : 03-6907-2555

参加予約▶　TEL : 03-6907-2555

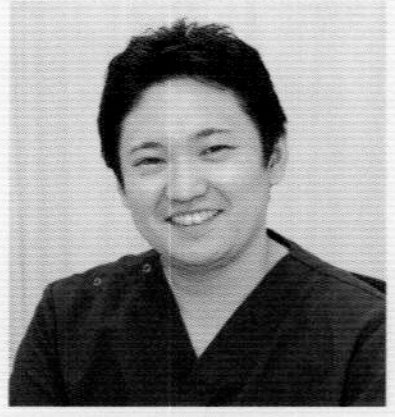
松本 玲央奈 医師

- ■名称…………オンライン教室
- ■日程…………不定期
- ■開催場所……オンライン教室
- ■予約…………必要
- ■参加費用……無料
- ■参加…………他院の患者様OK
- ■個別相談……有り

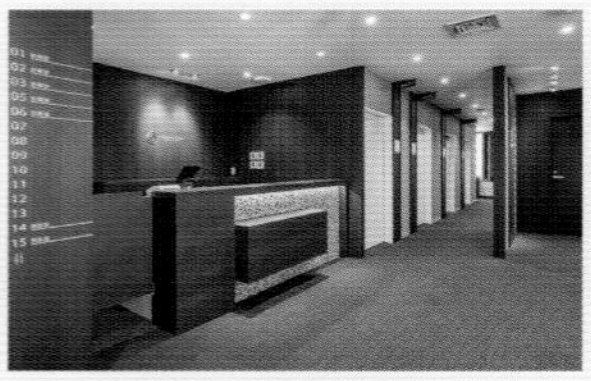

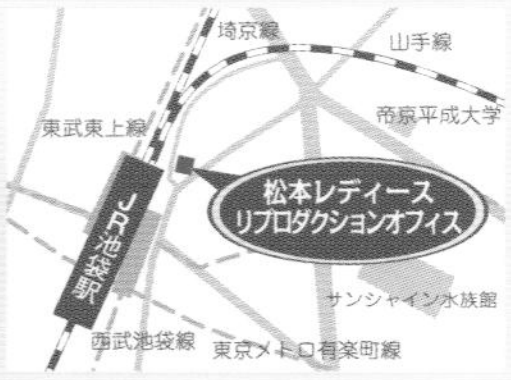

● 妊活には興味があるけど、不妊クリニックに受診するべきなのかどうか不安な方、まずは知識を得たい方など、気軽にご連絡ください。最新鋭の機器、日本トップレベルのドクターがそろっています。
日程・場所に関すること、また、オンライン教室など、当院のホームページをご確認ください。

Kanagawa　Access　みなとみらい線みなとみらい駅 ４番出口すぐ

みなとみらい夢クリニック

https://mm-yumeclinic.com/session/

神奈川県横浜市西区みなとみらい3-6-3 MMパークビル2F･3F（受付）
TEL : 045-228-3131

参加予約▶　ホームページの
申込みフォームより

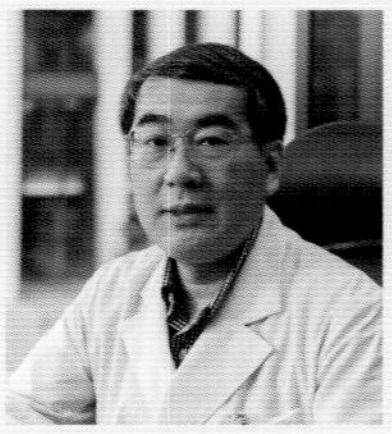
貝嶋 弘恒 医師

- ■名称…………不妊治療セミナー
- ■日程…………毎月定期開催※
- ■開催場所……MMパークビル
- ■予約…………必要
- ■参加費用……無料
- ■参加…………他院の患者様OK
- ■個別相談……有り

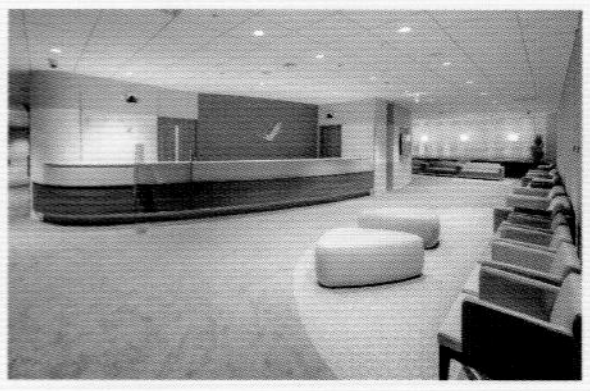

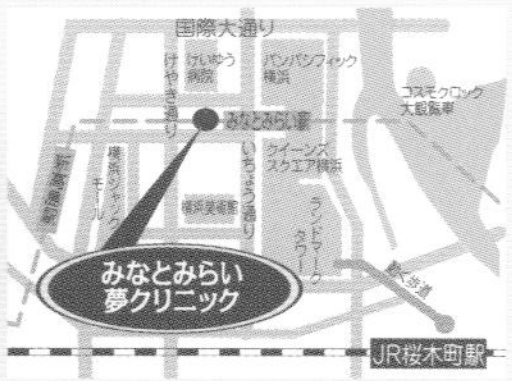

● 一般の方（現在不妊症でお悩みの方、不妊治療中の方）向けセミナーを開催しております。 当院の体外受精を中心とした治療方法・方針をスライドやアニメーションを使ってわかりやすく説明し、終了後は個別に質問にもお答えしております。※セミナー（録画）はウェブよりいつでもご覧いただけます。詳細はホームページよりご確認下さい。

Kanagawa　Access　JR 東海道線・横浜線東神奈川駅 徒歩５分、東急東横線東白楽駅 徒歩7分、京急本線京急東神奈川駅 徒歩８分

神奈川レディースクリニック

http://www.klc.jp

神奈川県横浜市神奈川区西神奈川1-11-5 ARTVISTA 横浜ビル
TEL: 045-290-8666

参加予約▶ TEL : 045-290-8666

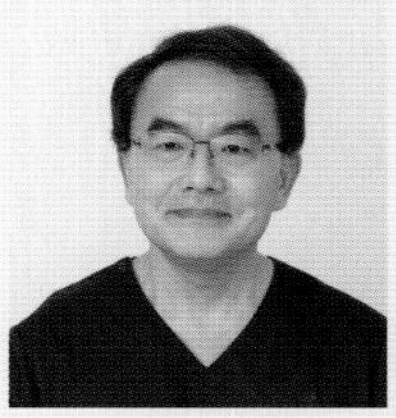

小林 淳一 医師

■名称…………不妊・不育学級
■日程…………毎月第１日曜 14:00～15:00
■開催場所……当院 6F 待合室
■予約…………必要
■参加費用……無料
■参加…………他院の患者様OK
■個別相談……有り

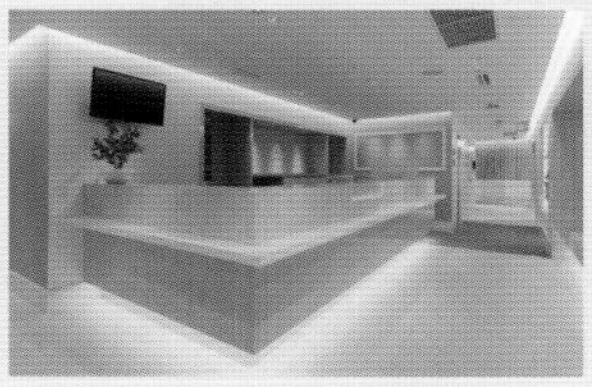

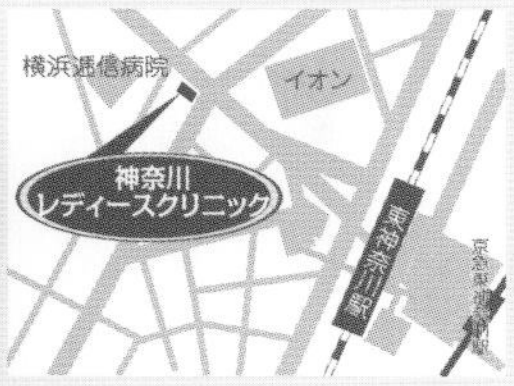

●「不妊／不育症とは」「検査／治療の進め方」「当クリニックの治療」について直接院長が説明します。不妊治療をこれから始めたいと考えている方、治療を始めてまだ間もない方などお気軽にご参加ください。体外受精のお話もあります。
現在、不妊学級は新型コロナ感染防止のため、開催を中止しています。

Kanagawa　Access　JR 関内駅北口 徒歩 5 分、横浜市営地下鉄関内駅９番出口 徒歩2分、みなとみらい線馬車道駅 徒歩2分

馬車道レディスクリニック

https://www.bashamichi-lc.com

神奈川県横浜市中区相生町 4-65-3 馬車道メディカルスクエア 5F
TEL: 045-228-1680

参加予約▶ TEL : 045-228-1680

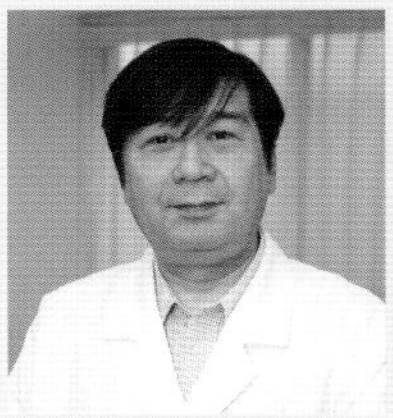

池永 秀幸 医師

■名称…………不妊学級
■日程…………毎月第４土曜日
■開催場所……当院４F 待合室
■予約…………必要
■参加費用……無料
■参加…………他院の患者様OK
■個別相談……有り

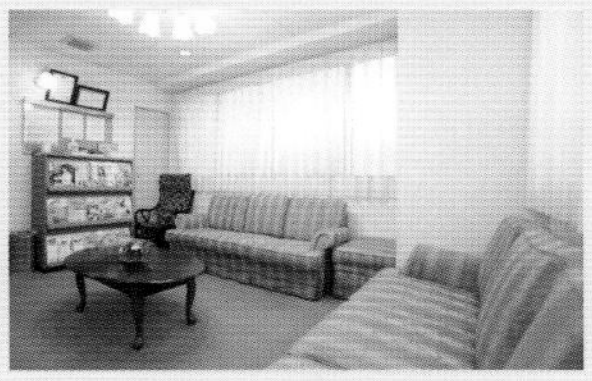

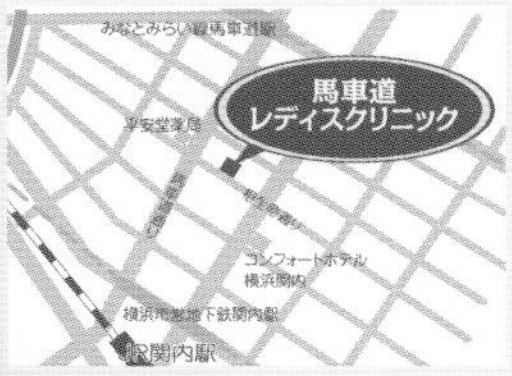

●当院では初診時に面接をし、個々の意向をお伺いした上で治療を進めています。ART 希望の方にはご夫婦で「不妊学級」に参加していただき、院長から直接、実際当院で行っている ART の流れや方法・院長の考えなどを聞いていただいています。
詳しい話やご相談希望がある方は、院長の「個別相談」または看護師・培養士・カウンセラーによる「面接」の時間を設けています。

Kanagawa　Access　JR 根岸線・横浜市営地下鉄ブルーライン 桜木町駅 北口より徒歩３分

メディカルパーク横浜

https://medicalpark-yokohama.com

神奈川県横浜市中区桜木町 1-1-8 日石横浜ビル 4F
TEL : 045-232-4741

視聴▶ 当院 YouTube チャンネルより

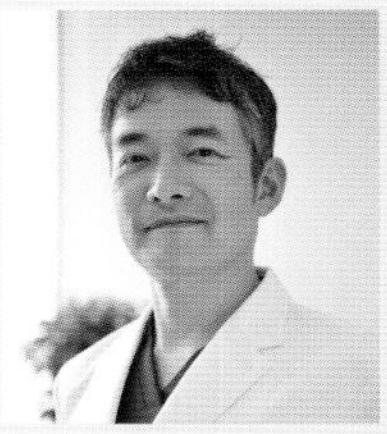

菊地 盤 医師

■名称…………体外受精説明会（動画）
■日程…………随時
■閲覧場所……コロナウィルスの影響の為、現在 YouTubeにて配信中
■予約…………YouTubeの視聴は予約不要
■参加費用……無料
■参加…………他院の患者様OK
■個別相談……YouTube視聴の場合はなし

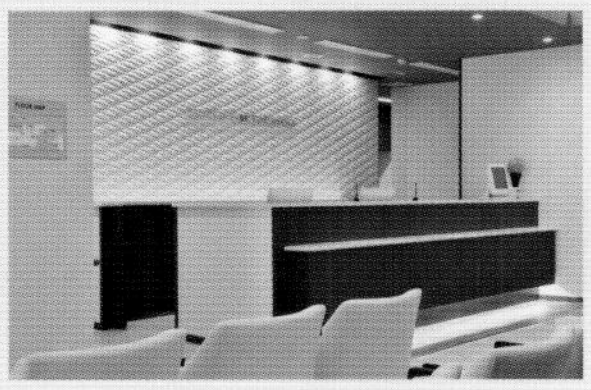

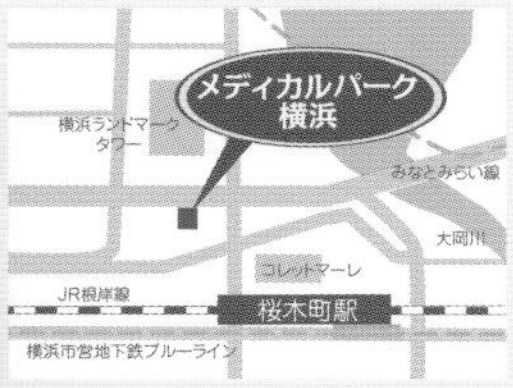

●当院では体外受精・胚移植法についての理解を深めていただくことを目的として不妊治療についての説明会を YouTube にて配信しております。説明会では、治療の実際、成功率、副作用、スケジュールや費用、助成金などについてスライドを使って具体的にわかりやすく説明しております。「メディカルパーク横浜」で検索。（右上の QR コードからもご覧いただけます）

Nagano　Access　佐久北 IC・佐久 IC より車で約５分　JR 佐久平駅より徒歩約 10 分

https://www.sakudaira-angel-clinic.jp/

佐久平エンゼルクリニック

長野県佐久市長土呂 1210-1
TEL: 0267-67-5816

視聴▶　当院 YouTube チャンネルより

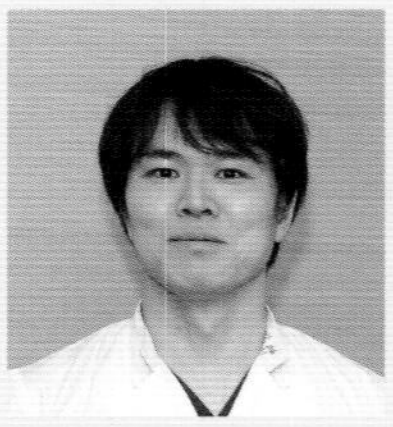

政井 哲兵 医師

■名称…………体外受精説明会
■日程…………随時
■開催場所……当院 YouTubeチャンネルより
■予約…………不要
■参加費用……無料
■参加…………他院の患者様OK
■個別相談……動画閲覧の場合はなし

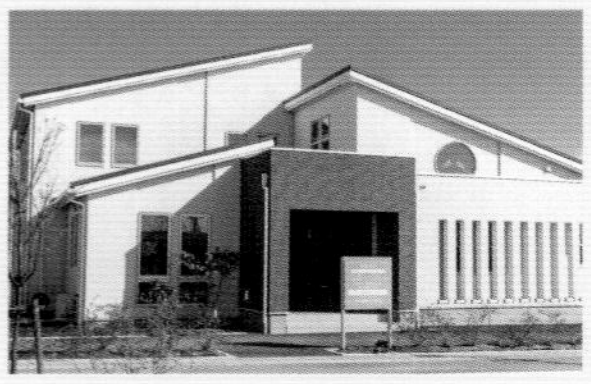

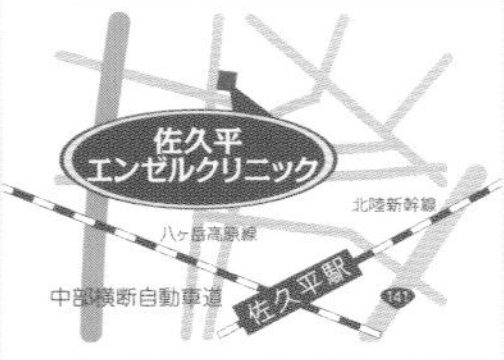

●新型コロナウイルス感染拡大予防のため、オンライン上で説明動画を配信しています。詳細はホームページでご確認ください。

Shiga　Access　JR 湖西線堅田駅から徒歩３分

https://repro.ukita.gr.jp

リプロダクション浮田クリニック

滋賀県大津市真野 1-45-8
TEL: 077-572-7624

参加予約▶　ホームページの申込みページより

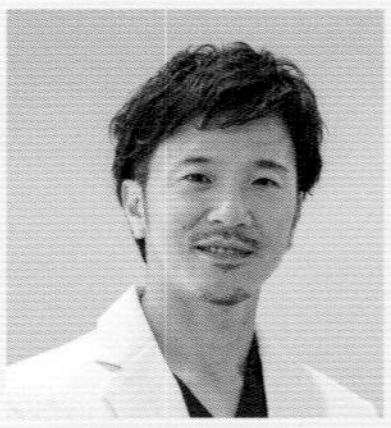

浮田 祐司 医師

■名称…………ARTセミナー
■日程…………定期的に開催
■開催場所……クリニック内
■予約…………必要
■参加費用……無料
■参加…………他院の患者様OK
■個別相談……有り

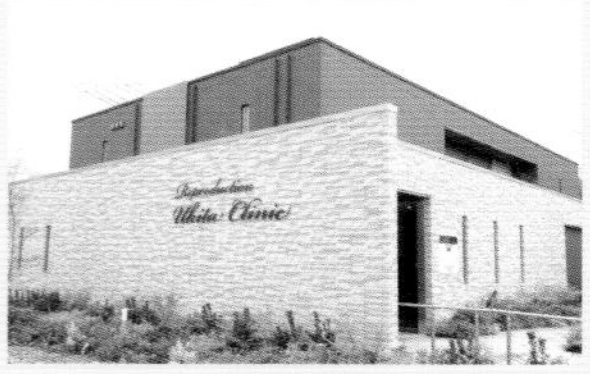

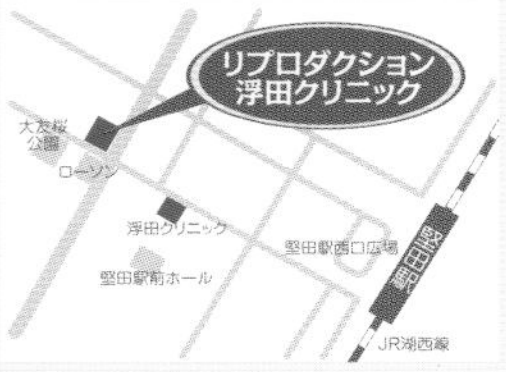

●ART セミナーは、高度生殖医療 (体外受精・顕微授精など) について、医師が詳しく解説いたします。当クリニックを受診中の方は、高度生殖医療を開始する前にご夫婦での参加をお願いしています。他院受診中の患者様も受講可能です。詳細はホームページでご確認ください。

Osaka　Access　地下鉄堺筋線・京阪本線「北浜駅」タワー直結 / 南改札口４番出口

https://www.lc-kitahama.jp

レディースクリニック北浜

大阪府大阪市中央区高麗橋1- 7- 3 ザ・北浜プラザ3F
TEL : 06-6202-8739

参加予約▶　TEL : 06-6202-8739

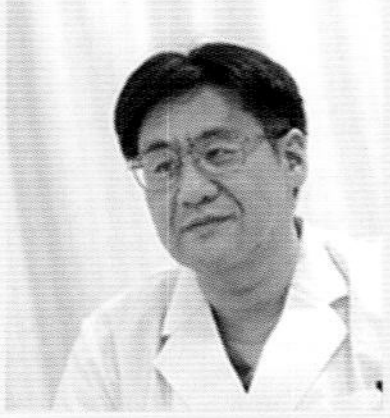

奥 裕嗣 医師

■名称…………体外受精 (IVF) 無料セミナー
■日程…………毎月第２土曜 16：30～18：00
■開催場所……クリニック内
■予約…………必要
■参加費用……無料
■参加…………他院の患者様OK
■個別相談……有り

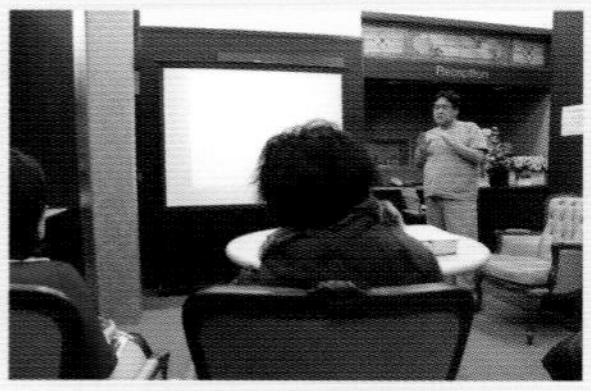

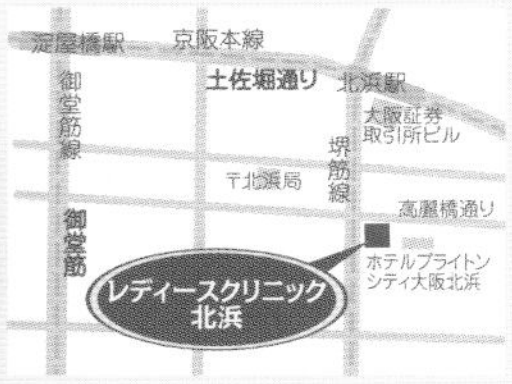

●毎月第２土曜日に体外受精教室を開き、医師はじめ胚培養士、看護師による当院の治療説明を行っています。会場は院内で、参加は予約制です。他院に通院中の方で体外受精へのステップアップを考えられている患者さんの参加も歓迎しています。ぜひ、テーラーメイドでフレンドリーな体外受精の説明をお聞きになって、基本的なことを知っていってください。

Osaka　Access　大阪メトロ 四つ橋線玉出駅　徒歩 0 分、南海本線岸里玉出駅 徒歩 10 分

オーク住吉産婦人科

大阪府大阪市西成区玉出西2- 7- 9
TEL : 0120-009-345

https://www.oakclinic-group.com

視聴▶　https://www.oakclinic-group.com/on-doga/

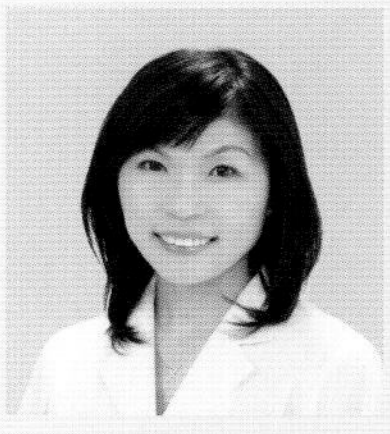

田口 早桐 医師

■名称…………オーク会セミナー動画
■日程…………随時
■開催場所……HP 内オンライン動画にて
■予約…………なし
■参加費用……無料
■参加…………他院の患者様OK
■個別相談……メールにて

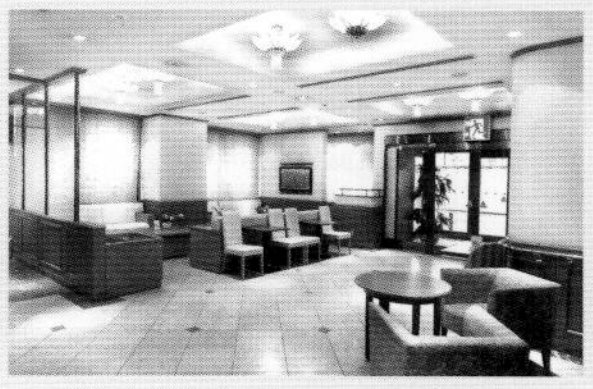

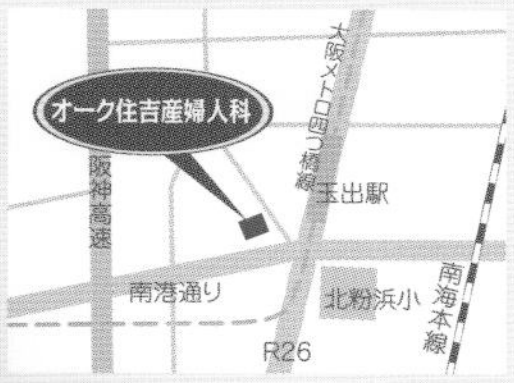

● 新型コロナウイルス感染拡大予防のため、オンライン上でセミナー動画を配信しています。医師が妊娠成立の仕組みと妊娠が成立しない原因について考えられること、さらに、体外受精による治療がどういうものなのかを詳しくお伝えしています (右上の QR コードからもご覧いただけます)。オンライン診療にも力を入れており、来院回数をできるだけ減らした治療を選択することが可能です。

Hyogo　Access　地下鉄海岸線旧居留地・大丸前駅 徒歩1分、JR 神戸線・阪神本線 元町駅 徒歩3分、JR 神戸線三宮駅 徒歩8分

神戸元町夢クリニック

兵庫県神戸市中央区明石町44 神戸御幸ビル3F
TEL : 078-325-2121

https://www.yumeclinic.or.jp

視聴▶　当院 YouTube チャンネルより

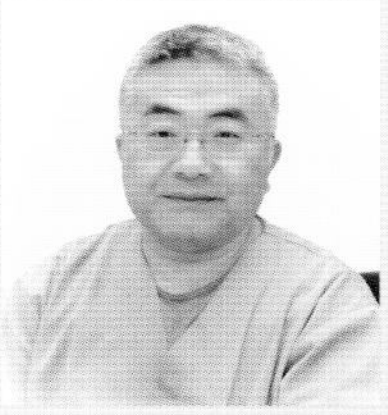

河内谷 敏 医師

■名称…………体外受精説明会 (動画)
■日程…………随時
■開催場所……当院 YouTubeチャンネルより
■予約…………不要
■参加費用……無料
■参加…………他院の患者様OK
■個別相談……動画閲覧の場合はなし

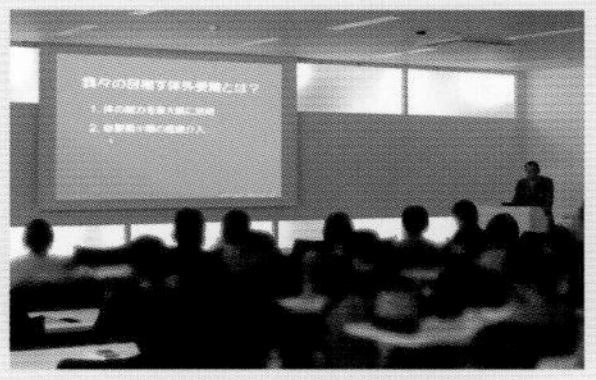

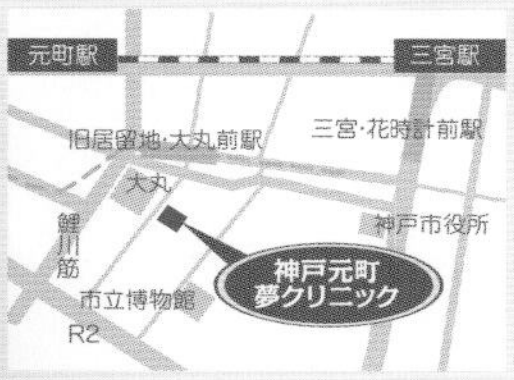

● 新型コロナウイルス感染症 (COVID-19) の影響を考慮し、当面の間説明会は中止しております。代わりに、当院の説明会でお話しする内容を動画形式にし、当院 YouTube チャンネルでご覧いただけます。当院ホームページ説明会のページにリンクがございますので、そちらからご覧ください。(右上の QR コードからもご覧いただけます)

Hyogo　Access　JR・山陽電車姫路駅 徒歩6分

Koba レディースクリニック

兵庫県姫路市北条口2-18 宮本ビル1F
TEL: 079-223-4924

https://www.koba-ladies.jp

参加予約▶　TEL : 079-223-4924

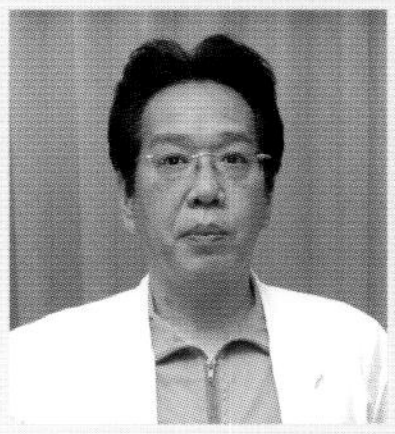

小林 眞一郎 医師

■名称…………体外受精セミナー
■日程…………原則第３土曜 14:00～15:40
■開催場所……宮本ビル７F
■予約…………必要
■参加費用……無料
■参加…………他院の患者様OK
■個別相談……有り

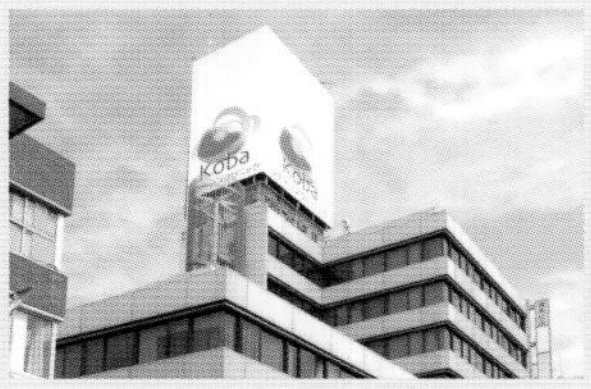

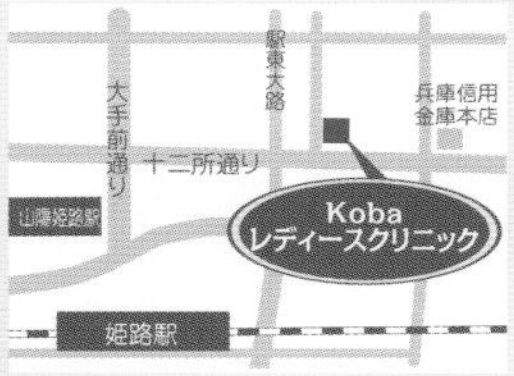

● 体外受精 (顕微授精) の認識度を UP すること。そして正しい情報を伝えること。一般の患者さんへ　ご主人は、はっきり言って体外受精というものを正しく把握されていませんので、歴史的な流れ、システム、料金、自治体のサポート、合併症などすべてお話しています。

赤ちゃんがほしい！　ママ&パパになりたい！

見つけよう！
私たちにあった クリニック

なかなか妊娠しないなぁ。どうしてだろう？

心配になってクリニックへ相談へ行こうと思っても、「たくさんあるクリニックから、どう選べばいいの？」と悩むこともあるかもしれませんね。

ここでは、クリニックからのメッセージと合わせて基本的な情報を紹介しています。

お住いの近く、職場の近く、ちょっと遠いけど気になるクリニックが見つかったら、ぜひ、問い合わせてみてください。 （P.93 の全国の不妊治療病院&クリニックも、ぜひご活用ください）

今回紹介のクリニック

- 中野レディースクリニック……………… 千葉県
- オーク銀座レディースクリニック……… 東京都
- 木場公園クリニック・分院 …………… 東京都
- 小川クリニック ………………………… 東京都
- 菊名西口医院………………………… 神奈川県
- 神奈川レディースクリニック………… 神奈川県
- 佐久平エンゼルクリニック……………… 長野県
- 田村秀子婦人科医院…………………… 京都府
- オーク住吉産婦人科 …………………… 大阪府
- オーク梅田レディースクリニック……… 大阪府
- つばきウイメンズクリニック…………… 愛媛県

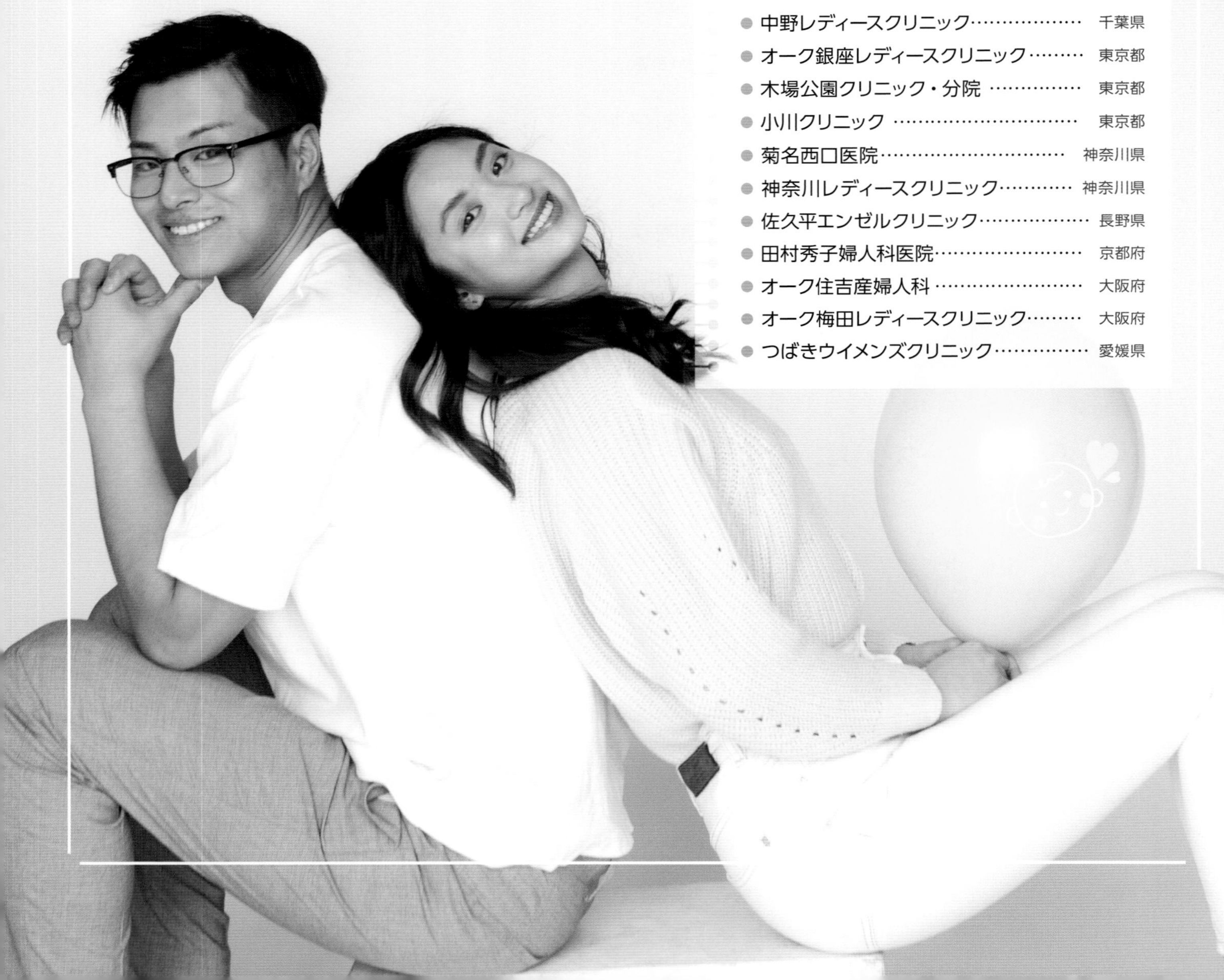

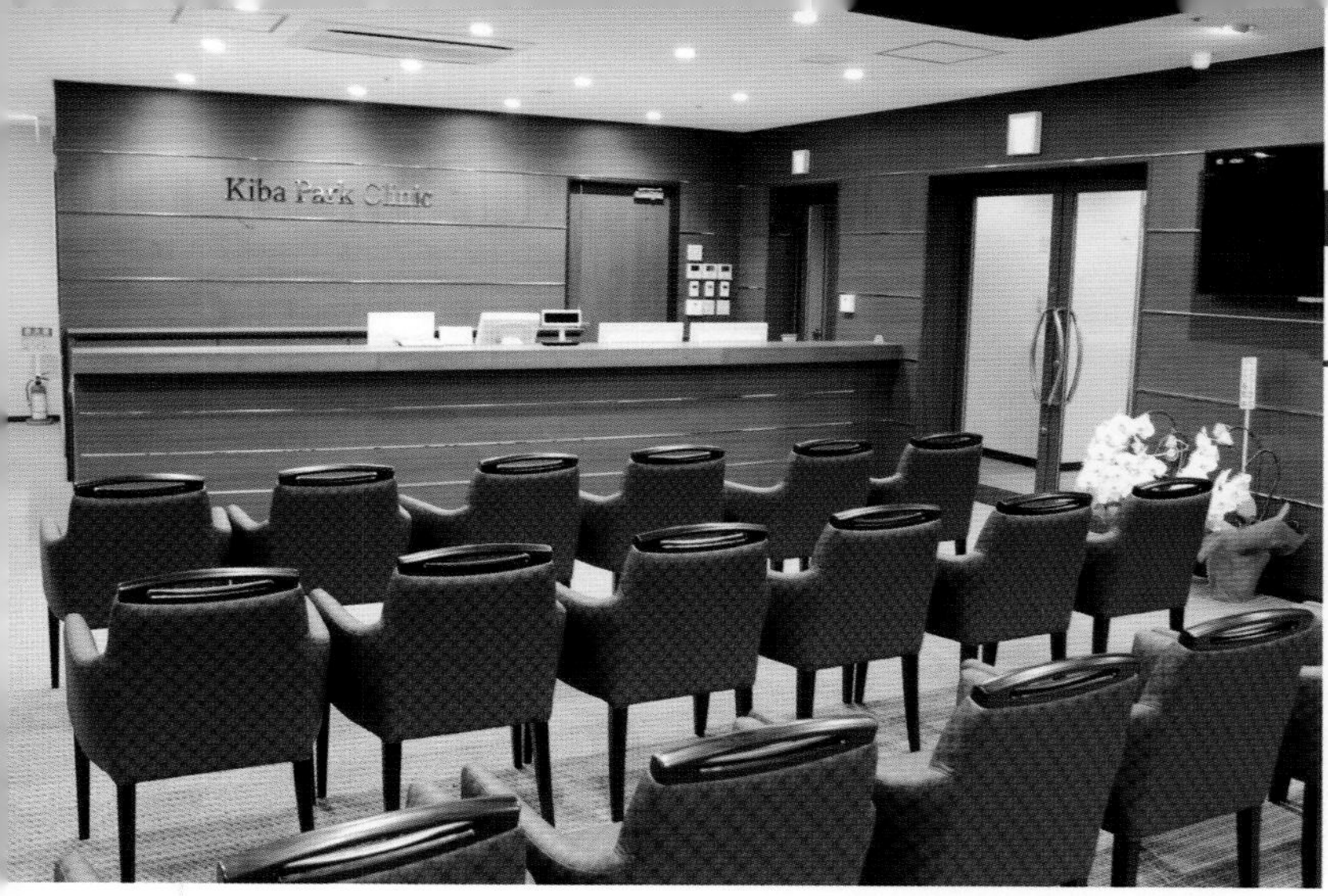

一般不妊症・体外受精・顕微授精・不育症　東京都・江東区

木場公園クリニック・分院

TEL. 03-5245-4122　URL. http://www.kiba-park.jp

世界トップレベルの医療を提供しています

不妊症の治療は時間を要することもあり、治療方針や将来に不安を抱く方も少なくありません。

そこで私たちクリニックでは、心のケアを大事に考え、心理カウンセラーや臨床遺伝専門医が患者さまの心の悩みをバックアップしています。

医療面では、一般不妊治療から生殖補助医療（体外受精、顕微授精）まで、生殖医療専門医による大学レベルの高品位な技術を提供し、世界トップレベルの医療と欧米スタイルでご夫婦の立場に立った、心の通った女性・男性不妊症の診察・検査・治療を行っておりますので、どうぞご夫婦でご相談にいらしてください。

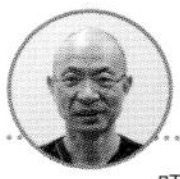

Profile. 吉田 淳 理事長

昭和61年愛媛大学医学部卒業。同年5月より東京警察病院産婦人科に勤務。平成3年より池下チャイルドレディースクリニックに勤務。平成４年日本産婦人科学会専門医を取得。その後、女性不妊症・男性不妊症の診療・治療・研究を行う。平成9年日本不妊学会賞受賞。平成11年1月木場公園クリニックを開業。「不妊症はカップルの問題」と提唱し、日本で数少ない女性不妊症・男性不妊症の両方を診察・治療できるリプロダクション専門医である。

○ 診療時間 (8:30〜12:00、13:30〜16:30)

	月	火	水	木	金	土	日
午前	○	○	○	○	○	○※	ー
午後	○	●	○	●	○	○※	ー

● 6Fのみ火曜日と木曜日の午後13:30〜18:30
※土曜日 午前9:00〜14:00、午後14:30〜16:00
祝日の午前は8:30〜13:00

東京都江東区木場 2-17-13 亀井ビル

○東京メトロ東西線木場駅 3番出口より徒歩2分

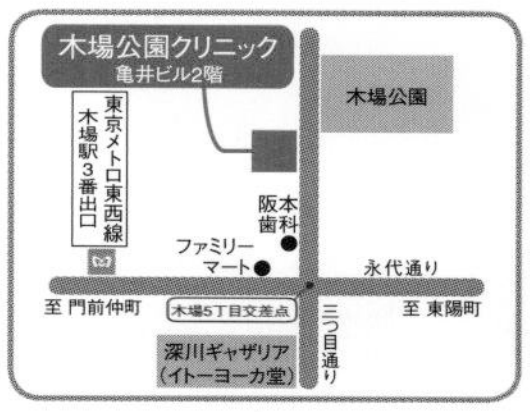

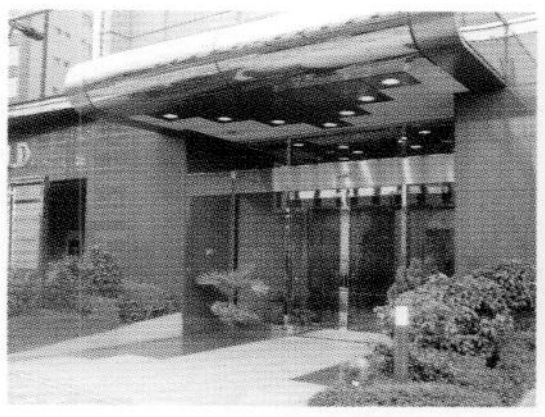

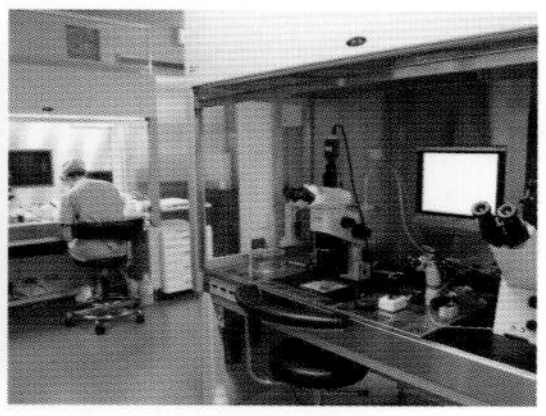

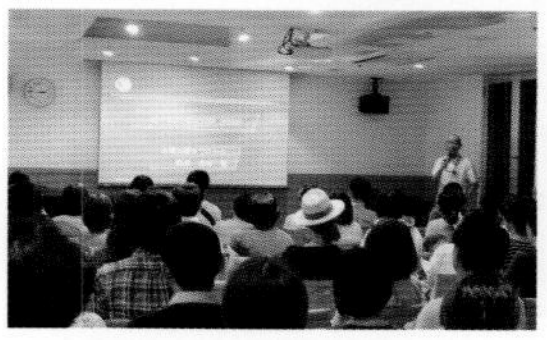

「不妊症はカップルの病気」

木場公園クリニック・分院は、カップルで受診しやすいクリニックを目指して、設計・運営しています。エントランスの雰囲気はごくシンプルで、男性だけでも入りやすいです。カップルで診察を待つ人が多いので、待合室に男性がいてもなんの違和感もありません。また、多目的ホールではセミナーなどを行っています。

●人工授精 ●体外受精 ●顕微授精 ●凍結保存 ●男性不妊 ●カウンセリング ●女性医師 ●レーザー

体外受精・顕微授精・不妊症　東京都・中央区

オーク銀座レディースクリニック

TEL. 0120-009-345　URL. https://www.oakclinic-group.com/

お子様を迎えるという目標に向かって、高度生殖補助医療による治療を提供しています。

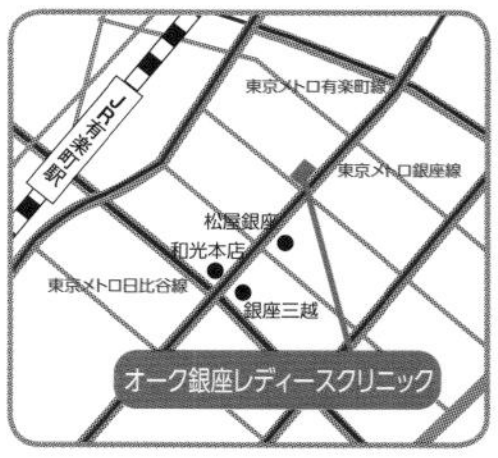

患者様のお話をうかがい、お一人おひとりに合わせた治療プランをご提案します。男性不妊にも対応しており、ご夫婦で受診していただくことも可能です。また、週に3日は大阪の本院（オーク住吉産婦人科）から経験豊富な専門医が来院し、診療にあたっています。

体外受精周期の注射には365日対応しており、病院ではなく、患者様本位のスケジュールで治療を進めていただけます。

学会認定の胚培養士が在籍する国際水準の培養ラボラトリーを備え、院内の基準をクリアした胚培養士が、患者様に採卵した卵子や受精後の胚の状態をご説明しています。

患者様が一日も早く赤ちゃんを迎えられるよう、経験と技術に裏打ちされた治療でサポートして参ります。

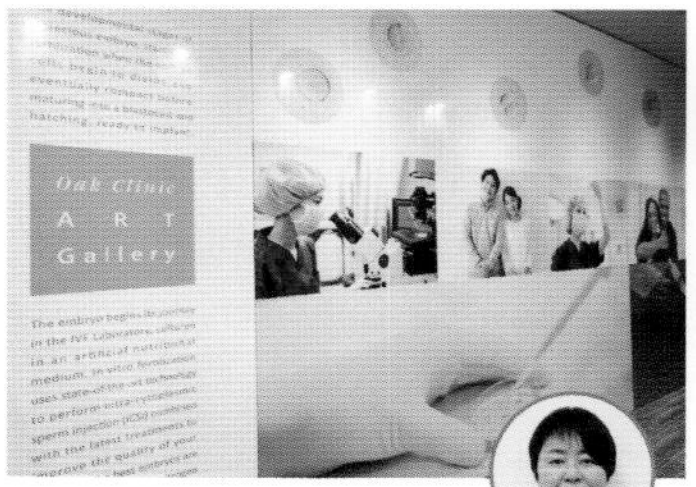

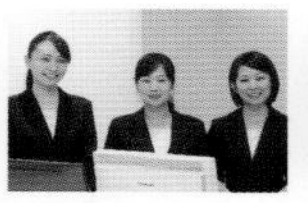

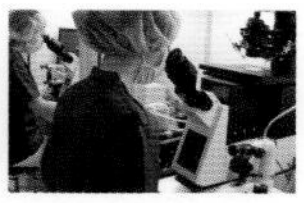

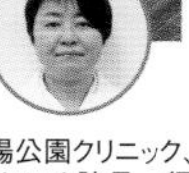

Profile. 渡邊 倫子 医師

筑波大学卒業。筑波大学附属病院、木場公園クリニック、山王病院等を経てオーク銀座レディースクリニック院長。得意分野は、男性不妊と内視鏡検査。もちろん女性不妊も専門です。男性、女性を診療できる数少ない生殖医療専門医です。

○ 診療時間

	月	火	水	木	金	土	日
午前	○	○	○	○	○	○	△
午後	○	○	○	○	○	○※	ー
夜間	○	○	○	○	○	ー	ー

午前 9:00〜13:00、午後 14:00〜16:30
※土曜午後14:00〜16:00、夜間 17:00〜19:00
△日・祝日は 9:00〜15:00

東京都中央区銀座 2-6-12　Okura House 7F

○ JR 山手線・京浜東北線有楽町駅 徒歩5分、東京メトロ銀座駅 徒歩3分、東京メトロ有楽町線 銀座1丁目駅 徒歩2分

●人工授精 ●体外受精 ●顕微授精 ●凍結保存 ●男性不妊
●漢方 ●カウンセリング ●女性医師

不妊症・婦人科一般・更年期障害・その他　千葉県・柏市

中野レディースクリニック

TEL. 04-7162-0345　URL. http://www.nakano-lc.com

エビデンスに基づいた、イージーオーダーの不妊治療

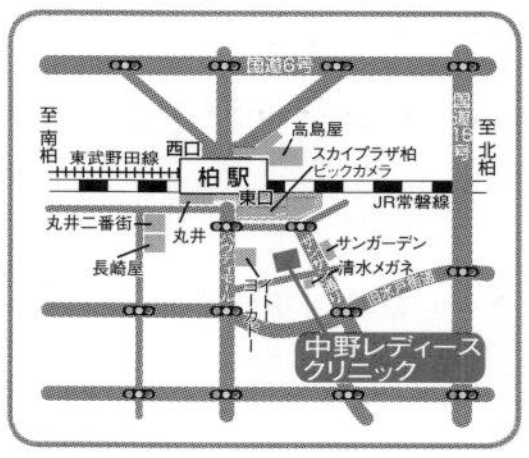

患者様お一人おひとりに治療効果が高いレベルで実現できるよう、エビデンス（症状に対して効果があることがわかっている治療法）に基づいた治療を行っています。そして、最終的に一人でも多くの方が妊娠できるよう、それぞれの方に合った細やかな対応ができるようイージーオーダーの不妊治療をご提供しております。

不妊治療は、加齢とともに条件が悪くなりますから、みなさま、早めに私たちクリニックをお訪ねください。

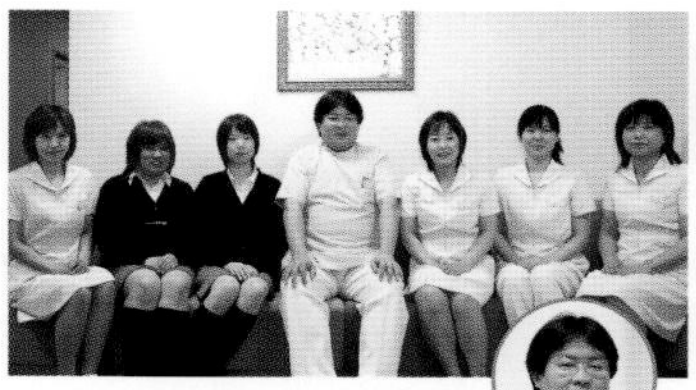

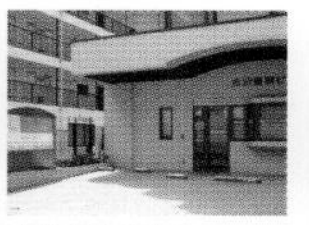

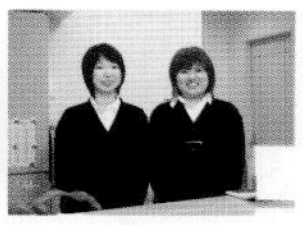

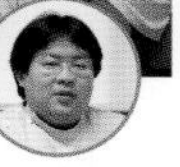

Profile. 中野 英之 院長

平成4年 東邦大学医学部卒業、平成8年 東邦大学大学院修了。この間、東邦大学での初めての顕微授精に成功。平成９年 東京警察病院産婦人科に出向。吊り上げ式腹腔鏡の手技を習得、実践する。
平成13年 宗産婦人科病院副院長。平成17年 中野レディースクリニックを開設。医学博士。
日本生殖医学会認定生殖医療専門医。

○ 診療時間 (9:00〜12:30、15:00〜19:00)

	月	火	水	木	金	土	日
午前	○	○	○	○	○	○	ー
午後	○	○	○	○	○	ー	ー
夜間	○	ー	○	ー	○	ー	ー

午後 15:00〜17:00、夜間 17:00〜19:00
※土曜午後、日・祝日は休診。
※初診の方は、診療終了1時間前までにご来院下さい。

千葉県柏市柏 2-10-11-1F

○ JR 常磐線柏駅東口より徒歩3分

●人工授精 ●体外受精 ●顕微授精 ●凍結保存
●男性不妊 ●カウンセリング

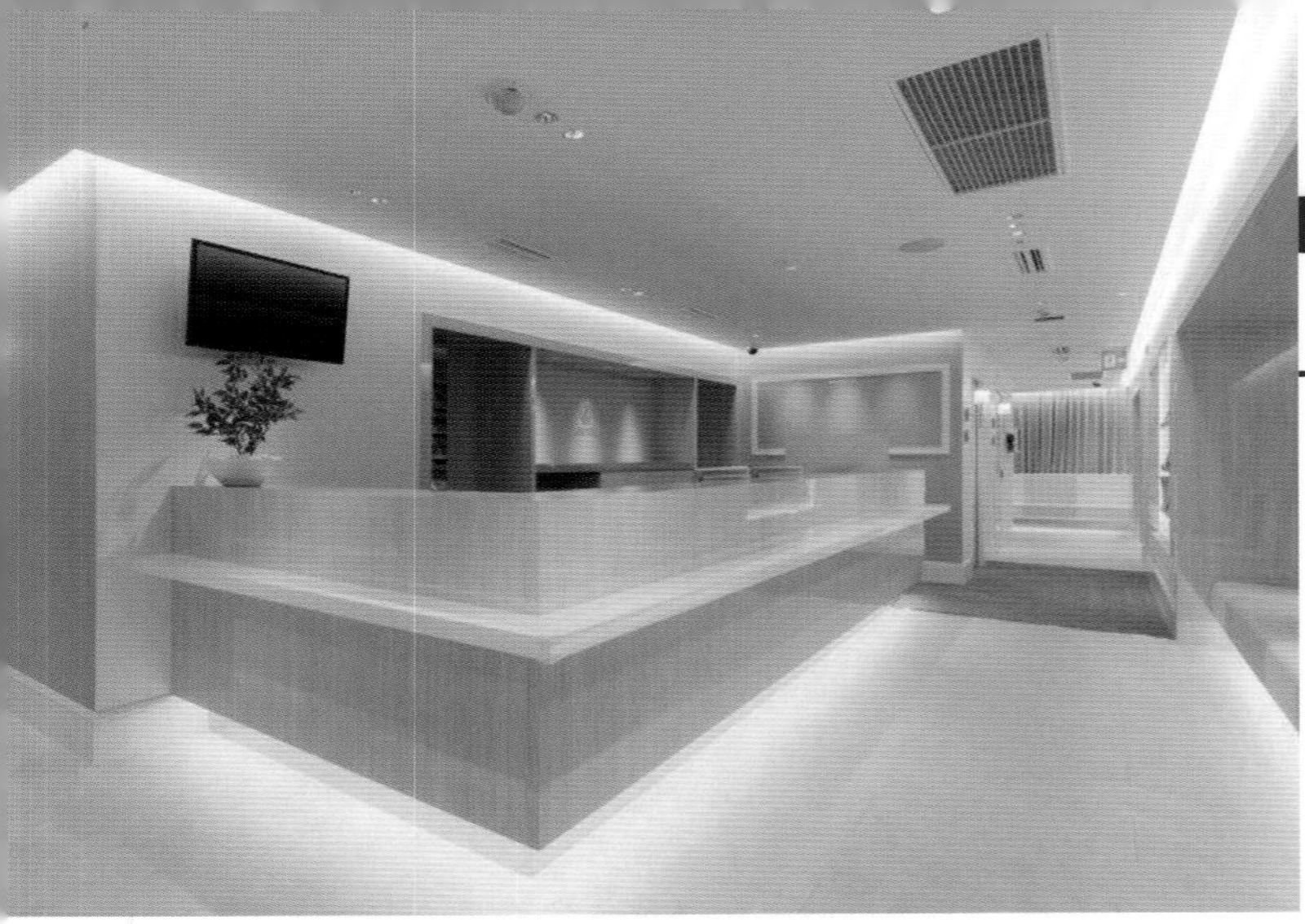

不妊不育 IVF センター・婦人科一般　神奈川県・横浜市

神奈川レディースクリニック

TEL. 045-290-8666　URL. http://www.klc.jp

患者様お一人おひとりのお気持ちを大切に納得のいく治療を進めていきます

不妊・不育の治療をされている患者様の身近な存在として、気軽に活用できるクリニックでありたいというのが、私たちクリニックのモットーです。

不妊治療は、患者様の体調や気持ちにいかに寄り添うかが大切です。治療へのストレスや不安を少しでもとり除いて治療に臨んでいただくため、多くの相談窓口を設けておりますので、どうぞお気軽にご相談下さい。

不妊・不育症の原因は様々あり、複雑です。

患者様のお気持ちを大切に医師・培養士・看護師がチームとなって治療を進めてまいります。

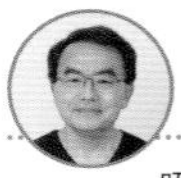

Profile. 小林 淳一 院長

昭和 56 年慶應義塾大学医学部卒業。慶應義塾大学病院にて習慣流産で学位取得。昭和 62 年済生会神奈川県病院にて、IVF・不育症を専門に外来を行う。平成 9 年新横浜母と子の病院にて、不妊不育 IVF センターを設立。平成 15 年 6 月神奈川レディースクリニックを設立し、同センターを移動する。医学博士。日本産科婦人科学会専門医。母体保護法指定医。日本生殖医学会、日本受精着床 学会、日本卵子学会会員。

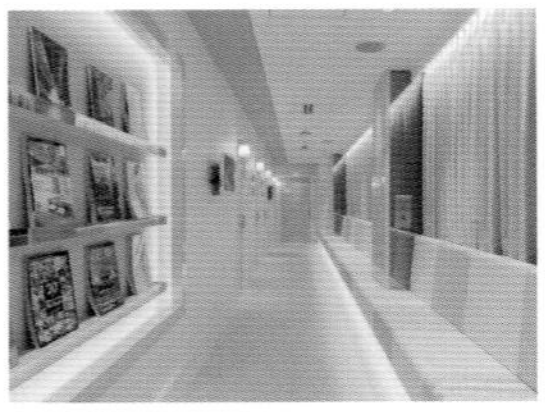

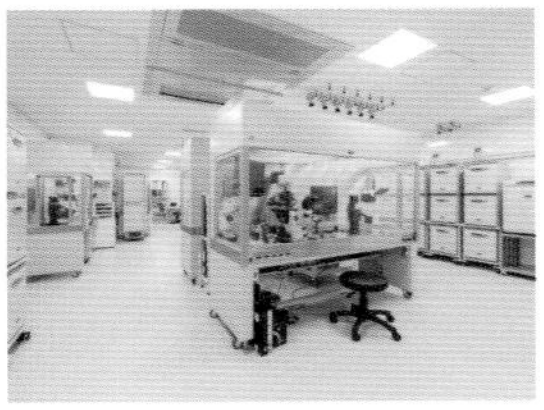

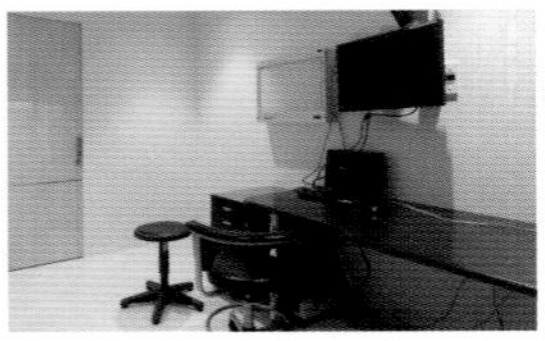

緊急時や入院の必要な方は、近隣の医療機関と提携し、24 時間対応にて診療を行っております。また、携帯電話から診察の順番がわかる、受付順番表示システムを導入しております。

○ 診療時間 (8:30〜12:30、14:00〜19:00)

	月	火	水	木	金	土	日
午前	○	○	○	●	○	△	△
午後	○	○	○※	●	○	ー	ー

△土・日(第2・第4)・祝日の午前は8:30〜12:00、午後休診
※水曜午後は14:00〜19:30
●木曜、第1・第3・第5日曜の午前は予約制

神奈川県横浜市神奈川区西神奈川1-11-5 ARTVISTA 横浜ビル

○ JR東神奈川駅より徒歩5分、京急東神奈川駅より徒歩8分、東急東白楽駅より徒歩7分

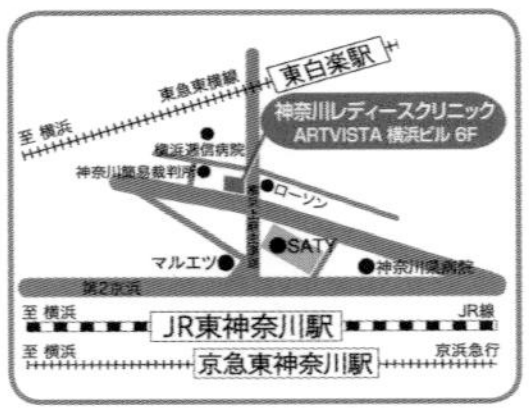

●人工授精 ●体外受精 ●顕微授精 ●凍結保存 ●男性不妊 ●漢方 ●カウンセリング ●食事指導

不妊症・産科・婦人科・小児科・内科　神奈川県・横浜市

菊名西口医院

TEL. 045-401-6444　URL. https://www.kikuna-nishiguchi-iin.jp

約6割の方が自然妊娠！プラス思考で妊娠に向けてがんばってみませんか？

できる限り、自然に近い妊娠につながる不妊治療を心がけ、妊娠後のアフターフォローまで責任を持って診ることが、私たち菊名西口医院のモットーです。

そのため、外来の妊婦さんも約半数は不妊治療を経た妊娠成功者で、小児科の約3割はそのご夫婦のお子さんです。

「妊婦がいる外来は通院したくない」、「子どもがいる外来は通院したくない」というお気持ちは十分に受け止めています。だからこそ、そのご夫婦のように「妊娠できるんだ！」と、妊娠に向けてプラス思考へ切り替えてみませんか。

無理のない範囲で、根気強く。

基礎体温をつける気持ちになれないほど落ち込んだら、何カ月でも待ちます。通院をしばらく休んでも良いのですよ。…『待つことも治療』ですから。

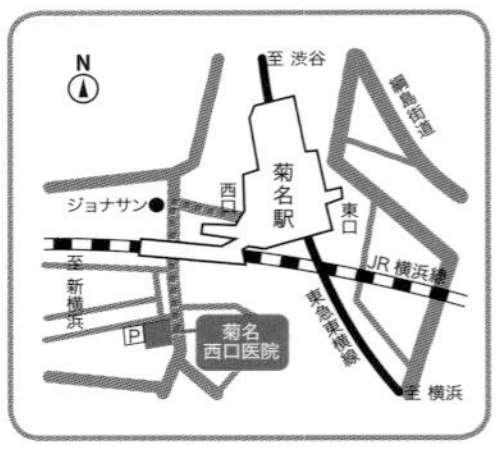

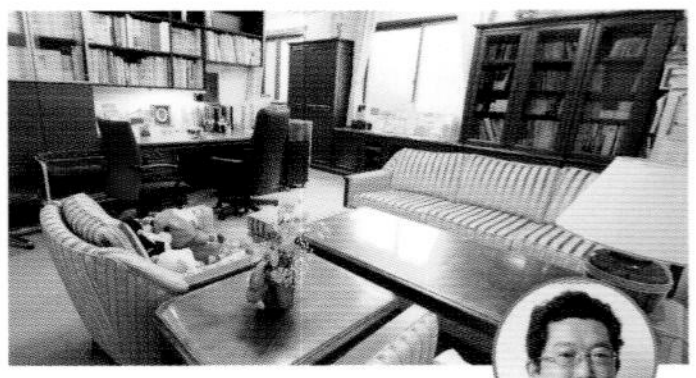

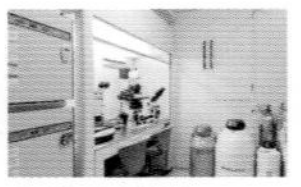

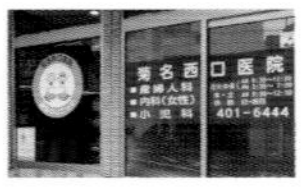

Profile. 石田 徳人 院長

平成2年 金沢医科大学卒業。同年聖マリアンナ医科大学産婦人科入局。平成8年 聖マリアンナ医科大学大学院修了。平成8年 カナダ McGill 大学生殖医学研究室客員講師。平成9年 聖マリアンナ医科大学産婦人科医長。平成13年 菊名西口医院開設。
日本産科婦人科学会専門医。日本生殖医学会会員。日本受精着床学会会員。男女生み分け研究会会員。母体保護法指定医。医学博士。

○ 診療時間 (9:30〜12:30、15:30〜19:00)

	月	火	水	木	金	土	日
午前	○	○	○	○	○	○	ー
午後	○	○	○	ー	○	ー	ー

※木・土曜午後、日曜・祝日は休診。
※土曜午後、日曜・祝日は体外受精や顕微授精などの特殊治療を行う患者さんのみを完全予約制にて行っています。
※乳房外来、小児予防接種は予約制。

神奈川県横浜市港北区篠原北 1-3-33

○ JR横浜線・東急東横線 菊名駅西口より徒歩1分医院下に駐車場4台有り。（車でお越しの方は、その旨お伝え下さい。）

●人工授精 ●体外受精 ●顕微授精 ●凍結保存 ●男性不妊
●漢方 ●カウンセリング ●食事指導 ●運動指導

不妊症・婦人科一般・産科・更年期障害・その他　東京都・豊島区

小川クリニック

TEL. 03-3951-0356　URL. https://www.ogawaclinic.or.jp

希望に沿った治療の提案で、無理のない妊娠計画を実現

不妊治療の基本は、なるべく自然に近い形で妊娠を叶えることです。やみくもに最新治療の力を借りることは、避けなければなりません。

私たちクリニックでは、まずタイミング法より始め、漢方療法、排卵誘発剤、人工授精など、その人の状態により徐々にステップアップしていきます。

開院以来、高度生殖医療（体外受精、顕微授精など）の治療に到達する前に多くの方々が妊娠されています。

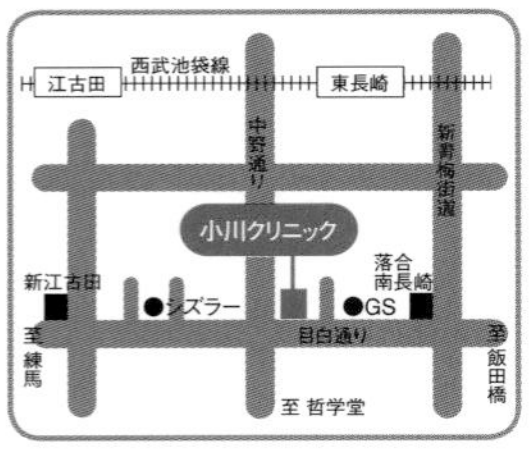

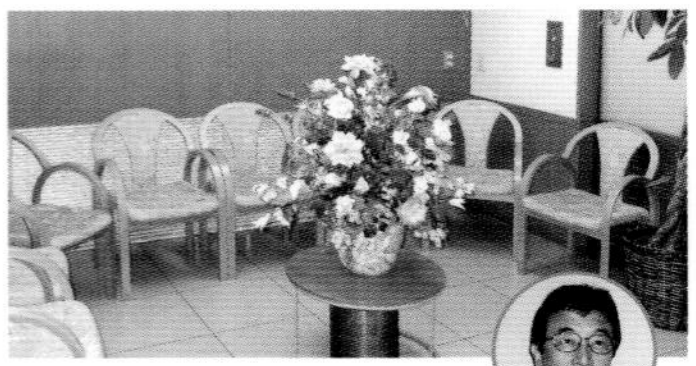

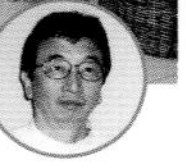

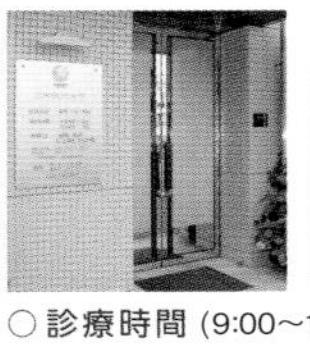

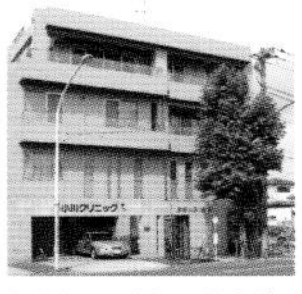

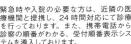

Profile. 小川 隆吉 院長

1949年生まれ。医学博士。元日本医科大学産婦人科講師。1975年 日本医科大学卒業後、医局を経て1995年4月まで都立築地産院産婦人科医長として勤務。セックスカウンセラー・セラピスト協会員。日本生殖医学会会員。1995年6月不妊症を中心とした女性のための総合クリニック、小川クリニックを開院。著書に「不妊の最新治療」「ここが知りたい不妊治療」「更年期を上手に乗り切る本」「30才からの安産」などがある。

○ 診療時間 (9:00〜12:00、15:00〜18:00)

	月	火	水	木	金	土	日
午前	○	○	○	○	○	○	ー
午後	○	○	ー	○	○	ー	ー

※水・土曜の午後、日・祝日は休診。緊急の際は、上記に限らず電話連絡の上対応いたします。

東京都豊島区南長崎 6-7-11

○ 西武池袋線東長崎駅、地下鉄大江戸線落合南長崎駅より徒歩8分

●人工授精 ●男性不妊 ●漢方 ●カウンセリング

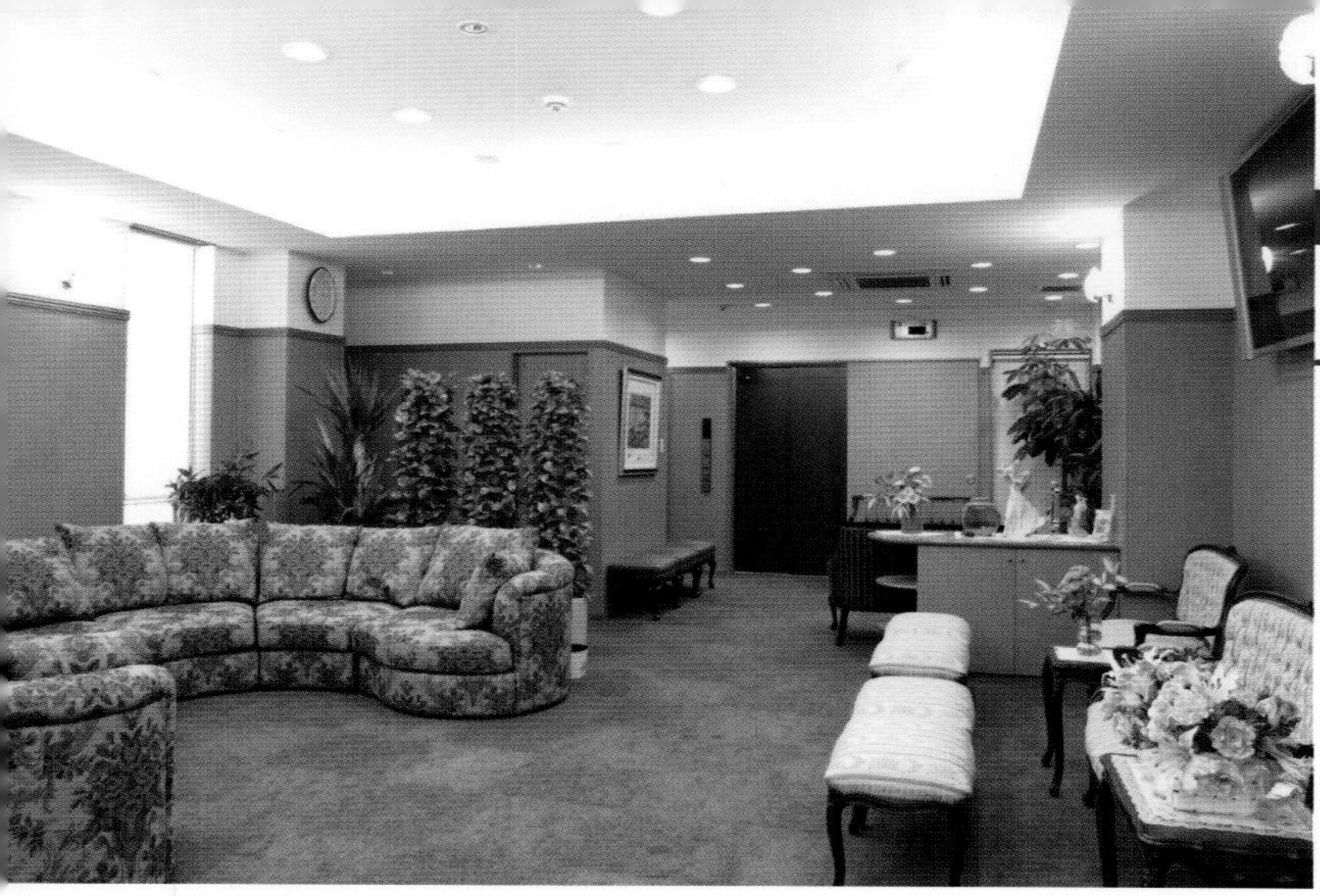

不妊症専門　京都府・京都市

田村秀子婦人科医院

TEL. 075-213-0523　URL. https://www.tamura-hideko.com/

心の持ち方や考え方、生活習慣などを聞き、その人だけのオーダーメイドな治療の提案

『これから病院に行くんだ』という気持ちでなく、もっとリラックスした気持ちで、たとえばレストランに食事に行く時やウィンドウショッピングの楽しさ、ホテルでお茶をする時の心地良さで来ていただけるような病院を目指しています。

また、不妊症は子どもが欲しくても自分ではどうしようもなく、かつ未体験のストレスとの戦いでもありますから、できればここに来たら、お姫さまのように自分主体でゆとりや自信を持てる雰囲気を作るよう心がけています。

我々は皆様が肩の力を抜いて通院して下さってこそ、治療の最大の効果を発揮できるものと思っております。ですから、そんな雰囲気作りに、これからも力を注いでいきたいと思っています。

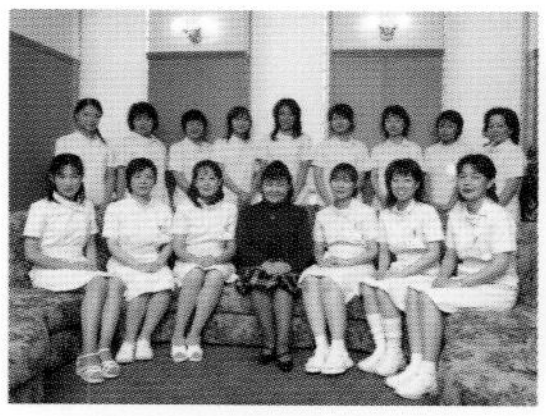

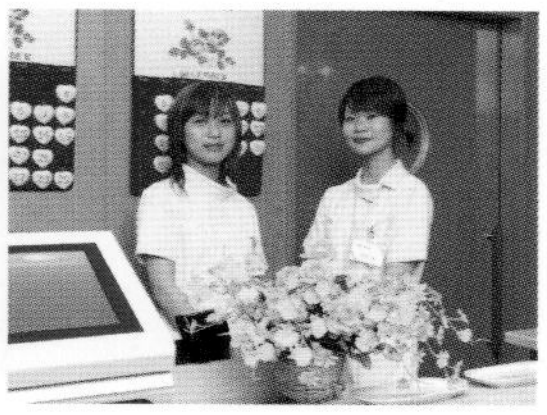

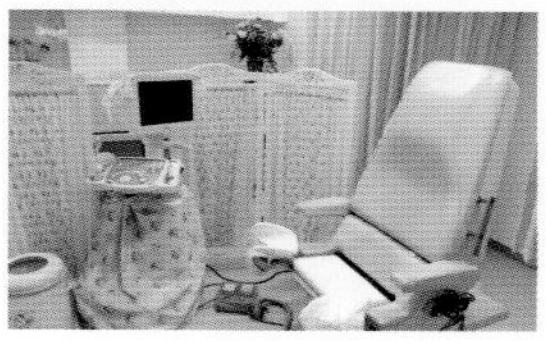

やわらかくあたたかいカラーリング。アロマテラピーによる心地よい香り。さらに、冷たさを感じないようにと医療機器に覆いかけられたクロスなど、院内には細かな配慮がなされている。体外受精のあとに安静室（個室）でもてなされる軽食も好評。

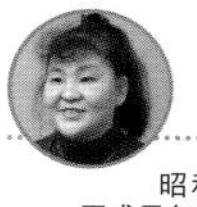

Profile. 田村 秀子 院長

昭和 58 年、京都府立医科大学卒業。平成元年同大学院修了。同年京都第一赤十字病院勤務。平成 3 年、自ら治療し、妊娠 13 週での破水を乗り越えてできた双子の出産を機に義父の経営する田村産婦人科医院に勤務して不妊部門を開設。平成 7 年より京都分院として田村秀子婦人科医院を開設。平成 15 年 8 月、現地に発展移転。現在、自院、田村産婦人科医院、京都第二赤十字病院の 3 施設で不妊外来を担当。専門は生殖内分泌学。医学博士。

○ 診療時間 (9:30〜12:00､13:00〜19:00)

	月	火	水	木	金	土	日
午前	○	○	○	○	○	○	―
午後	○	○	○	○	○	―	―
夜間	○	○	○	○	○	―	―

午後 13:00〜15:00、夜間 17:00〜19:00
※日･祝祭日休診
京都府京都市中京区御池高倉東入ル御所八幡町 229
○ 市営地下鉄烏丸線 御池駅 1 番出口 徒歩 3 分

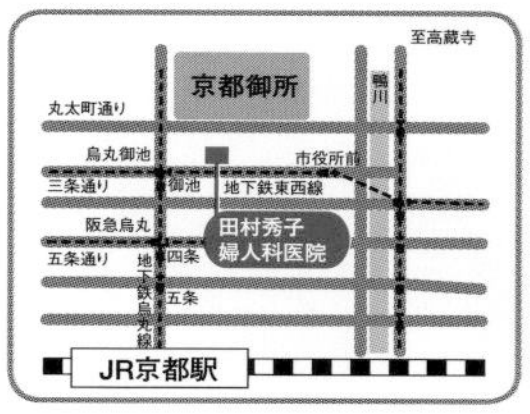

●人工授精 ●体外受精 ●顕微授精 ●凍結保存 ●男性不妊 ●漢方 ●カウンセリング ●女性医師

不妊症・リプロダクションセンター・体外受精ラボラトリー・サージセンター　大阪府・大阪市

オーク住吉産婦人科

TEL. 0120-009-345　URL. https://www.oakclinic-group.com/

高度生殖補助医療の専門クリニック。年中無休の体制で最先端の治療を提供します。

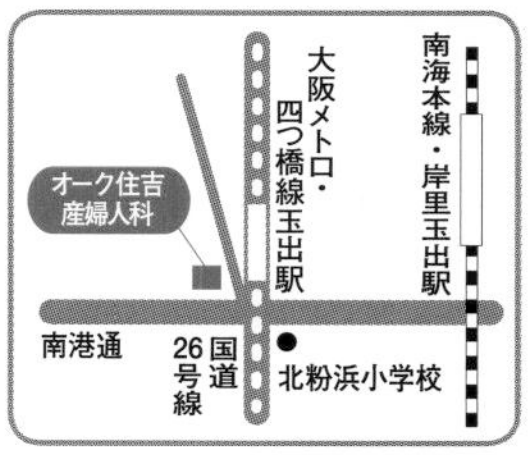

24時間365日体制の高度生殖補助医療実施施設です。働きながら不妊治療を受けていただきやすい体制を整えています。

生殖医療に長年携わっている専門医が、患者様お一人おひとりのお話をうかがった上で治療プランをご提案いたします。男性不妊にも対応し、ご夫婦での受診も可能です。

国際水準の培養ラボラトリーには、学会認定の胚培養士が多数在籍し、日々技術の習得や研究にあたっています。

患者様が納得して治療を受けて頂けるようドクター、スタッフが一丸となって治療に取り組んでいます。

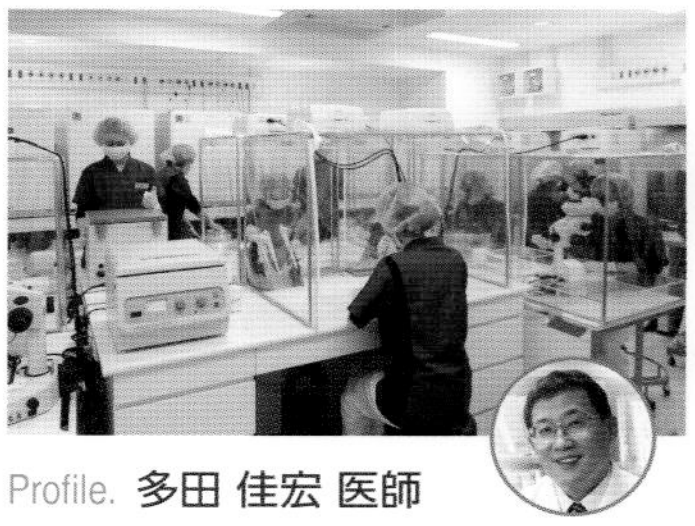

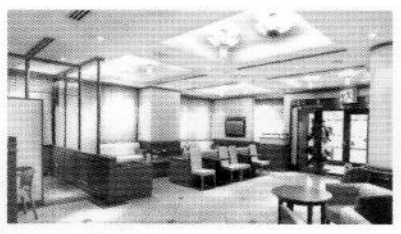

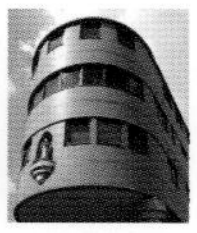

Profile. 多田 佳宏 医師

京都府立医科大学卒業。同大学産婦人科研修医、国立舞鶴病院、京都府立医科大学産婦人科修練医、京都市立病院、松下記念病院などを経て当院へ。女性の不妊治療の診察とともに、男性不妊も担当。医学博士。産婦人科専門医、生殖医療専門医。

○ 診療時間

	月	火	水	木	金	土	日
午前･午後	○	○	○	○	○	●	△
夜間	○	○	○	○	○	―	―

午前･午後 9:00〜16:30、夜間 17:00〜19:00
● 土は9:00〜16:00､△ 日･祝日は9:30〜15:00
卵巣刺激のための注射､採卵､胚移植は日･祝日も行います。

大阪府大阪市西成区玉出西 2-7-9
○ 大阪メトロ 四つ橋線玉出駅 5 番出口徒歩 0 分
南海本線岸里玉出駅徒歩 10 分

●人工授精 ●体外受精 ●顕微授精 ●凍結保存 ●男性不妊
●漢方 ●カウンセリング ●女性医師

不妊症・産婦人科　長野県・佐久市

佐久平エンゼルクリニック

TEL. 0267-67-5816　URL. https://www.sakudaira-angel-clinic.jp/

患者様との対話を重視し、患者様の希望や思いに寄り添った生殖医療を提供いたします。

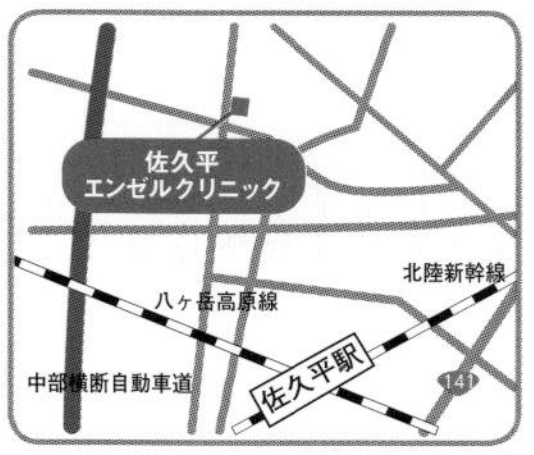

生殖医療は患者様の不妊の原因を一つひとつしっかり分析して、その方その方にあったオーダーメイド医療を行ってこそ成果が期待できます。

当院ではすべての患者様に画一的な治療は行いません。個々の患者様の体の状態、治療に対する要望、を詳細に確認し、患者様ごとに最適な治療をご提案することをモットーにしています。

また、無駄な検査や治療を極力省略し治療にかける時間をなるべく短く、できるだけ早く結果を出すことを目標にしています。妊娠、出産を経てこれから生まれてくるお子様と過ごす時間をいかに長く有意義なものにするか？生殖医療の最大の目標はそこにあると当院では考えています。

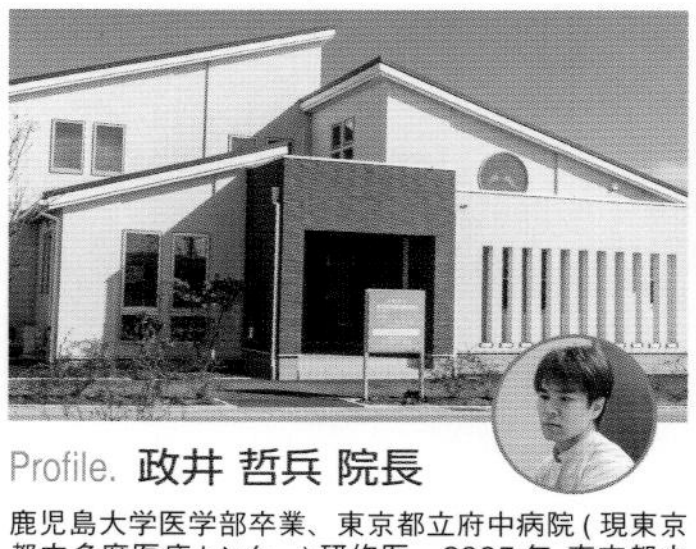

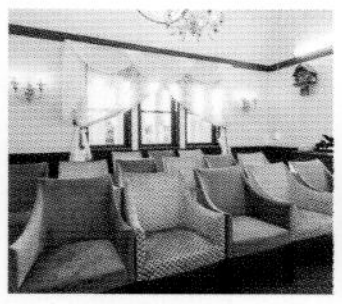

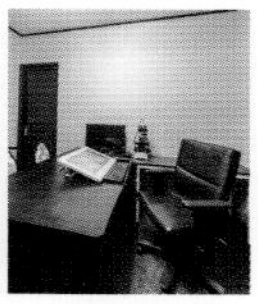

Profile. 政井 哲兵 院長

鹿児島大学医学部卒業、東京都立府中病院 (現東京都立多摩医療センター) 研修医。2005 年 東京都立府中病院産婦人科、2007 年 日本赤十字社医療センター産婦人科、2012 年 高崎 ART クリニック、2014 年 佐久平エンゼルクリニック開設。
産婦人科専門医、生殖医療専門医・指導医。

○ 診療時間 (8:30〜12:00、14:00〜17:00)

	月	火	水	木	金	土	日
午前	○	○	○	○	○	○	―
午後	○	○	―	○	○	―	―

※水曜､土曜の午後､日･祝日は休診。
※体外受精説明会は、WEB 配信方式としております。
長野県佐久市長土呂1210-1
○ 佐久北IC・佐久ICより車で約5分
JR佐久平駅より徒歩約10分

●人工授精 ●体外受精 ●顕微授精 ●凍結保存
●男性不妊 ●漢方 ●カウンセリング

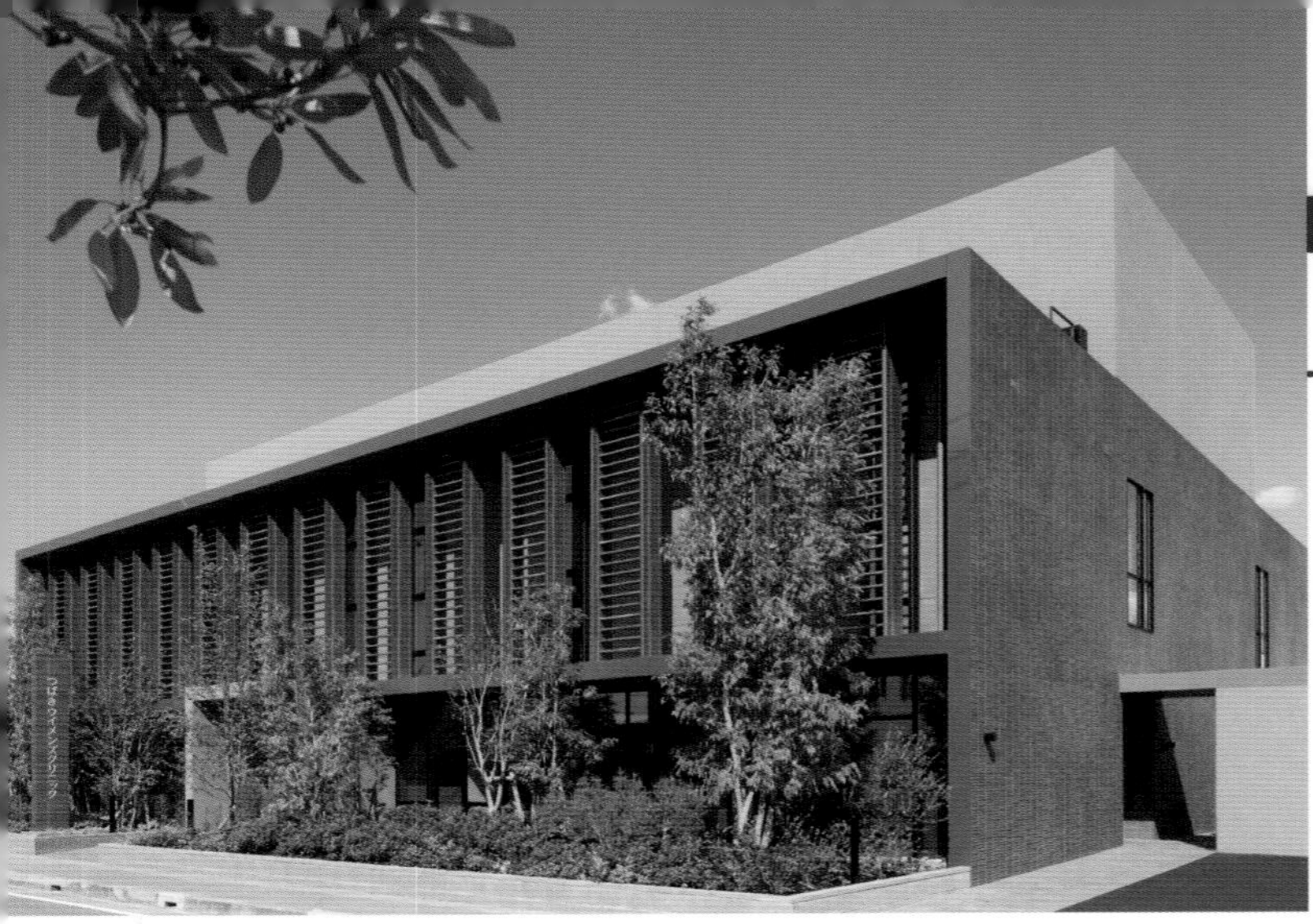

不妊症・産婦人科・新生児内科・麻酔科　愛媛県・松山市

つばきウイメンズクリニック

TEL. 089-905-1122　URL. https://www.tsubaki-wc.com/

生殖医療、無痛分娩、ヘルスケアを中心に地域に根差した「かかりつけ産婦人科」

不妊症の原因を十分に調べたうえで、効果的な治療を積極的に行う「テーラーメイドな生殖医療」を信念としています。産婦人科医による女性不妊だけでなく、男性不妊を専門とする泌尿器科医による診療も重要です。当院は男性不妊に特化した専門外来を開設し、男女双方からのアプローチも可能にしています。男性不妊の分野で先駆的な治療や研究を実践し、国内外でも著名な獨協医科大学の岡田 弘特任教授・学長補佐が診療・手術を担当しています。高度生殖医療の核とも言える培養部門は、高水準の培養技術を日夜追求しています。

妊娠後も当院での管理が可能で、無痛分娩も提供し、感動的な理想分娩を追求しています。また女性医学の見地から、女性の生涯にわたるヘルスケアをサポートしています。

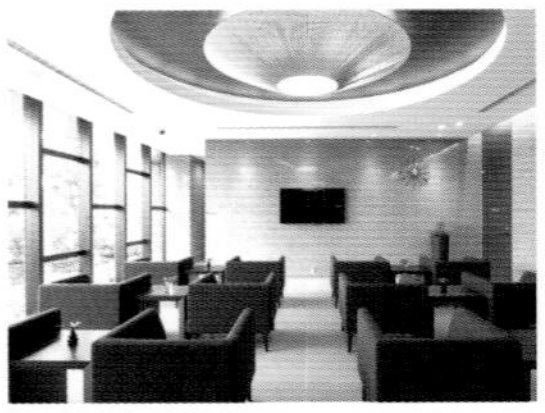

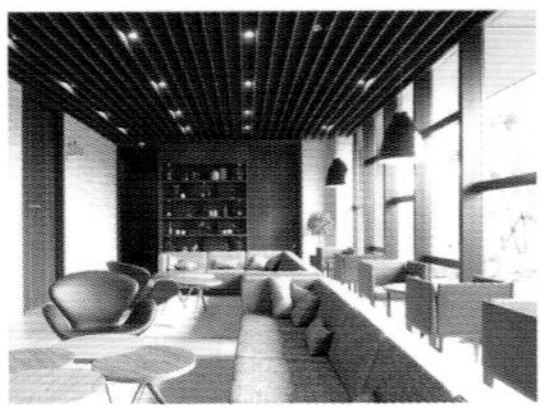

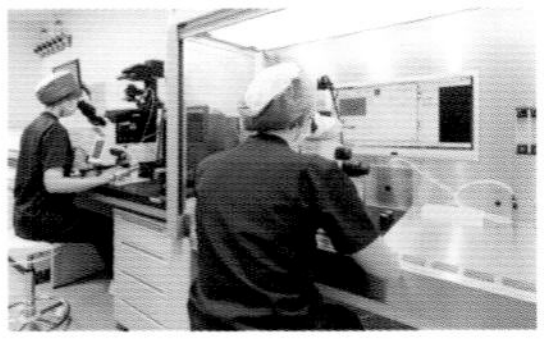

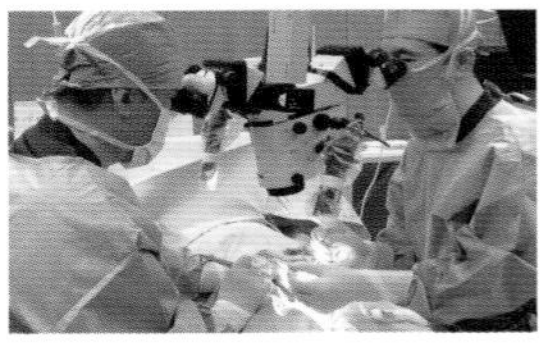

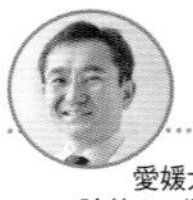

Profile. 鍋田 基生 院長

愛媛大学病院講師、外来医長を経て現職。理論的かつ迅速、適切な治療により速やかな妊娠を目指す。医学博士。兵庫医科大学非常勤講師。産婦人科専門医・指導医。生殖医療専門医。管理胚培養士。女性ヘルスケア専門医・指導医。漢方専門医。JISART 理事。日本卵子学会代議員。日本アンドロロジー学会評議員。日本生殖免疫学会評議員。日本生殖心理学会評議員。日本レーザーリプロダクション学会評議員。生殖バイオロジー東京シンポジウム世話人。産婦人科 PRP 研究会世話人。日本生殖医学会学術奨励賞、中国四国産科婦人科学会学術奨励賞、愛媛医学会賞受賞。

○ 診療時間 (9:00～12:00、15:00～18:00)

	月	火	水	木	金	土	日
午前	○	○	○	○	○	○	ー
午後	○	○	ー	○	○	△	ー

※水曜の午後、日・祝日は休診。△土曜午後は15:00～17:00
※男性不妊外来：月1回完全予約制
［土曜］15:00～17:00［日曜］9:00～11:00

愛媛県松山市北土居 5-11-7

○ 伊予鉄道バス「椿前」バス停より徒歩約4分、「椿神社前」バス停より徒歩約9分

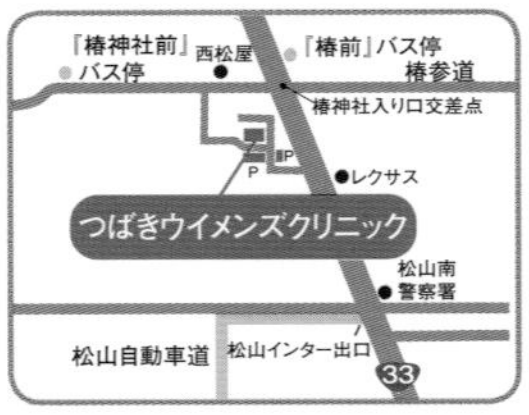

●人工授精 ●体外受精 ●顕微授精 ●凍結保存 ●漢方 ●男性不妊 ●カウンセリング

不妊症・体外受精・顕微授精　大阪府・大阪市

オーク梅田レディースクリニック

TEL. 0120-009-345　URL. https://www.oakclinic-group.com/

患者様の妊娠に向けた診療に、不妊治療の専門院として全力で取り組んでいます。

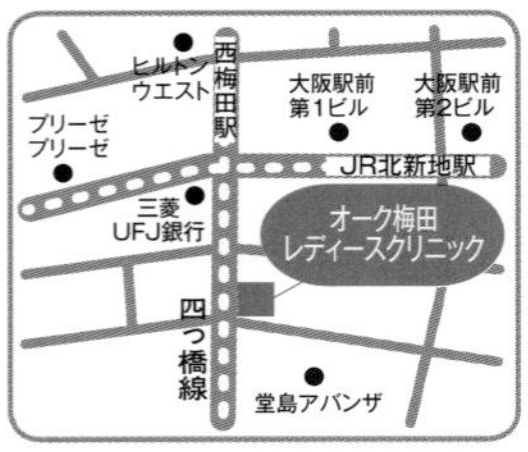

多数のオリジナル・メソッドを含む検査と治療をメニューに用意しています。

高度生殖補助医療は、本院のオーク住吉産婦人科と連携して提供しています。体外受精は患者様のお話をうかがい、お一人おひとりに合わせたプランをご提案しています。採卵や胚移植、特殊な検査や処置は、本院での実施となりますが、何度も通院が必要となる卵胞チェックや注射は梅田で行いながらの治療が可能です。

患者様とともに、妊娠という目標に向かって治療を進めて参ります。

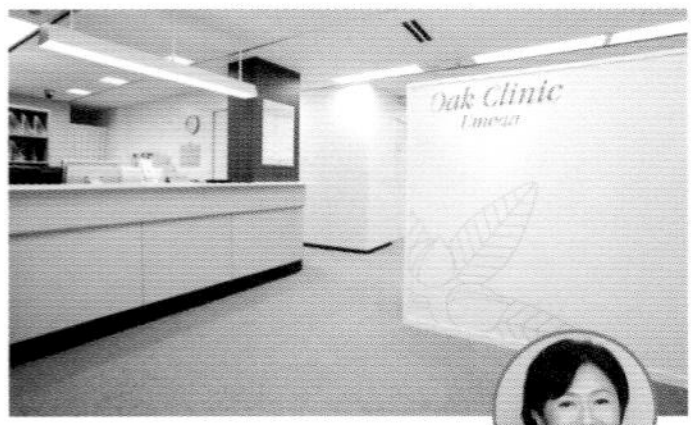

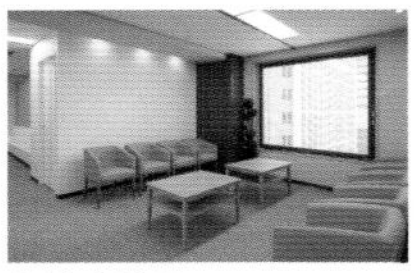

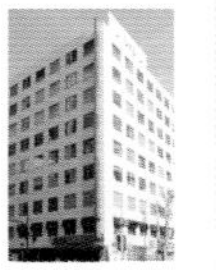

Profile. 船曳 美也子 医師

神戸大学文学部心理学科、兵庫医科大学卒業
兵庫医科大学、西宮中央市民病院、パルモア病院を経て当院へ。エジンバラ大学で未熟卵の培養法などを学んだ技術と自らの不妊体験を生かし、当院・オーク住吉産婦人科で活躍する医師。産婦人科専門医、生殖医療専門医。

○ 診療時間

	月	火	水	木	金	土	日
午前	○	○	○	○	○	○	ー
午後	ー	○	○	ー	○	ー	ー
夜間	○	○	○	○	○	ー	ー

午前 10:00～13:00、午後 14:30～16:30
夜間 17:00～19:00

大阪府大阪市北区曽根崎新地1-3-16 京富ビル 9F

○ 大阪メトロ四つ橋線西梅田駅、JR東西線北新地駅　C60 出口すぐ。JR大阪駅より徒歩7分

●人工授精 ●体外受精 ●顕微授精 ●凍結保存 ●男性不妊
●漢方 ●カウンセリング ●女性医師

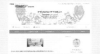

Autumn 2021

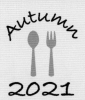

ママなり 応援レシピ

サプリメントによくある、妊活にオススメの栄養素を食事から摂りましょう。
今回は、不妊治療で注目されている、ビタミン D 編です。

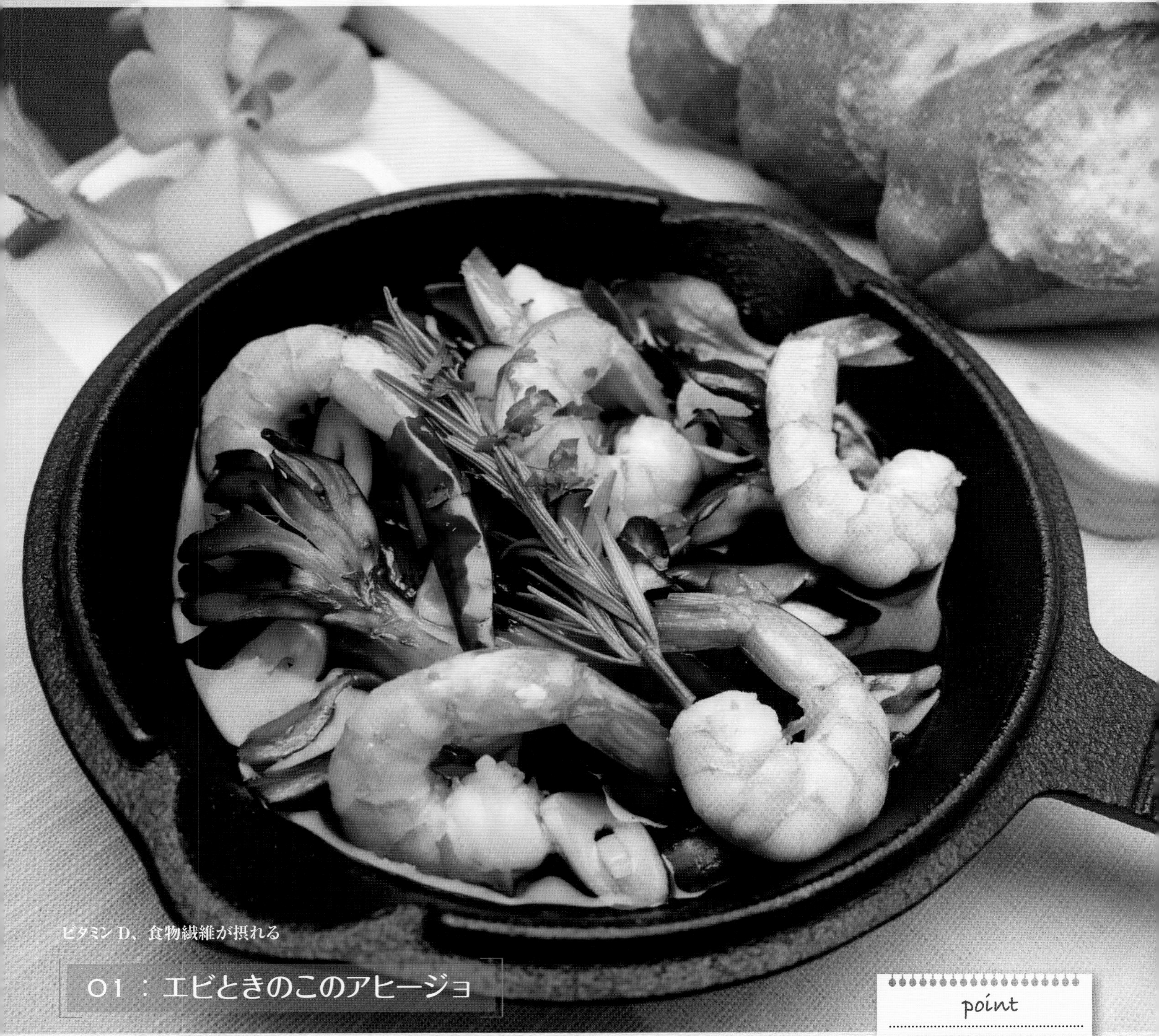

ビタミン D、食物繊維が摂れる

01 ：エビときのこのアヒージョ

材料 [2人分]

好きなきのこ……………………1 パック
エビ……………………………50g
オリーブオイル…………………適量
にんにく ………………………1 片
鷹の爪…………………………1 本
塩………………………………適量
バゲット…………………………適量

作り方

1. にんにくは薄切りに、鷹の爪は種を取る。
2. スキレットにオリーブオイル、鷹の爪、にんにく、塩を入れる。
3. きのことエビを入れ、グリルへ入れ、グツグツしてきたらグリルから出す。
4. バゲットは、トースターでカリッと焼いたら出来上がり!

● スキレットがない場合には、小鍋でもOK。作り方 2 で弱火にかけ、にんにくの香りが出てきたらきのこやエビを入れます。盛り付けは、耐熱皿で!!

● エビは、冷凍のシーフードミックスにしても美味しいです♡

point

きのこの 100g あたり
ビタミン D 含有量ランキング

1位	きくらげ	8.8μg
2位	まいたけ	4.9μg
3位	エリンギ	1.2μg
4位	えのき	0.9μg
5位	しめじ	0.6μg
6位	しいたけ	0.4μg
7位	マッシュルーム	0.3μg

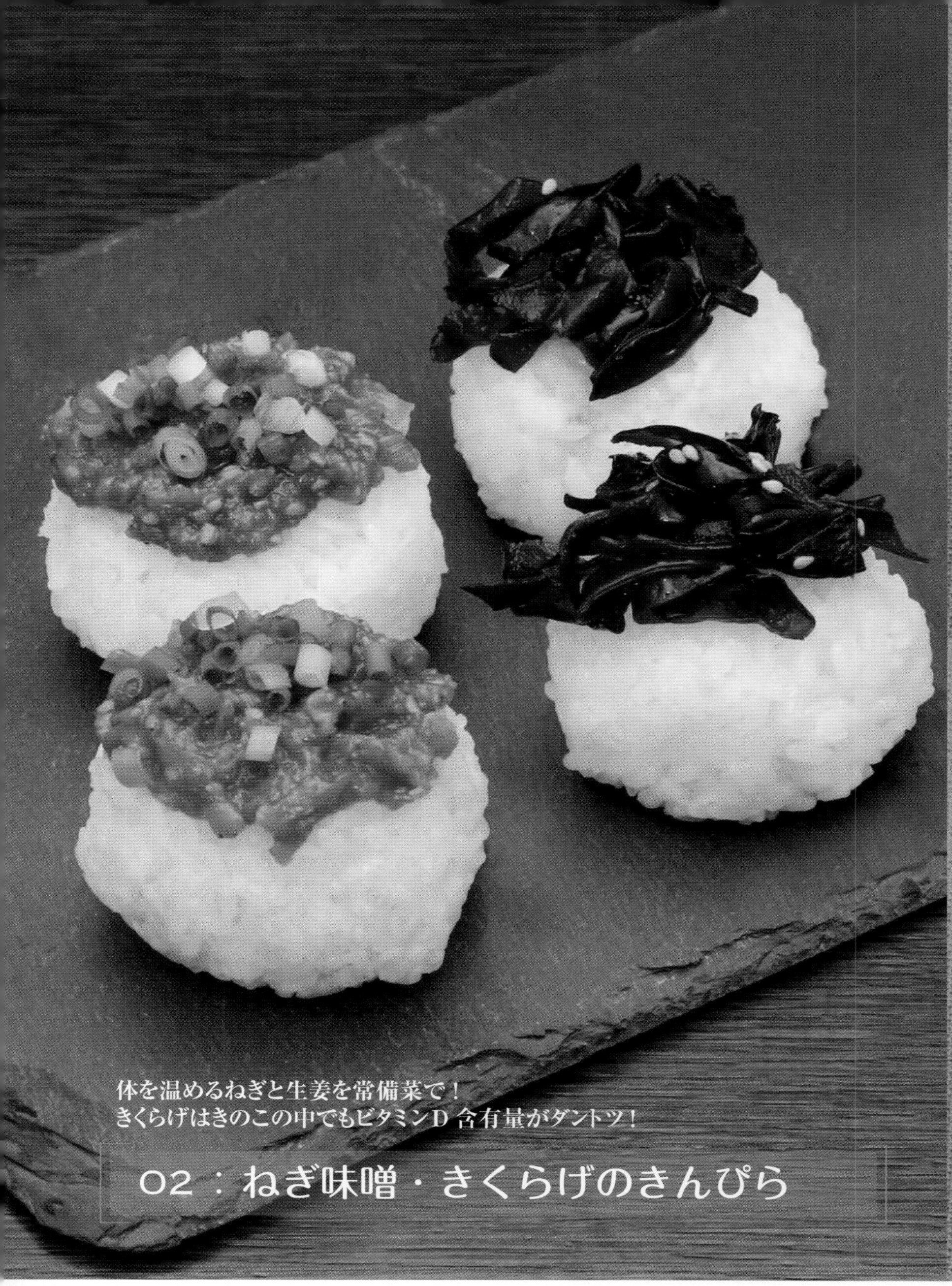

体を温めるねぎと生姜を常備菜で！
きくらげはきのこの中でもビタミンD 含有量がダントツ！

02：ねぎ味噌・きくらげのきんぴら

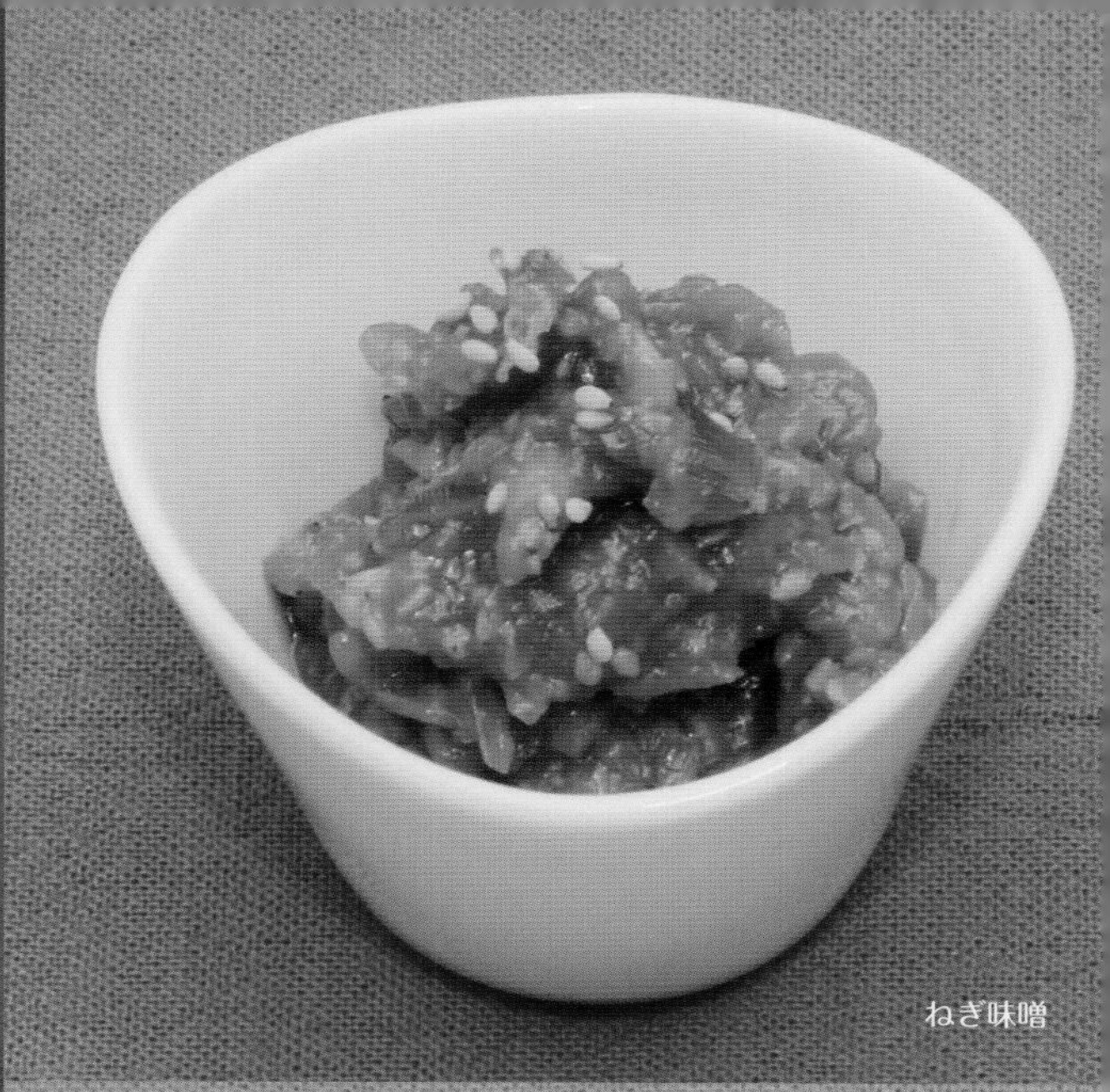

ねぎ味噌

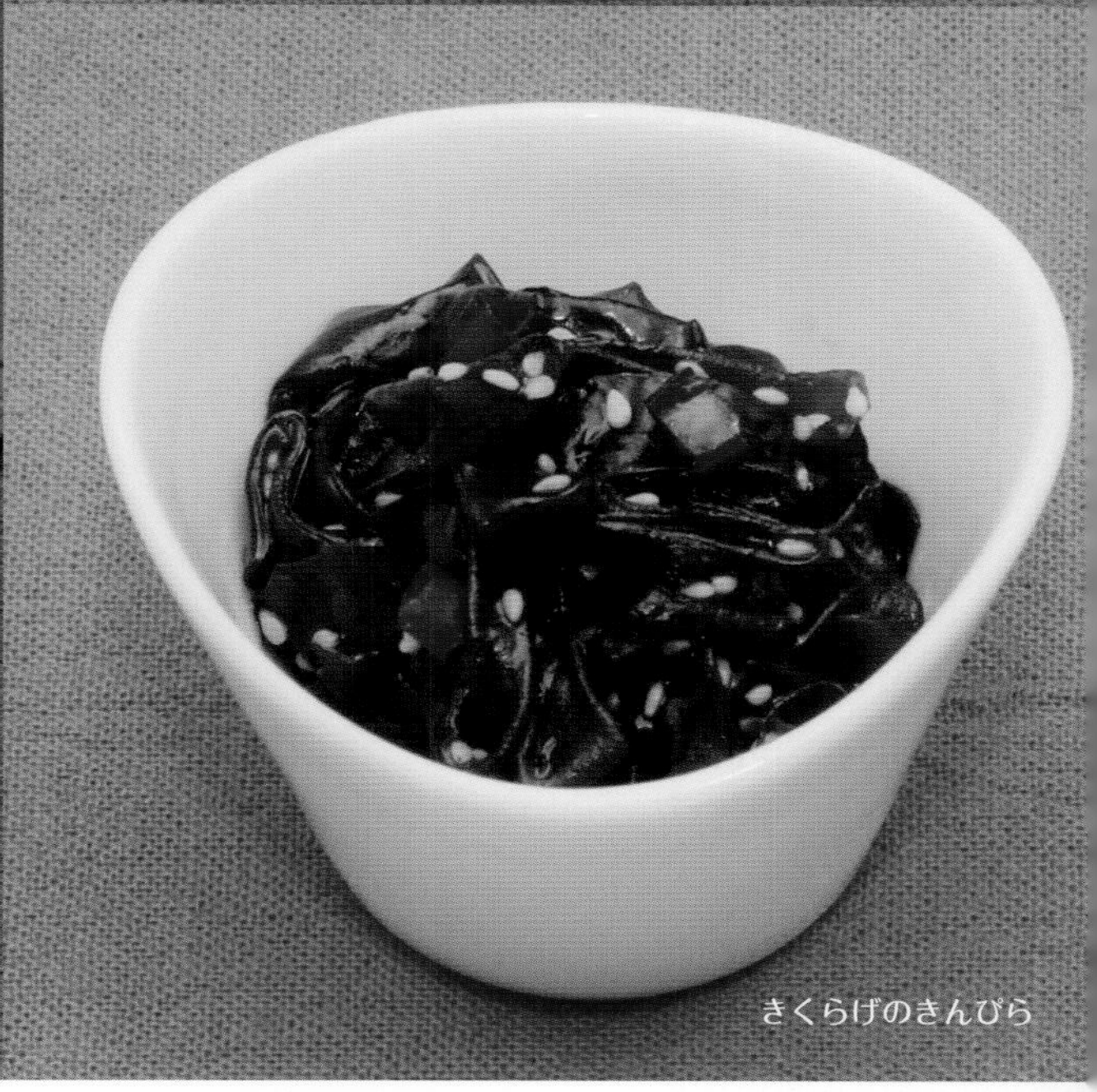

きくらげのきんぴら

材料 [2人分]

長ねぎ	1本
味噌	大さじ3
生姜	小さじ1
砂糖	大さじ1
みりん	大さじ2
酒	大さじ2
ごま油	大さじ1
白ごま	大さじ1

作り方

1. 長ネギは、青い部分まで小口切りにする。生姜は、みじん切りにする。
2. 小鍋にごま油、生姜、ねぎを入れて、しんなりするまで炒める。
3. 味噌、砂糖、みりん、酒、白ごまを入れ、水分がなくなるまで練る。
4. 冷まして保存容器へ入れる。

- ねぎは、なんでもOK。
- 生姜は、チューブでもOK。
- お好みで、豆板醤を入れても美味しいです。その際は、作り方3で入れます。

材料 [2人分]

生きくらげ	1パック
ごま油	小さじ2
鷹の爪	適量
しょう油	大さじ1
みりん	大さじ1
砂糖	大さじ1/2
ごま	小さじ1

作り方

1. きくらげを好みの太さに切り揃える。
2. フライパンにごま油、鷹の爪、きくらげを入れて炒める。
3. しょう油、みりん、砂糖を入れ、汁気がなくなるまで炒める。
4. ごまを入れ、混ぜ合わせたら出来上がり。

- 生きくらげがなければ、乾燥きくらげでもOK。その場合は、乾燥したもの14g程度を水で戻す（30分程度）と、だいたい100gになります。

point

**ねぎ味噌を使った
アレンジを紹介します**

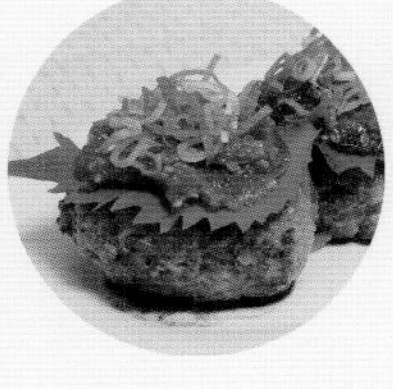

・鶏肉、鯖、鰆などにねぎ味噌を乗せて焼く。さらにチーズを乗せて、グラタン風にしても美味!
・香りUPで追いごま油やラー油もオススメです。

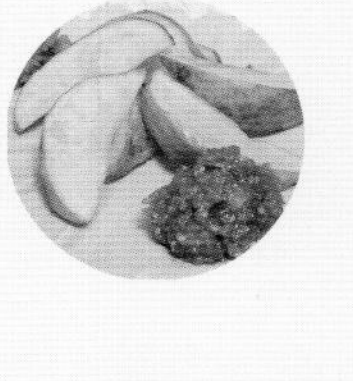

ハンバーグのソースもオススメ♡
フライドポテトのディップにも最高です!

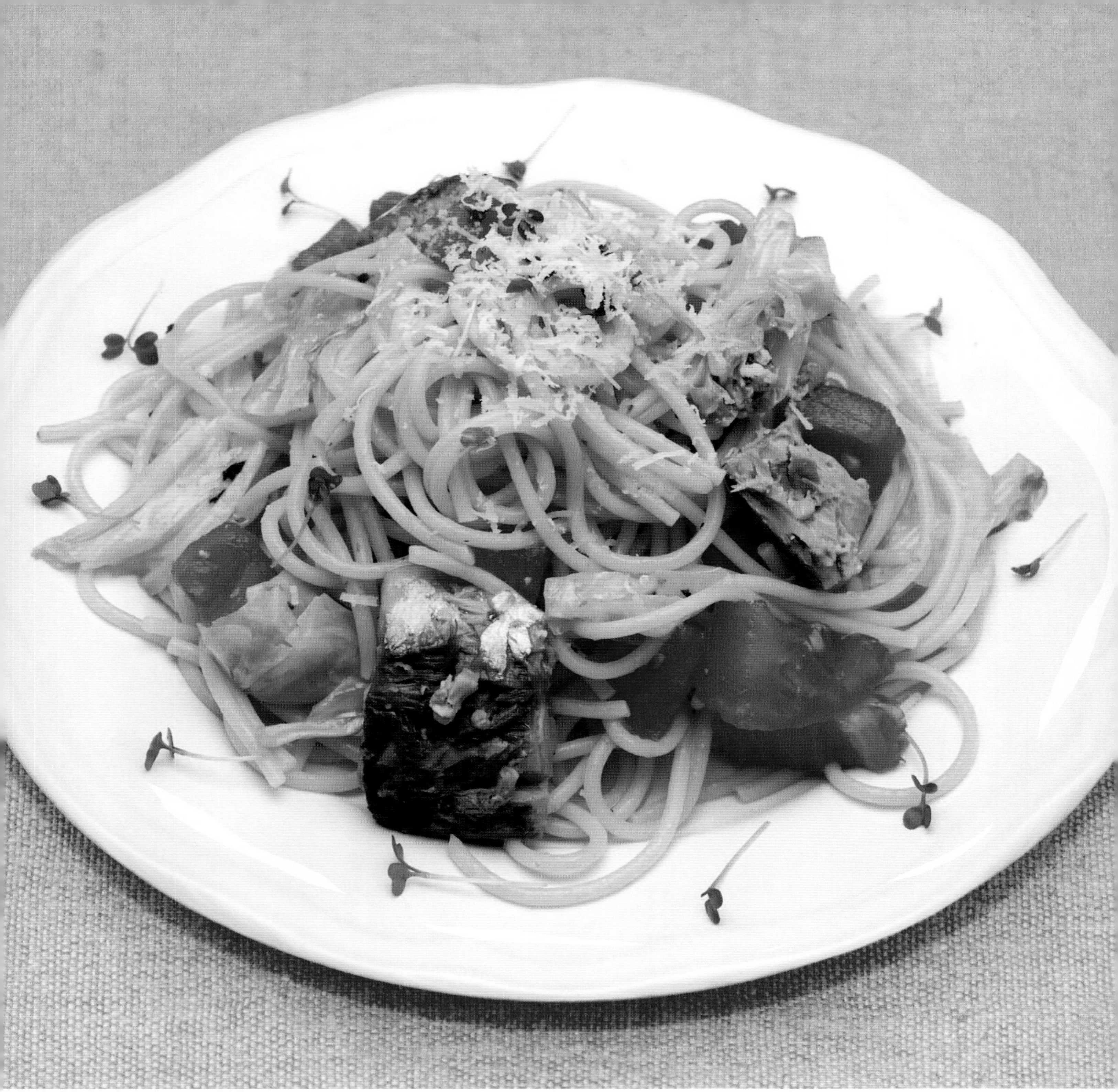

ビタミンDが豊富な水煮缶を使うべし！

03：鯖缶パスタ

材料 [2人分]

- 鯖水煮缶 ……… 1缶
- キャベツ ……… 2～3枚（1/8カット）
- トマト ……… 1個
- にんにく ……… 1片
- パスタ ……… 200g
- オリーブオイル ……… 適量
- 鷹の爪 ……… 1本
- パルメザンチーズ ……… 適量

作り方

1. 鍋にたっぷりの水を張り、塩大さじ2～3を入れて火にかけ沸騰させ、パスタを茹でる。
2. キャベツはざく切り、トマトは少し大きめのダイスカットにする。
   にんにくは、皮をむいてみじん切りにする。チューブのにんにくを使ってもOK。
3. フライパンにオリーブオイルを2周分くらい入れ、にんにく、鷹の爪を入れて火をつける。
4. オイルの中のにんにくがフツフツしてきたら、キャベツとトマトを入れる。
5. 全体的になじんだら、鯖缶を汁ごと入れ、木べらで崩しながら、炒める。
6. パスタの茹で汁をお玉1杯フライパンに入れ、茹で上がったパスタとソースを合わせる。
7. 器に盛り、オリーブオイルを1周、パルメザンチーズをお好みでかけたら出来上がり!

●鷹の爪は、辛いのが好きな人は作り方3から入れ、香り付けだけなら作り方5で鯖を崩している時に入れます。

●作り方6で、味見をしてみて、少し味が薄ければ、塩を少々足します。でも、塩分はなるべく控えめに♡

栄養がしみでた油も他の料理に使える!

04：かつおで自家製ツナ

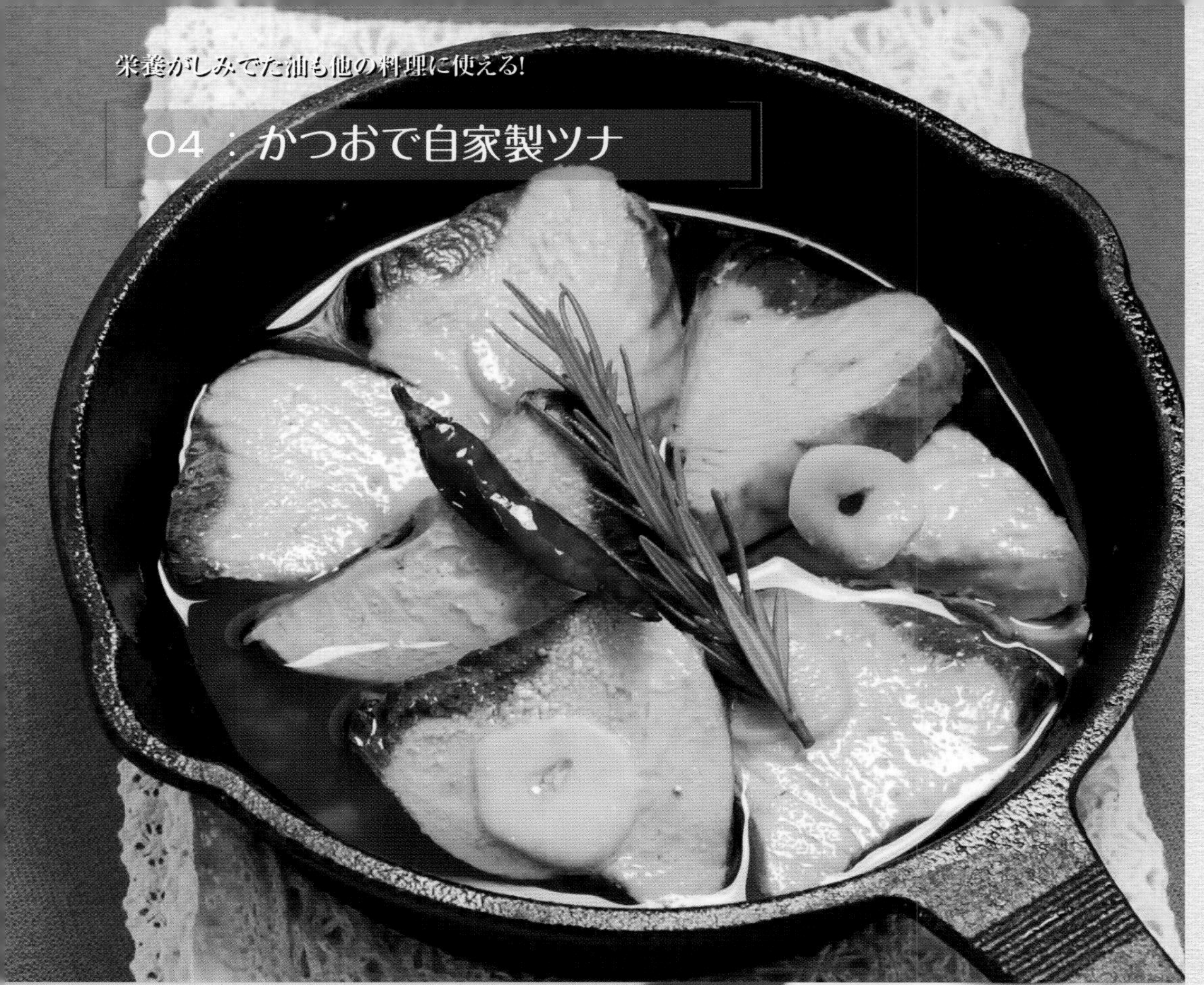

材料［2人分］

かつお生 ………………… 1/2本
オリーブオイル ………………… 適量
にんにく ………………… 1片
鷹の爪 ………………… 1本
塩 ………………… 小さじ1
ローズマリー ………………… 適量

作り方

1. にんにくは薄切りに、鷹の爪は種を取る。
2. スキレットにオリーブオイル、鷹の爪、にんにく、塩、ローズマリーを入れる。
3. 食べやすい大きさに切ったカツオを入れて火をつける。
4. カツオに火が通れば出来上がり

● スキレットがない場合には、小鍋でもOK。盛り付けは、耐熱皿で!!

● カツオのお刺身が余った!どうしよう?という時に、ぜひ、作ってみてください。

● 熱々のツナと一緒にパンでいかがでしょう♡

point

秋の戻りガツオは、初ガツオに比べてビタミンＤが2倍に増えています。

また、脂質（魚油）も多く、不飽和脂肪酸のDHA、EPAも多いのでオススメです。


水の代わりに絹ごし豆腐でイソフラボンと葉酸も！

05：しらたま団子

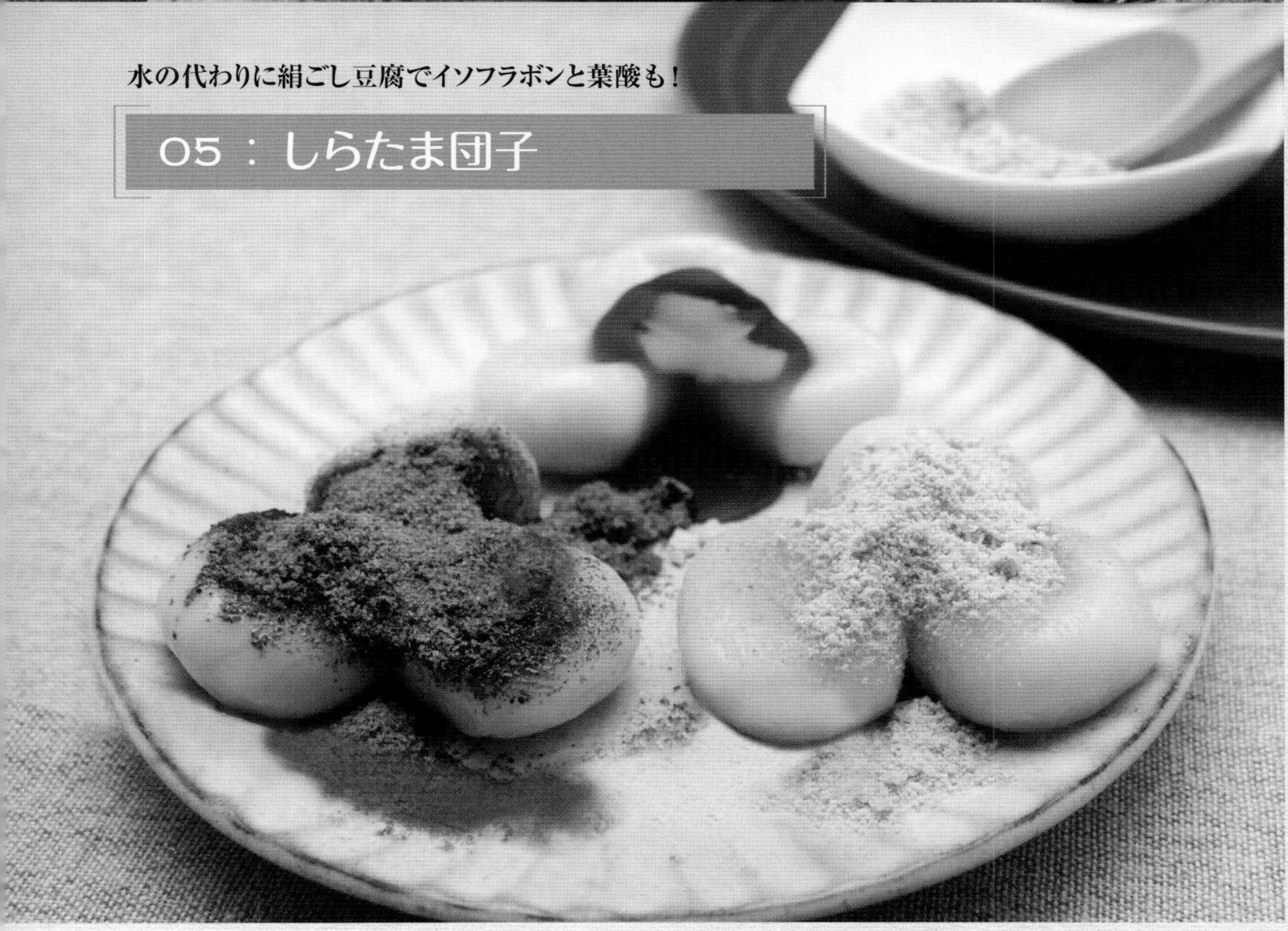

材料［2人分］

白玉粉 ………………… 200g
絹ごし豆腐 ………………… 160g

みたらしダレ

砂糖 ………………… 大さじ1
みりん ………………… 大さじ1
しょう油 ………………… 大さじ2
片栗粉 ………………… 大さじ1
水 ………………… 100cc

きなこ

きなこ：砂糖 =2：1 で適量作る

青汁パウダー

青汁パウダー：砂糖 =2：1 で適量作る

作り方

1. 白玉粉に絹ごし豆腐を合わせ、耳たぶくらいの固さになるまでこねる。1つずつ同じくらいの大きさに丸めて、真ん中をへこませる。鍋に水を張り、沸騰させ、団子を茹でる。
2. 1～2分くらいすると、浮き上がってくるのですくって、冷水につけ冷ます。
3. 小鍋に、砂糖、みりん、しょう油、水溶き片栗粉を入れて火にかけ、とろみがついたら火を止め、冷ます。
4. 団子に、みたらしダレ、きなこ、青汁パウダーをお好みかけて出来上がり。

● 白玉粉と絹ごし豆腐はよく混ぜましょう。

● 抹茶パウダーの代わりに青汁パウダーを使います。

point

きなこでイソフラボン、青汁パウダーで葉酸が摂取できます。

余った白玉団子は、冷凍保存ができます。

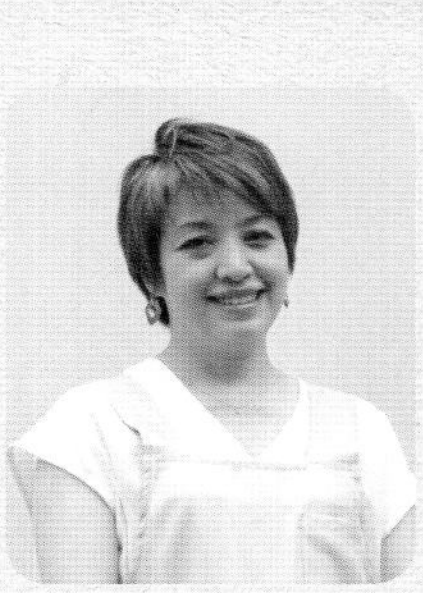

Profile　栄養士&食育インストラクター　**眞部やよい**さん

栄養士として高齢者施設や大学病院などで勤務。

不妊治療に専念するために退職してからは、家族の健康と妊娠しやすいからだづくり&妊娠に不足しがちな栄養素（私は、特にビタミンＤでした!）を考えながら、日々レシピを考案しました。

栄養はできるだけ食品から摂取すること、1日1万歩目標に歩き始めてからは卵子の質も良くなったように思っています。

不妊治療4年目にして、待望の妊娠!

栄養士として、また赤ちゃんを願う未来のママたちを想って、ママなり応援レシピをお届けします。

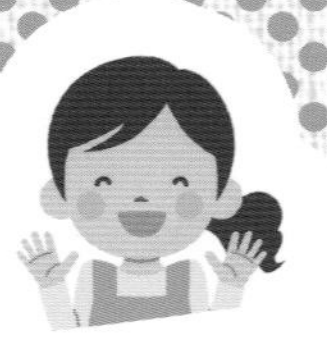

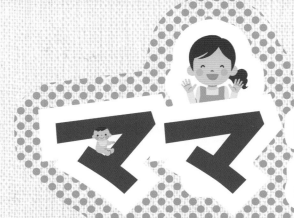

ママになるためのからだづくり おすすめ栄養素

元気な卵子やフカフカの子宮内膜を育てることが、妊娠しやすいからだづくりにつながります。そのためには、どのような栄養素が大切になってくるのでしょう？

ここでは大切な栄養とそれを含む食材、そして料理を紹介しますので、献立づくりの参考にしてくださいね！

＜１日の必要摂取量目安＞

葉酸　640μg

ビタミンＢ 12 とともに赤血球の形成を助け、ＤＮＡやＲＮＡなどの核酸やタンパク質の合成を促進し、細胞の生産や再生を助ける働きがあります。

また、造血作用があり血流が改善すること、胎児に起こる神経管閉鎖障害を予防するために、妊娠前から摂取が呼びかけられています。

緑黄色野菜やレバーに多く含まれていますが、食事のほかにサプリメントで 400μｇの摂取が推奨されています。

ビタミンE　6 mg

活性酸素を取り除く効果もあり、細胞膜の酸化防止につながると期待されています。また、月経前症候群や月経不順などを改善する効果もあります。

また、ビタミンＣやコエンザイム Q10 などの抗酸化作用のある成分と一緒に摂取することでさらに効果がアップすることから、それらも含め、積極的に摂取しましょう。

アーモンドや緑黄色野菜に多く含まれています。

ビタミンD　5.5μg

子宮内膜にはビタミンＤが多く含まれていて、足りない場合には補ってあげることで、不妊症の改善が期待されると注目されています。ビタミンＤは、細胞の分裂・分化などに役立つカルシウムのバランスを整える働きがあり、魚介類などから摂取することができますが、主に日光にあたることで生成されます。

そこで妊活期は、ビタミンＤをつくることと、紫外線から肌を守ることのバランスに注意して生活しましょう。

鉄　9mg

赤血球を作るのに必要な栄養素で、抗酸化酵素をつくる原料でもあります。

特に女性は月経による出血で鉄不足にならないように気をつけ、体や卵子をサビさせないために気を配り、日頃からの摂取を心がけましょう。

牛、豚、鶏レバーなどに多く含まれていますが、ひじきや切り干し大根などからも摂取することができます。

亜鉛　7~8mg

受精後の胚が順調に細胞分裂を繰り返すために重要な栄養成分です。

タンパク質の合成や遺伝子情報を伝えるＤＮＡの転写と関わり、細胞の生まれ変わりが活発なところでは亜鉛が欠かせません。

しかし、体内で合成できないミネラルなので、亜鉛が豊富に含まれる牡蠣や小豆、意外なところで高野豆腐などから摂取しましょう。

ビタミンＢ12　2μg

水溶性のビタミンで赤血球の生成を助ける働きがあり、貧血を予防します。

また、葉酸と協力して、赤血球が正常に分化するのを助ける作用があるため、葉酸と一緒に補給することで貧血症状の改善が期待できます。

女性は月経があることから貧血になりやすいので、積極的に摂りましょう。

マグロの赤身やチーズなどに含まれています。

カルニチン　1000 mg以下

ミトコンドリアと協力して、細胞を元気にする役割があり、肝臓でつくられますが、年齢とともにつくられる量が低下していきます。卵子の発育も関係してきますから、カルニチンは食事で不足する分はサプリメントで補いましょう。

肉類に多く含まれていて、なかでもラムやマトンなどの羊肉に豊富で、赤貝、牛肉やタコなどにも含まれています。

乳酸菌　65 mg

善玉菌を増やし、腸内環境を整えることにより、体の調子がよくなり、活力があがります。また、悪玉菌の増殖を防ぎ、栄養の吸収を良くする働きもあります。

また、腟内環境や子宮内環境を整えることにより、妊娠しやすくする働きもあると期待されています。

ぬか漬け、納豆、キムチ、味噌など善玉菌となる乳酸菌を含む発酵食品と善玉菌のエサとなる食物繊維などを一緒に摂取しましょう。

マグネシウム　290mg

人体に欠かせない必須ミネラルで、カルシウムとともに骨の健康にも重要な栄養素です。

また、体内のミネラルバランスをコントロールするうえで重要な役割や精神を安定させる働きもあります。

ただ、亜鉛と同じように体内で合成できないため、食事から積極的に摂りましょう。落花生やあおさ（海苔）にも豊富に含まれています。

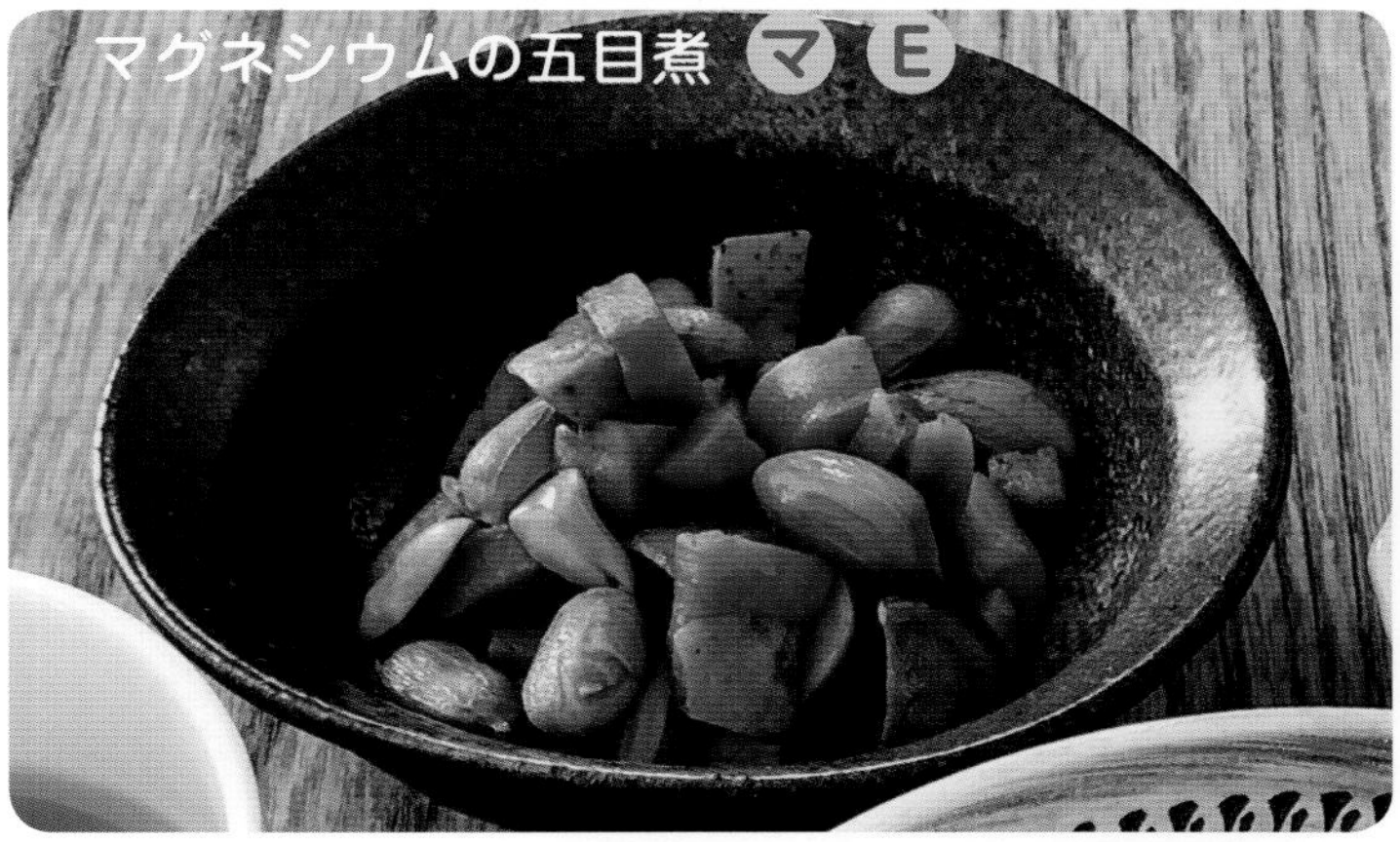

マグネシウムの五目煮 マ E

マグネシウムとビタミンＥがたっぷりの落花生。生落花生が手に入ったら、ぜひ五目煮にしてみましょう。ゴボウやニンジン、こんにゃくと一緒に煮ればもりもり栄養素の１皿が完成です！

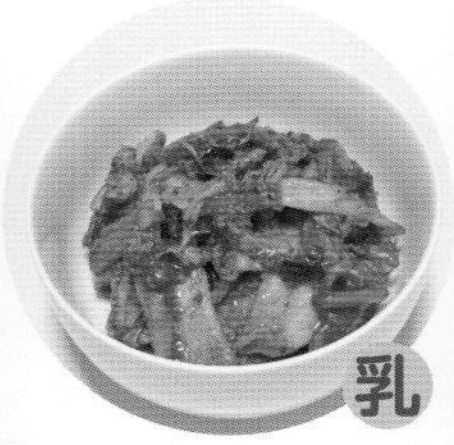

乳酸ムチ 乳

キムチは、言わずと知れた乳酸菌の宝庫！腸内の善玉菌を増やしてくれることでしょう！

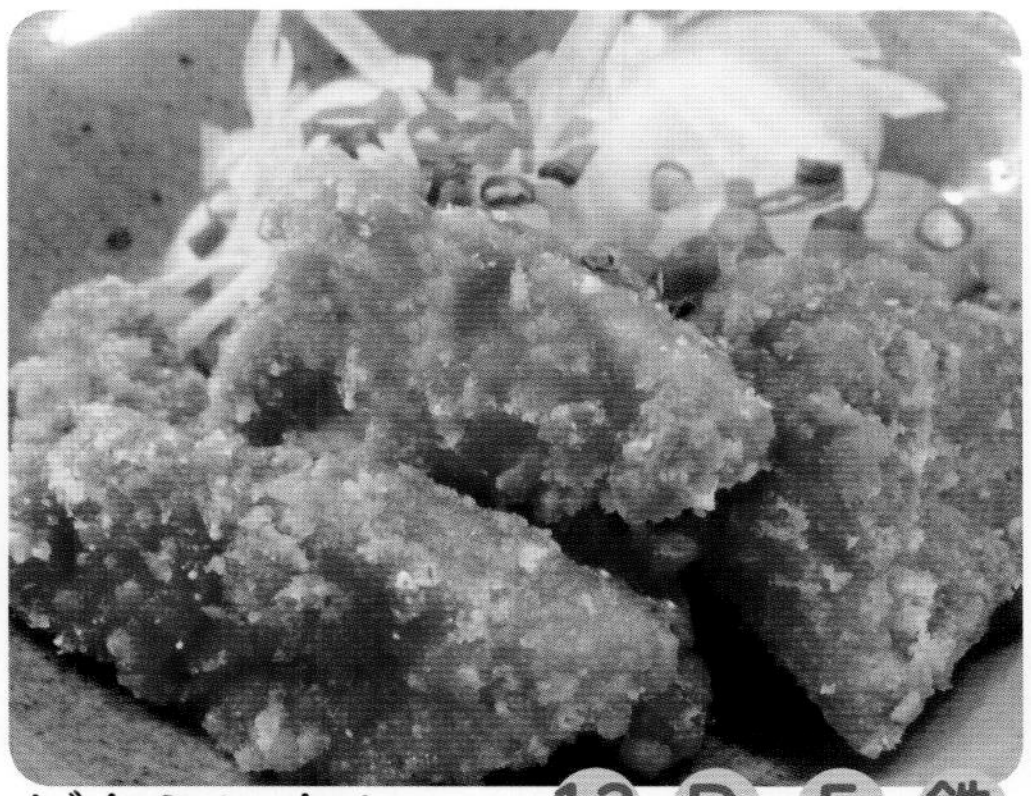

ビタミンカツ 12 D E 鉄

マグロには、さまざまなビタミンが豊富に含まれています。お刺身が苦手！という人は、カツにしてみましょう。ポン酢やオーロラソースでいかが？

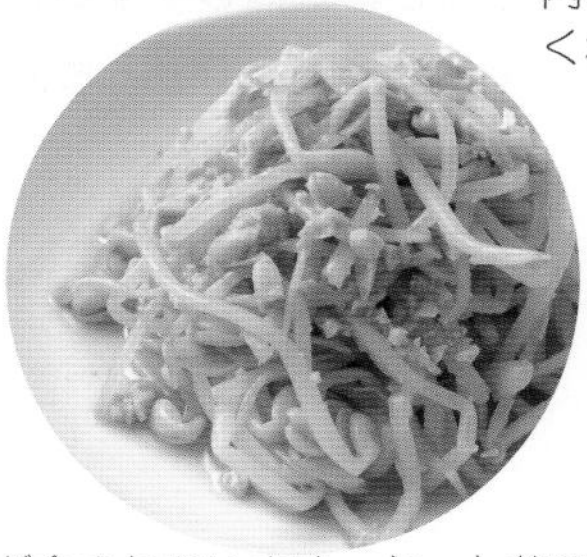

マ E 最強！マグネシウム和え

豆もやしにも、マグネシムが含まれています。さっと茹でて、ポン酢と和えた上に、荒く叩いた落花生を振りかけて。

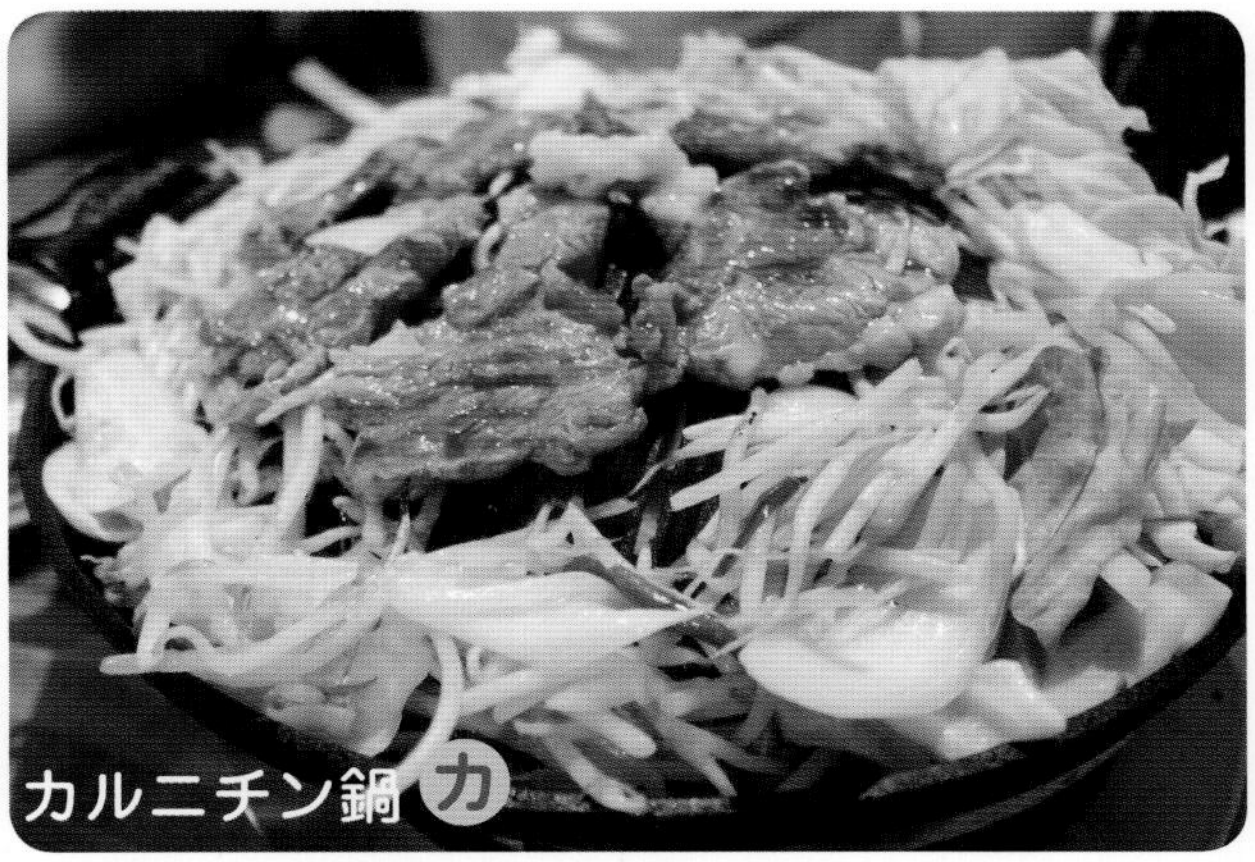

カルニチン鍋 カ

ラムやマトンでジンギスカン鍋をしましょう。

ジンギスカン鍋がなくても、ホットプレートでもOKですし、フライパンで作って、大皿盛りもいいですね！

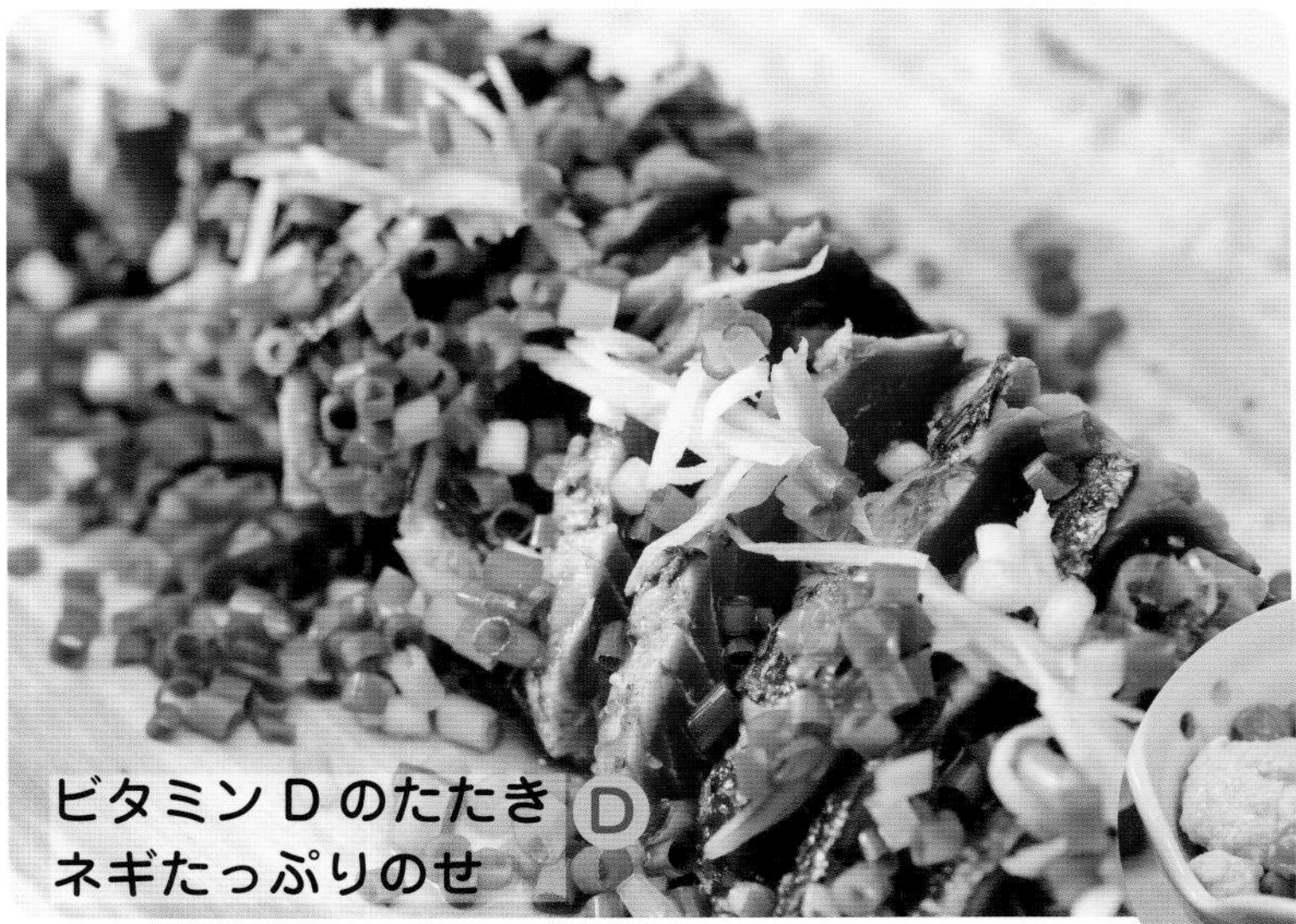

ビタミンＤのたたき ネギたっぷりのせ D

カツオには、ビタミンＤが豊富に含まれています。

たたきにして、ネギをたっぷり乗せ、刻んだショウガを乗せて、血液サラサラ効果も狙いましょう。

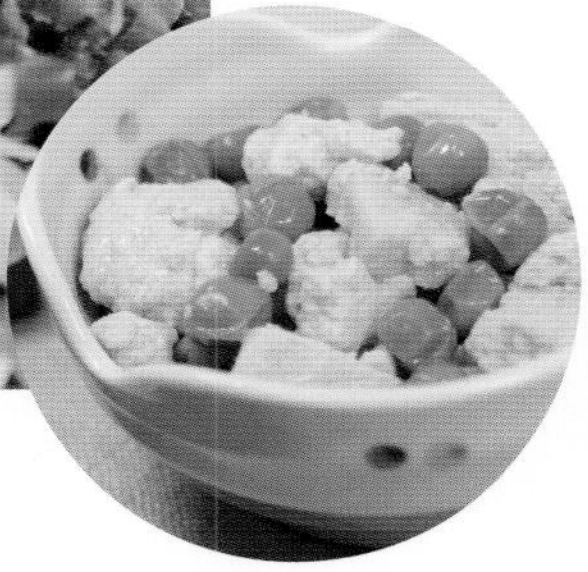

亜鉛の卵とじ 亜

高野豆腐を出汁で煮てから、卵とじにしましょう。同じく亜鉛の多いグリンピースで増し増しです。

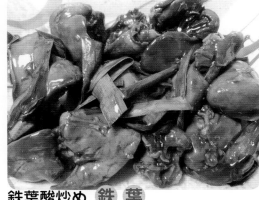

鉄葉酸炒め 鉄 葉

レバーには、鉄分がたっぷり含まれています。ニラと一緒に炒めれば、葉酸も摂ることができますね。

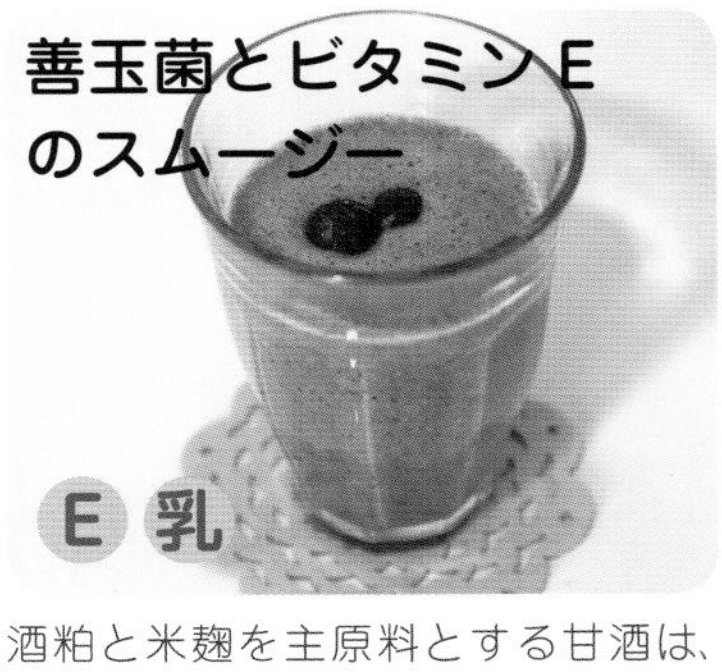

善玉菌とビタミンＥのスムージー E 乳

酒粕と米麹を主原料とする甘酒は、腸内での善玉乳酸菌・乳酸菌の増殖をうながします。ビタミンＥや葉酸、鉄分も含むブルーベリーでスムージーはいかがでしょう。

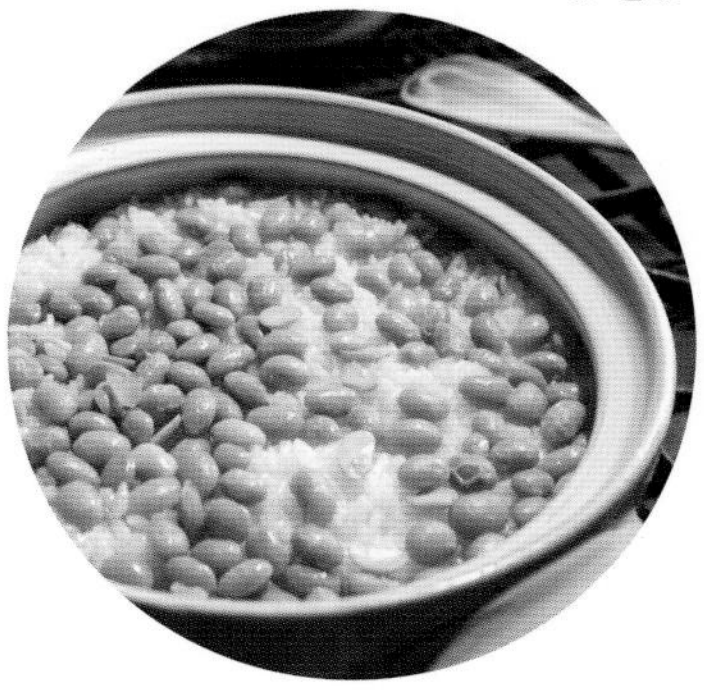

葉酸の炊き込みご飯 葉

枝豆は葉酸が多く含まれています。

たくさん枝豆を入れて、ご飯を炊きましょう。

野菜の少ない日も、これで安心です！

妊娠しやすいからだづくり

漢方の効果を活用！

身体の調子を整えよう

漢方の特徴は、身体全体のバランスを整えながら身体の不調を改善することです。

西洋医学にもとづく治療で効果のでないケースや治療の負担が大きいケース、治療法が受け入れられないという患者さんにとっては、とてもよい治療法だと思います。

私が漢方と出会ったのは、まだ産科婦人科の医療に従事しはじめた頃、患者さんの要望に応えるのに何かよい方法はないかと考えていたときに、教授が私に漢方はどうかと指示してくれたのがきっかけでした。

そして、実際にその分野の諸先生を紹介され、指導を受けるたびに深く興味を持って学んだことが今に続いています。

漢方は、身体の色々な症状に対し、患者さんそれぞれに合わせた幾つかの生薬を調合することで症状を改善し、調子を整えることができます。

とくに妊娠していくときに大きく関係のある月経不順や冷え症などの症状は、できるだけ早めに将来の妊娠に向けて改善する必要があります。そのため一般の婦人科はじめ不妊症や不妊治療に漢方を取入れている施設は少なくありません。

体外受精でも、胚移植後から妊娠判定までの期間、結果がとても心配です。中には不安や緊張から食欲が無くなったり、不調を覚える人もいます。そのような人には、漢方を処方することで改善がみられます。

また、流産しやすい人もいます。

たとえば、それがストレス過多の場合、痩せ過ぎや太り過ぎの場合、子宮の中の血行に問題がある場合などが関係して流産になることもあります。そのようなケースにも漢方が役立つことも多々あります。

習慣性流産、不育症については、研究も進んできていますが、まだまだ分からないこともあります。そのため、現在、漢方薬の治療の面でも処方における症例データがまとめられはじめているので、結果や今後が期待されています。

妊娠しやすいからだづくりには、不調のない体であることが関係してきます。疲れが取れにくい、いつも手足が冷たい、気持ちがすっきりしない状態が続くと、それが日常化して「いつものことだから」と思いがちになりますが、そうしたことにも目を向け、改善する方法を探すことが大切です。

そうした症状には、西洋医学ではサポートできないこともあり、東洋医学、漢方は役に立つことでしょう。

悩んでいる人は、通院する病院の先生に、一度、相談してみましょう。

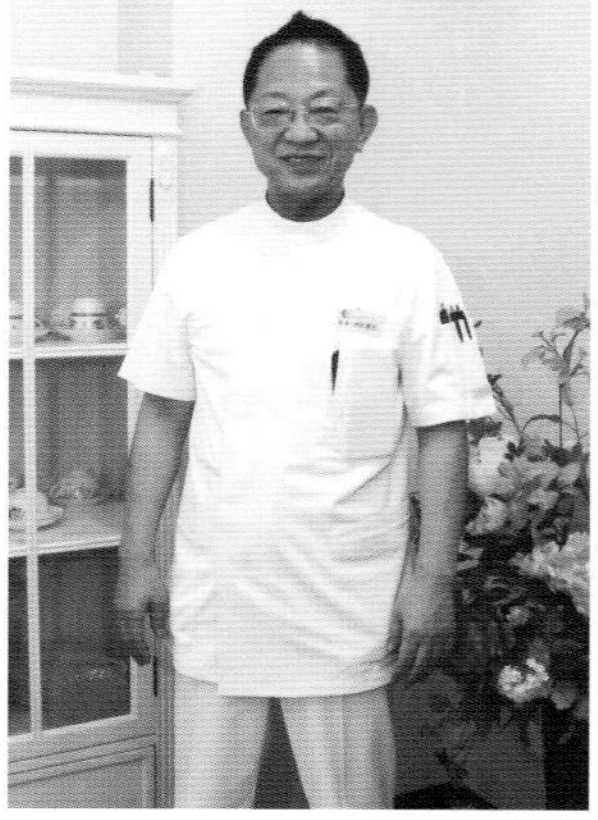

お話をうかがいました！

浮田クリニック
院長 浮田 徹也

浮田徹也先生は、妊娠から出産、そして婦人科全般と小児科を診ています。

滋賀県は高島市に１９９０年、浮田クリニックを開院しました。開院以来、東洋医学と西洋医学の特徴を生かしながら、患者さん一人ひとりが、からだもこころも健康で、しあわせに過ごせるように、そして、女性が妊娠、出産、育児を通し、母親になっていく時に医療を通してサポートしてきました。

新設のリプロダクション浮田クリニック（生殖医療）では、東洋医学、漢方処方で患者さんの満足と妊娠に結びつくからだづくりのために、日々、邁進しています。

浮田徹也 院長 プロフィール

経歴
京都大学医学部卒業
京都大学医学部附属病院産婦人科
大津市民病院産婦人科
高島市民病院産婦人科
浮田医院（高島市）を開院
浮田クリニックを開院（大津市堅田）
漢方医学は、故柴田良治先生に師事

所属学会
日本産科婦人科学会
日本東洋医学会

資格
・日本産科婦人科学会専門医・母体保護法指定医
・日本東洋医学会専門医・日本東洋医学会指導医

漢方薬の種類と女性の症状

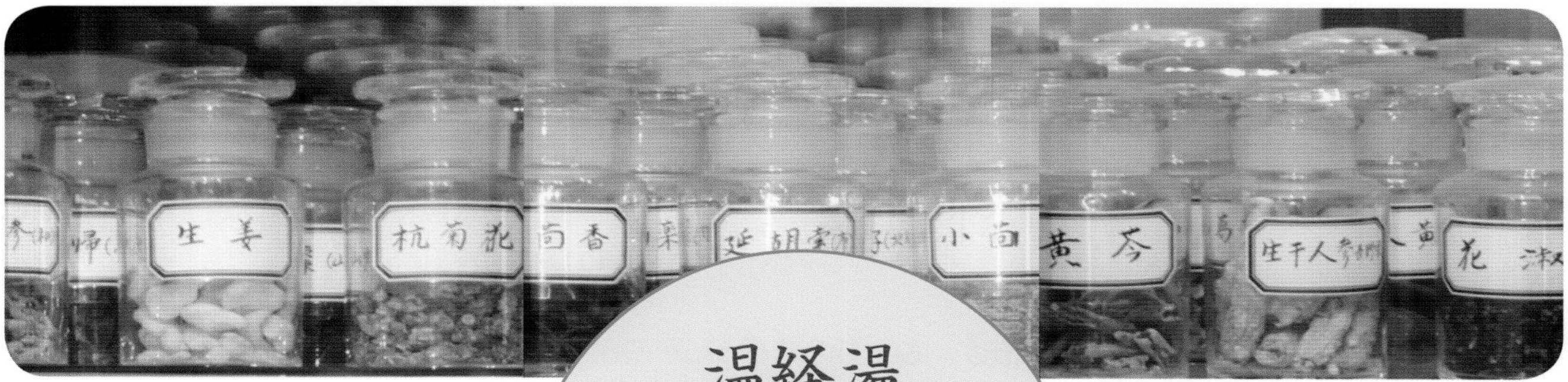

温経湯
（うんけいとう）

月経不順、月経困難症、不妊症、月経過多、足腰の冷えなどに

加味逍遥散
（かみしょうようさん）

血の道症、冷え症、月経不順、月経困難症、不眠症、軽症うつ状態などに

当帰芍薬散
（とうきしゃくやくさん）

月経不順、月経困難症、不妊症、習慣性流産、産後・流産後の不調、足腰の冷えなどに

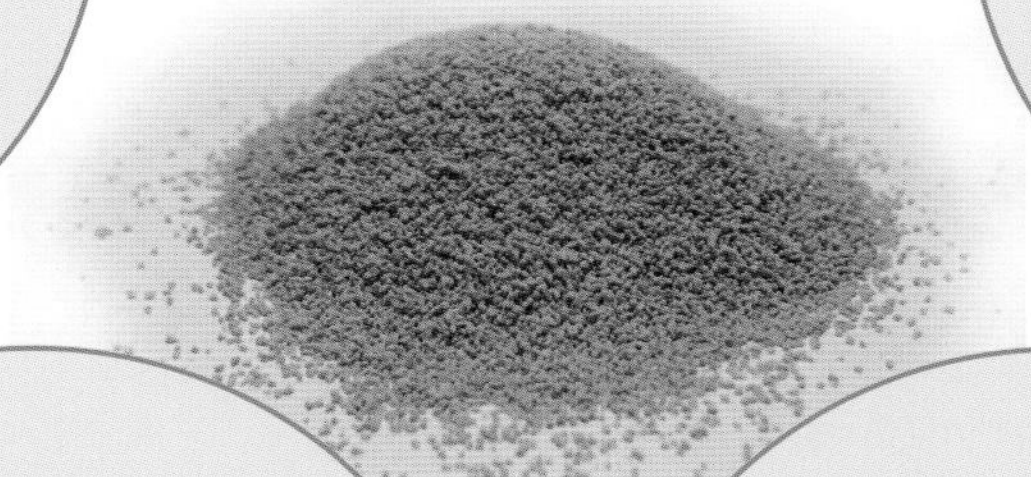

補中益気湯
（ほちゅうえっきとう）

虚弱体質、食欲不振、子宮下垂、全身の疲労、倦怠、無力感などに

八味地黄丸
（はちみじおうがん）

冷え症、むくみ、泌尿器生殖器および腰以下の運動器の症状、性機能低下などに

妊娠したら、終わりじゃない！ 今から準備、妊娠後のからだづくり

妊娠中は、むくみが生じたり、食べ物の趣向が変わったり、胃腸の機能が落ちたり、便秘になったり、また精神的にブルーになったりと、何かと変調が生じることがあります。また、赤ちゃんができたことで気持ちが高揚し、喉に乾きが生じることで風邪を引きやすくなったりすることもあります。とくに気持ちの変化からくる症状は、西洋医学では症状の診断がつかないこともあり、妊婦さんにとっては体調を整えるのに、何かが欲しくなります。

そのようなときには、西洋医学の薬でなく漢方が役に立ちます。漢方の薬は普段から人が口にするものがベースになっていますから、身体に馴染んで取入れることができ、一時的でなく、続けることで将来にわたって身体を整え、健康を維持することに期待ができます。例えば、胃腸の病や便秘などは改善をしないで過ごしていると、将来、癌になることもありますが、その予防にも期待できます。敏感でアレルギー症状を起こしやすい人にとっては、母乳育児に苦労することもあります。母乳を与えるときにおっぱいが痒かったりすることもありますが、そのときにも漢方薬で身体の内部から症状を変えていく方法をとれば、二人目の育児が楽になることもあるでしょう。

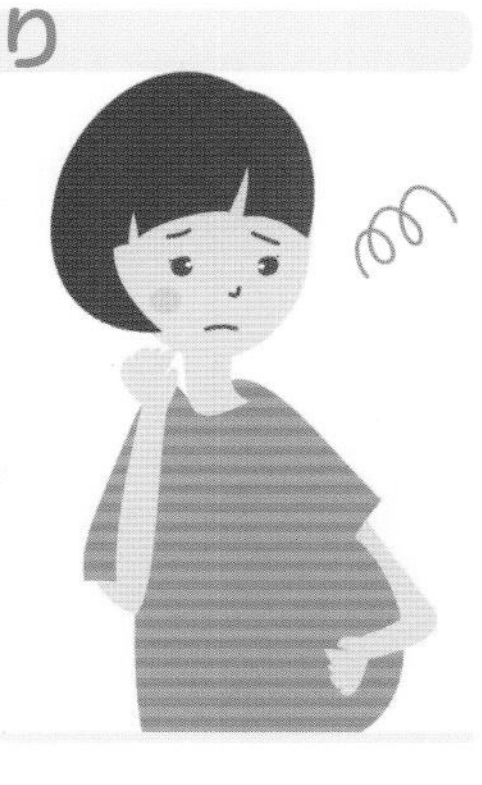

どこに行けばいいの？

私たち、ふたりでいっしょに診てもらえるクリニックを探しています！

不妊治療は、ふたりの赤ちゃんを授かるための治療です。

基本的には、不妊治療施設はどこでもふたり一緒に診てもらうことができますが、男性に不妊原因が見つかった場合、男性不妊の専門家である泌尿器科医の診察・検査・治療が必要になります。そのため、病院選びの時に最初から、男性不妊外来や泌尿器科生殖医療専門医の診察ができる治療施設を選ぶことも大切です。

ふたり一緒に専門的な検査や治療を受けることができれば、知識や理解だけでなく、協力しやすく、絆も深まるのではないかと思います。

ここでは、男性不妊診療にも力を入れているクリニックをアンケート（左ページ参照）の回答とともにご紹介します。

神奈川レディースクリニック

TEL: 045-290-8666

神奈川県横浜市神奈川区西神奈川 1-11-5 ARTVISTA 横浜ビル

Access：JR 東海道線・横浜線東神奈川駅 徒歩５分、東急東横線東白楽駅 徒歩７分、京急本線京急東神奈川駅 徒歩８分

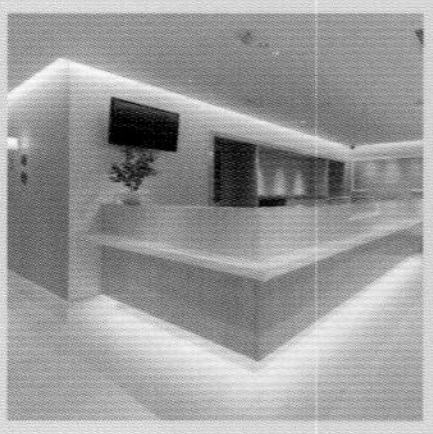

診療時間

		月	火	水	木	金	土	日	祝
午前	8：30～12：30	●	●	●	★	●	▲	▲★	▲
午後	14：00～19：00	●	●	■	★	●	―	―	―

▲土・日（第2・第4）・祝日の午前は 8:30～12:00、午後休診 ■水曜午後は14:00～19:30 ★木曜、第1・第3・第5日曜の午前は予約制

男性不妊外来 毎月 第1土曜日9:00～15:00 第3・5土曜日14:00～18:00 第4日曜日9:00～15:00 完全予約制

髙橋産婦人科

TEL: 058-263-5726

岐阜県岐阜市梅ヶ枝町 3 丁目 41-3

Access：岐阜バス 鏡島市橋線 JR 岐阜駅 西野町車番 55

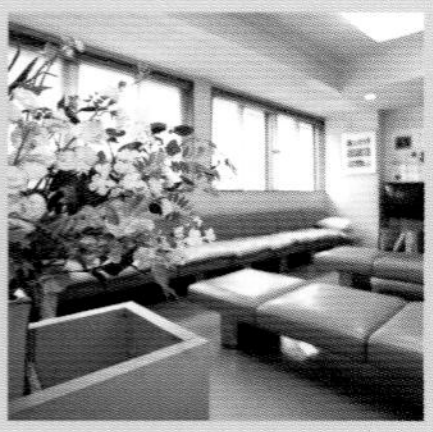

診療時間

		月	火	水	木	金	土	日	祝
午前	9：00～12：00	●	●	●	●	●	●	―	―
午後	16：00～19：00	●	●	●	―	●	▲	―	―

△土曜日の午後は 14：00～16：00

男女不妊症外来 男性不妊・女性不妊の区別はありませんので、ご主人も診療時間内にお気軽にお越しください。

明大前アートクリニック

TEL: 03-3325-1155

東京都杉並区和泉 2-7-1 甘酒屋ビル 2F

Access：京王線・京王井の頭線 明大前駅より徒歩５分

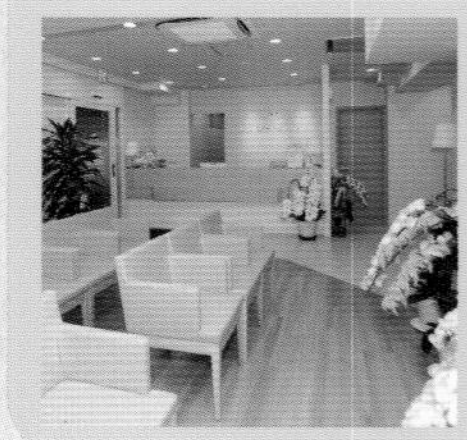

診療時間

		月	火	水	木	金	土	日	祝
午前	9：30～12：30	●	●	●	●	●	●	―	―
午後	15：30～20：00	●	▲	●	▲	●	▲	―	―

△火・木の午後は15:30～18:00、土曜午前は 9:00～12:00・午後は15:00～17:00

男性不妊外来 木曜日（不定期）：17:00 ～ 18:00、土曜日（不定期）：15:00 ～ 16:00

恵愛生殖医療医院

TEL: 048-485-1185

埼玉県和光市本町 3-13 タウンコートエクセル3F

Access：東武東上線／東京メトロ有楽町線／副都心線・和光市駅南口駅前 40 秒

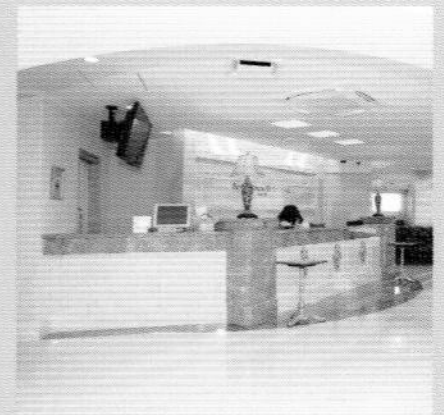

診療時間

		月	火	水	木	金	土	日	祝
午前	9：00～12：30	●	●	●	●	●	●	―	―
午後	15：00～18：30	●	●	●	●	●	―	―	―

※受付は、診療時間の 30 分前からとなります。※初診の患者さまの受付は、午前は 11:30 まで、午後は 16:30 まで。

男性不妊外来 毎週木曜日：午前 9:00～ 9:30、毎週金曜日：午後 15:00～16:30

アンケートをしてみました

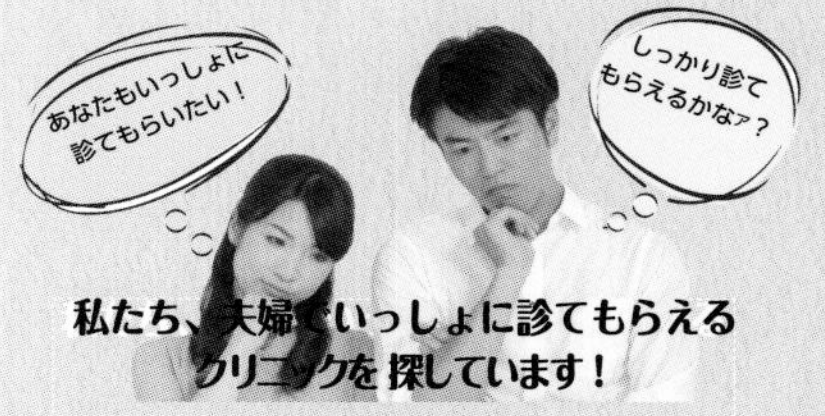
あなたもいっしょに
診てもらいたい！
しっかり診て
もらえるかなァ？
私たち、夫婦でいっしょに診てもらえる
クリニックを探しています！

あなたの施設で以下あてはまるものは？
□ ① 泌尿器科生殖医療専門医（非常勤可）がいる
□ ② 院内に男性不妊外来がある
□ ③ 夫婦の相談にしっかり応える相談員《カウンセラー》がいる

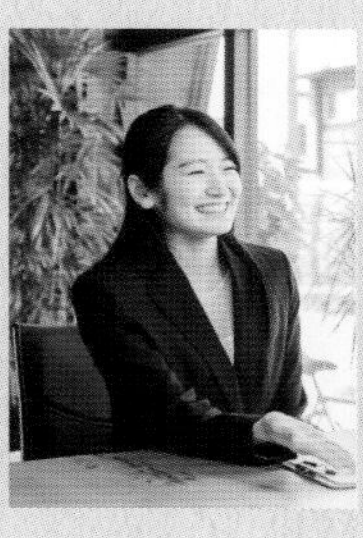

<表中の1、2、3、の説明>

1. 泌尿器科生殖医療専門医がいる（非常勤を含む）
2. 院内に男性不妊外来がある
3. 夫婦の相談にしっかり答える相談員（カウンセラー）がいる

※アンケート形式で知り得た情報ですので、詳しくは読者の判断でご確認ください。

県名	クリニック	住所	電話番号	1	2	3
栃木県	那須赤十字病院	大田原市中田原 1081 番地	0287-23-1122			●
埼玉県	恵愛生殖医療医院	和光市本町 3 丁目	048-485-1185	●	●	
千葉県	西船橋こやまウィメンズクリニック	船橋市印内町 638 番地	047-495-2050			●
東京都	神田ウィメンズクリニック	千代田区神田鍛冶町 2 丁目	03-6206-0065			●
	あいだ希望クリニック	千代田区神田鍛冶町 3 丁目	03-3254-1124			●
	Natural ART Clinic 日本橋	中央区日本橋 2 丁目	03-6262-5757			●
	新橋夢クリニック	港区新橋 2 丁目	03-3593-2121			●
	東京慈恵会医科大学附属病院	港区西新橋 3 丁目	03-3433-1111		●	●
	芝公園かみやまクリニック	港区芝 2 丁目	03-6414-5641		●	●
	とくおかレディースクリニック	目黒区中根 1 丁目	03-5701-1722			●
	田園都市レディースクリニック　二子玉川分院	世田谷区玉川 2 丁目	03-3707-2455	●	●	●
	杉山産婦人科 新宿	新宿区西新宿 1 丁目	03-5381-3000	●	●	●
	明大前アートクリニック	杉並区和泉 2 丁目	03-3325-1155	●	●	●
	松本レディース リプロダクションオフィス	豊島区東池袋 1 丁目	03-6907-2555	●	●	●
	幸町 IVF クリニック	府中市府中町 1 丁目	042-365-0341		●	●
神奈川県	みなとみらい夢クリニック	横浜市西区みなとみらい 3 丁目	045-228-3131	●	●	●
	神奈川レディースクリニック	横浜市神奈川区西神奈川 1 丁目	045-290-8666	●	●	●
	田園都市レディースクリニック あざみ野本院	横浜市青葉区あざみ野 1 丁目	045-905-5524	●	●	●
	馬車道レディスクリニック	横浜市中区相生町 4 丁目	045-228-1680			●
	福田ウィメンズクリニック	横浜市戸塚区品濃町 549 番地	045-825-5525	●	●	
	矢内原ウィメンズクリニック	鎌倉市大船 1 丁目	0467-50-0112	●	●	●
	湘南レディースクリニック	藤沢市鵠沼花沢町 1 丁目	0466-55-5066			●
長野県	佐久平エンゼルクリニック	佐久市長土呂 1210 番地	0267-67-5816		●	●
岐阜県	高橋産婦人科	岐阜市梅ケ枝町 3 丁目	058-263-5726		●	●
静岡県	いながきレディースクリニック	沼津市宮前町 12 番地	055-926-1709	●	●	●
	岩端医院	沼津市大手町 3 丁目	055-962-1358		●	●
愛知県	ART クリニックみらい	岡崎市大樹寺 2 丁目	0564-24-9293	●	●	●
	さわだウィメンズクリニック	名古屋市千種区四谷通 1 丁目	052-788-3588			●
滋賀県	リプロダクション浮田クリニック	大津市本堅田 6 丁目	077-572-7624	●	●	●
兵庫県	神戸 ART レディスクリニック	神戸市中央区雲井通 7 丁目	078-261-3500			●
広島県	IVF クリニックひろしま	広島市南区松原町5丁目	082-264-1131	●	●	●
福岡県	アイブイエフ詠田クリニック	福岡市中央区天神 1 丁目	092-735-6655			●

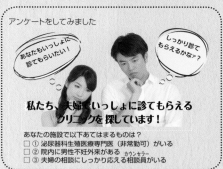

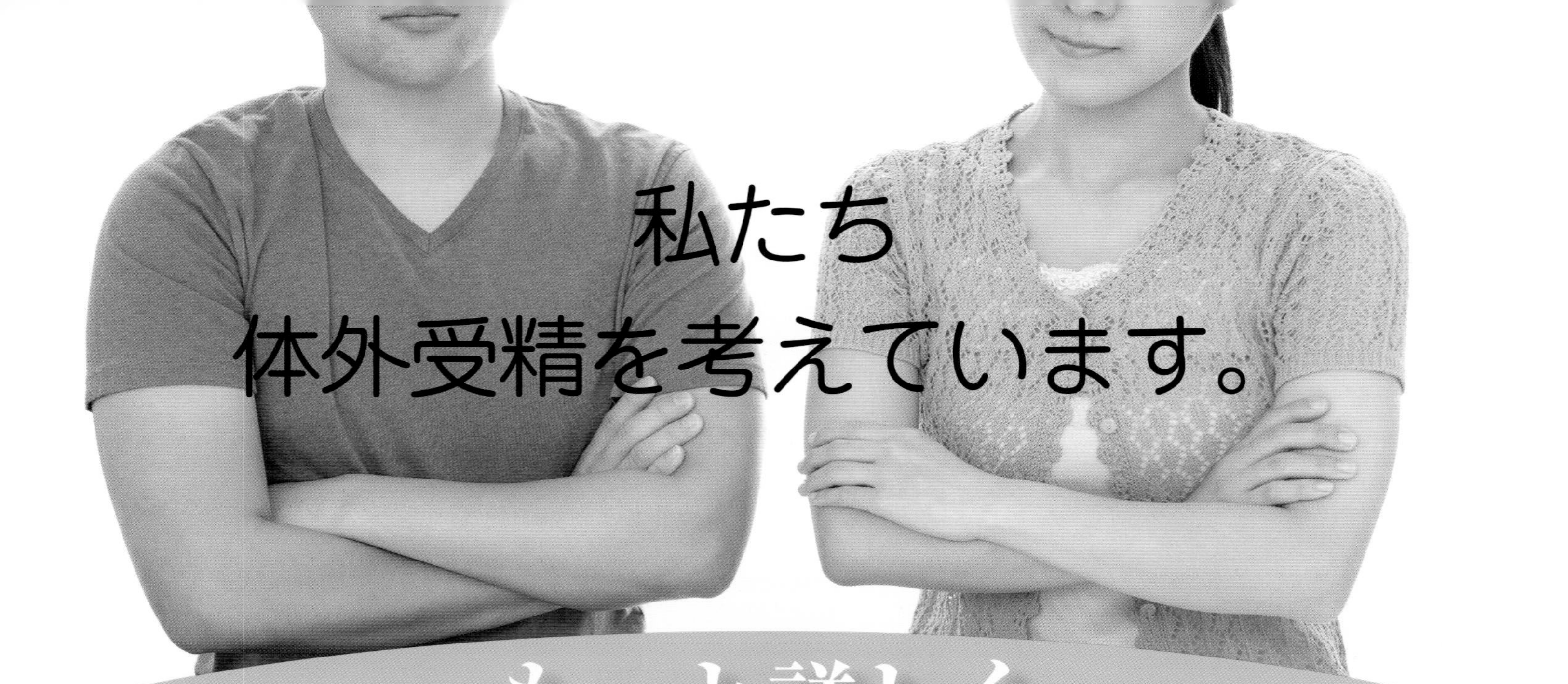

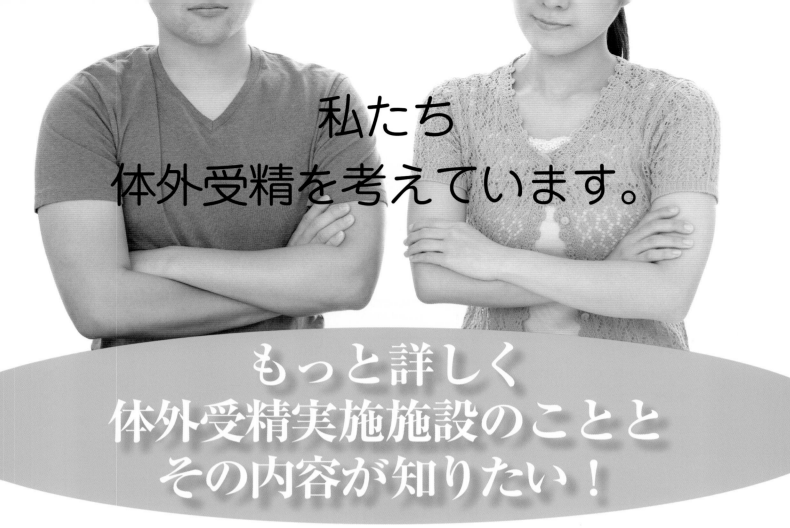

私たち
体外受精を考えています。

もっと詳しく 体外受精実施施設のことと その内容が知りたい！

不妊治療情報センターでは、毎年、体外受精実施施設へのアンケートを行っています。内容は、以下の 10 項目 150 以上の質問からなるもので、集計結果を全国体外受精実施施設完全ガイドブックやサイト：Quality ART にまとめて発表するとともに、回答は治療施設ごとにファイリングして、問合せや相談者へのお返事の参考資料としています。また、全国体外受精実施施設完全ガイドブックは、書店発売とともに関係各所に広く啓発目的の配布をしています。

❶ 体外受精の治療をはじめるときのこと

夫婦への説明に関して（場所や方法、大切にしていること）
不妊原因で多いこと（女性の場合、男性の場合 他）
治療を補助する物で効果あるのは？　など

❷ 誘発方法と使用薬剤について

行っている誘発方法は（高刺激法や低刺激法などの実施方法）
卵胞成熟に使用しているのは？／ OHSS の発生状況は？／
誘発前に実施していることは？

❸ 採卵について

採卵日の決定は？／採卵時の麻酔使用は？
排卵済のケースとそのときの治療費は？
採卵時のスタッフは？／採卵後の処方は？／
採卵時のトラブルは？

❹ 採精について

採精場所は？（自宅 or 病院）
精子の回収方法で行っているのは？

❺ 培養室について

培養室の管理は？／培養室の清掃頻度は？／
インキュベーターの種類は？／精液の調整方法は？／
培養液はどこのメーカー？／ ICSI の選択は？／受精率は？／
胚の評価と管理は？／移植胚の選定は？／ミスが起きたときの対応は？／スタッフのキャリアは？　など

❻ 胚移植について

移植胚で多いのは初期胚、胚盤胞？ 新鮮胚？ 凍結胚？／
移植胚の説明は？／移植胚数は？／産科婦人科との連携は？

❼ 胚移植後の管理について

移植後の安静時間は？／移植後の注意は？／移植後の黄体管理は？／市販の妊娠検査薬を使う場合の注意説明は？／移植後によくあるトラブルは？

❽ 妊娠判定について

妊娠判定日は？／陽性の場合の検査はいつまで？／産院選びは？／妊娠中のトラブルは？／陰性時のケアは？

❾ 実施数について

年間の採卵件数は？／年間の胚移植件数は？／産院選びは？／
妊娠中のトラブルは？／患者さんの年齢層は？／妊娠率や流産率は？　など

❿ スタッフについてのこと

その他

● 私たちが調べて、全体集計を発表。相談コーナーご利用の方のご質問にも、適宜ご案内しています。

体外受精を考えているみなさまへ

安心できる病院情報づくり 2021

体外受精特別アンケート実施中

2021年10月　**結果は書籍と WEB で発表**

9月完成発表&配布は10月となります

今年で11回目を数える本特別アンケートは、現在、2021年版の発行を前に集計を進めております。今年からは、各治療施設の回答を元に、オリジナルの小冊子制作を開始し、病院情報がご夫婦のもとにできるだけ届くよう新企画も始まります。

2020版の参考紹介をしますので、ご興味のある方は購入を！ そして新作の2021版を乞うご期待です。

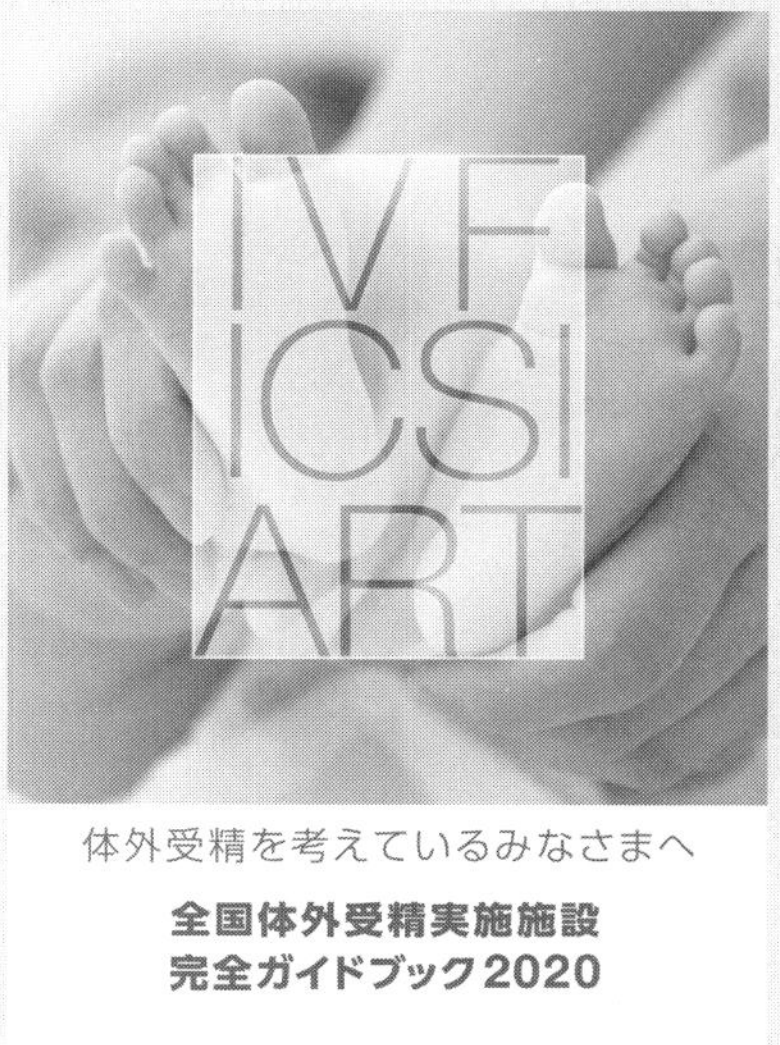

2020版の書籍は、以下サイト等でご購入できます。

Net shop

カラーミー店

楽天市場店

書店

全国体外受精実施施設完全ガイドブック 2020
2,200円(税込)
制作：不妊治療情報センター・funin.info
書店：書店発売所／丸善出版株式会社
ISBN978-4-903598-74-1 C5077

全国の体外受精実施施設へ行った詳細なアンケート（右ページ参照）結果から、国内の全体的な治療の実状が、治療実績公表している病院の個別情報とともに、より詳しく分ります。また、体外受精を行う全施設の実施治療項目記載リストもありますから、これから体外受精を受けようと考えている人、またすでに治療をされている人にとって分りやすい参考情報となることでしょう。

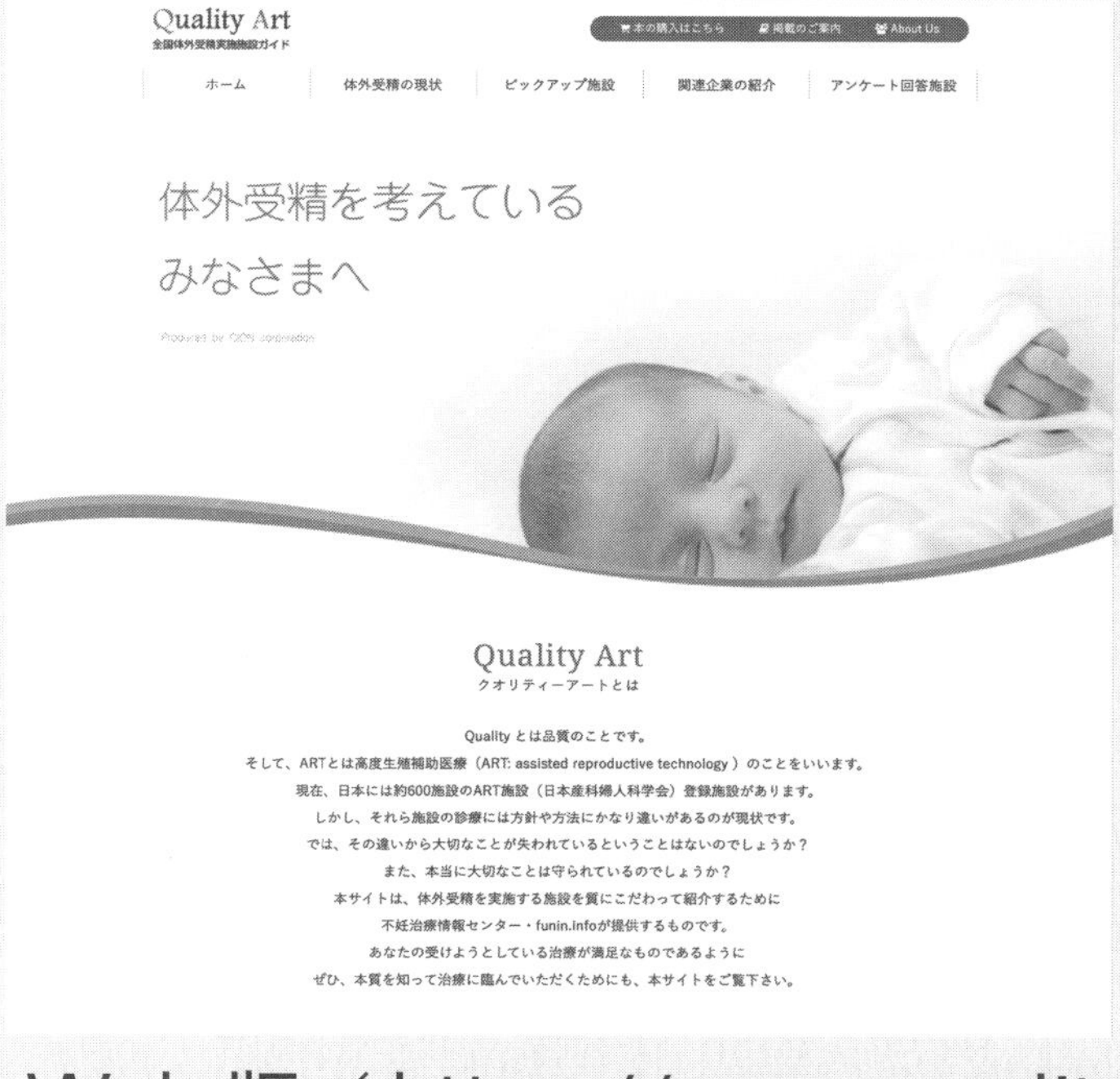

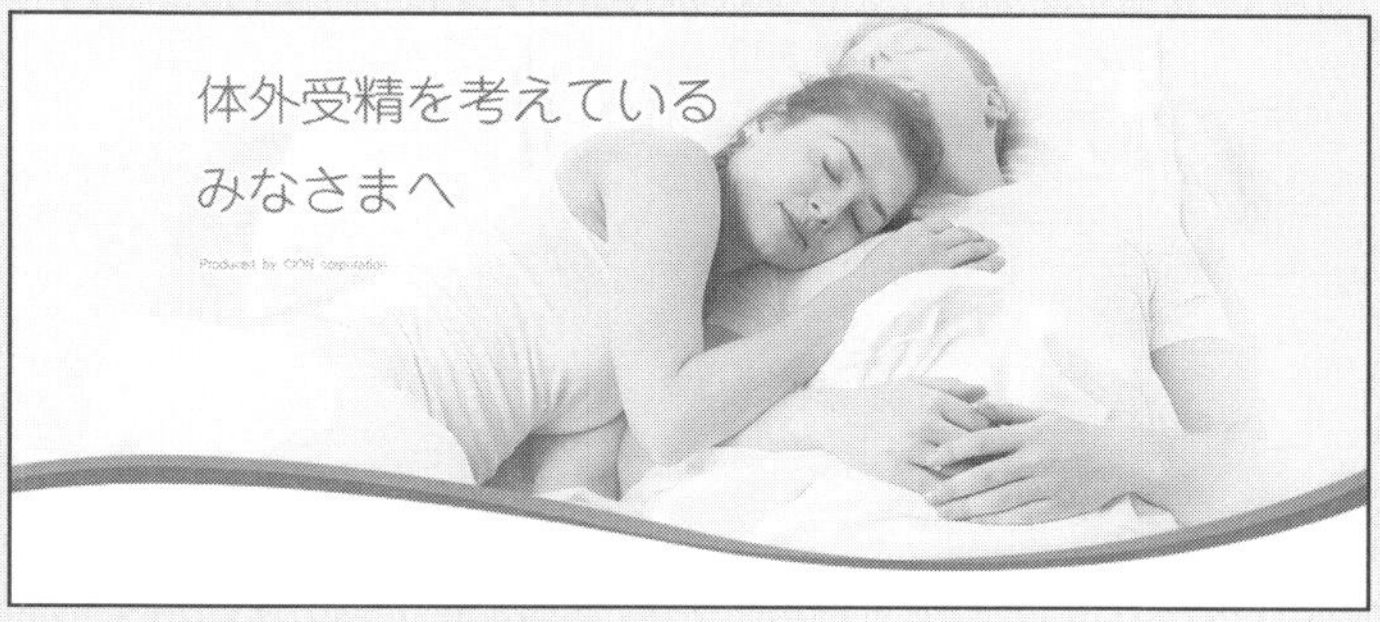

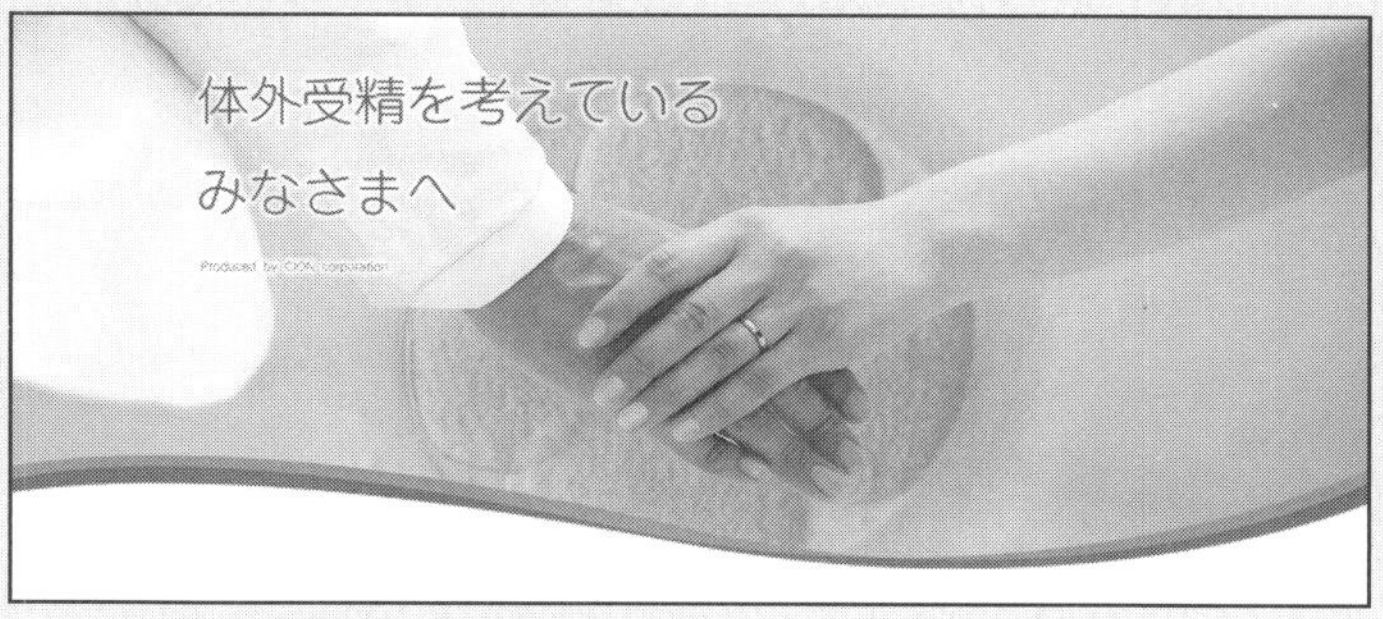

Web版／ https://www.quality-art.jp/　でご覧いただけます。

funin.info 無料相談コーナーから pick up！

vol.64

i-wish ママになりたい　相談コーナー

相談とお返事

1 子宮内膜を厚くする方法や薬、サプリメントなどはあるのでしょうか。

2 とても不安です。不妊治療を始めた方がいいのでしょうか。

3 胚移植をした後も、便秘薬の酸化マグネシウムは飲んでも大丈夫でしょうか。

4 月経が月に２回あり、とても心配です。

5 自分の体がきちんと妊娠できる状態なのか調べたいと思っています。

6 転院しようかと悩んでいますが、気になっていることがあるので教えてください。

7 主人が男性不妊専門のクリニックで精索静脈瘤と診断されました。

8 子宮環境を整えた後、凍結胚での移植予定なのですが、出血のことで質問です。

9 私の場合、どのような不妊治療をするのが最適なのでしょうか。

10 初めて人工授精を行い、先生の腕について気になっています。

11 カンジダなどの菌が少しでも検出された場合、卵管造影検査はできないのですか。

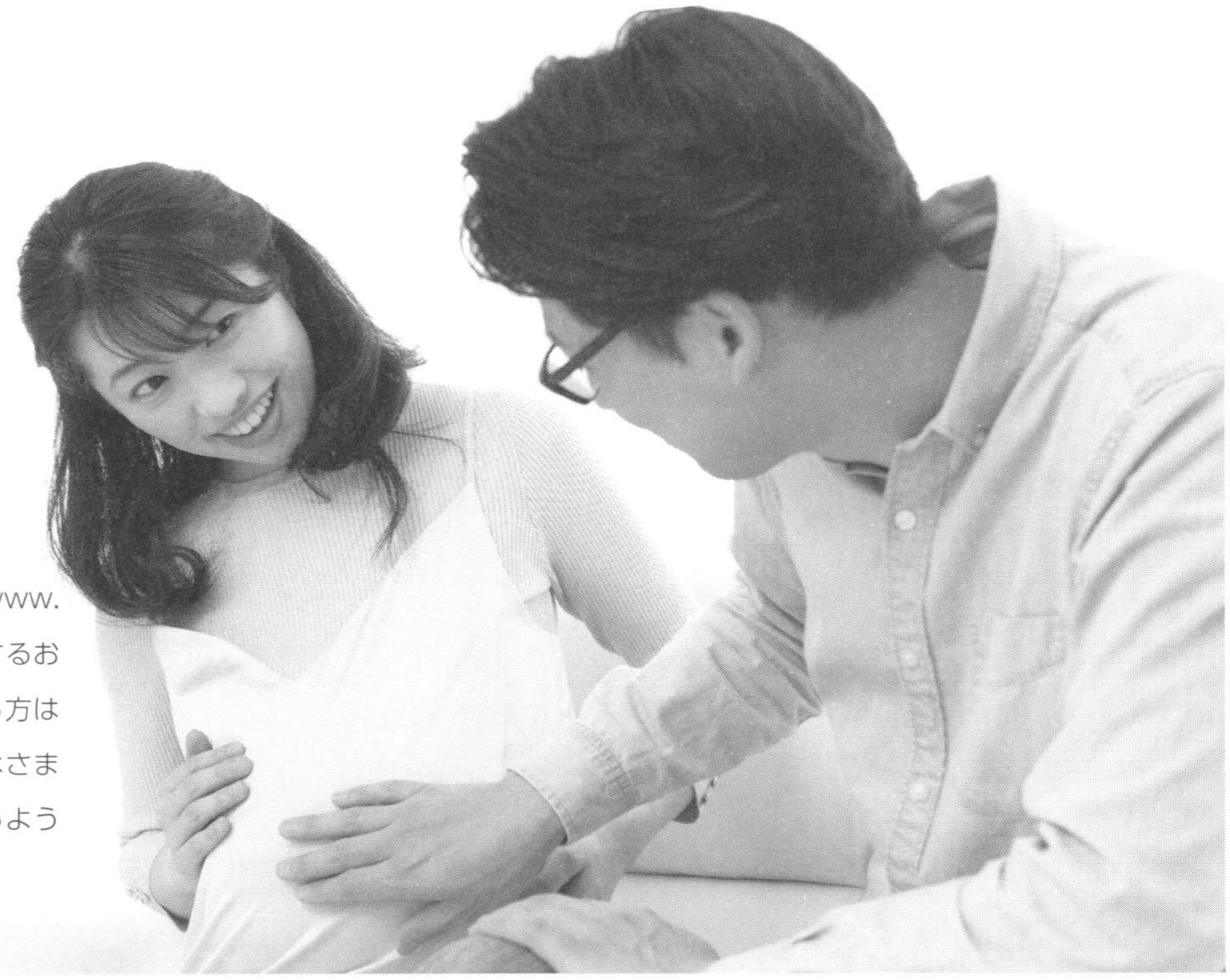

本コーナーは、サイト（ホームページ／www.funin.info）に日々寄せられる相談とそれに対するお返事を抜粋したものです。不妊治療で悩まれる方は全国に多くいらっしゃいます。私たちは、みなさまが少しでも不安や心配なく妊活や治療に臨めるよう願っております。

相談1

子宮内膜を厚くする方法や薬、サプリメントなどはあるのでしょうか？

31〜35歳・東京都

D5からクロミフェンを1錠服用しています。

本日D12で卵胞チェックに行ってきました。左右に13mmくらいのが2つあって、子宮内膜は5.3mmでした。

医師からはなにも言われなかったのですが、子宮内膜が薄すぎではないでしょうか？

前周期は、初めてのクロミフェン周期でD11で19mmまで育ち、子宮内膜8.5mmでした。今周期は発育が遅いだけなのでしょうか？ 前周期D22では、子宮内膜が10.2mmほどしか厚くならず、生理も4日ほどで終わってしまって不安に思いました。

子宮内膜を厚くする方法や薬、サプリメントなどはあるのでしょうか。

お返事

あなたの月経12日目の卵胞の大きさは、まだ成熟卵胞の大きさではありませんが、卵胞は月経後から10mm未満の卵胞は1日に約1mmずつ、10mm以上になると1日に約2mmずつ大きくなるとされています。ですから、順調に発育すれば、月経15日目あたりには、成熟卵胞へと発育するのではないでしょうか。または、若干、発育が遅くなる可能性があるかもしれません。

卵胞の大きさと比較して、内膜が薄いのであれば内膜に影響を与えない薬に切り替えることもあるかと思いますが、現段階での内膜の厚さは特に問題はないと思います。

前回の月経周期と比べれば、心配に思うかもしれませんが、月経周期ごとに卵胞の成長具合が違えば、子宮内膜の厚さの程度にも違いがあります。それは周期ごとに、ホルモン環境も違えば、育つ卵胞も違うからです。そのため排卵誘発剤を使っていても、どの周期も同じように発育が良いということにはなりません。

クロミフェンの影響で子宮内膜が薄くなることもありますが、排卵後、着床までの期間で内膜が厚くなっていれば大丈夫です。

また、月経血と子宮内膜の厚さは必ずしも比例するわけではないので、心配されなくても大丈夫でしょう。

そして、子宮内膜を改善する方法ですが、十分なホルモンを分泌するように、食生活や適度な運動、体重管理に気を配り、またビタミンDをつくるためにも陽にあたりましょう。

冷え性であれば、それも改善されるとよいでしょう。

どのような治療方法で妊娠にチャレンジしているのかがわかりませんが、体外受精に挑戦中で、何度も胚移植をしているけれど、子宮内膜が厚くならないということでしたら、PRP療法などがあります。ただ、導入している治療施設ばかりではないので、主治医にお尋ねになってみてください。

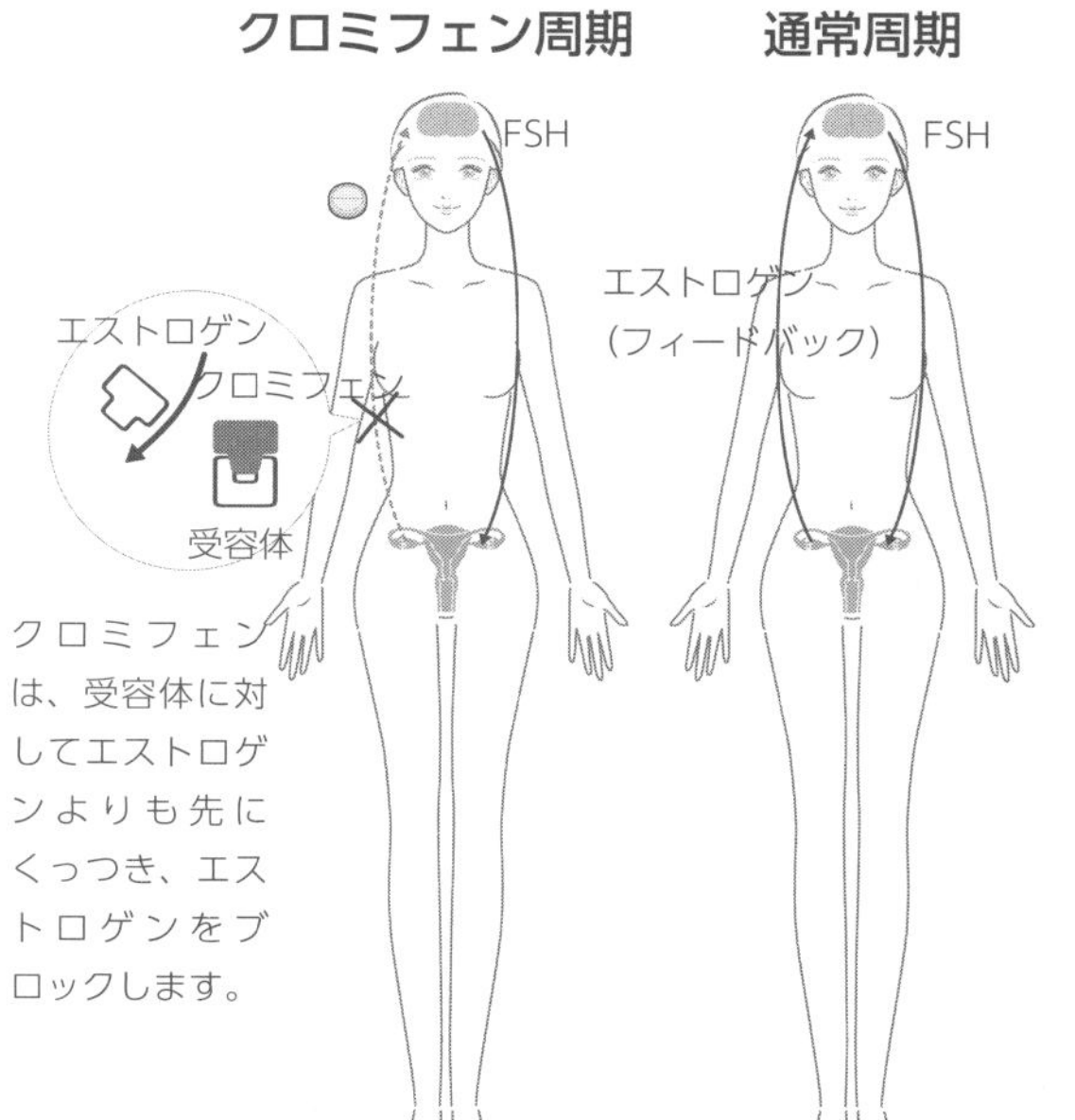

クロミフェンの作用

クロミフェンは排卵誘発剤ですが、クロミフェンが卵胞を育てているわけではなく、卵胞を育て続けるようにエストロゲン（卵胞ホルモン）をブロックするのが仕事です。ですから、卵胞を育てているのは、自分が分泌するFSH（卵胞刺激ホルモン）です。

通常の月経周期では、下垂体から分泌されるFSHで卵胞は育ち、十分に育ったら、エストロゲンが視床下部に向けて「卵胞が十分に育ったよ」と伝えます。視床下部はそれを受け取って（受容体）、下垂体に「FSHの分泌を弱めて、LH（黄体化ホルモン）を大量に分泌して！」と命令します。すると、下垂体はFSHを抑制し、LHサージ（一過性に大量にLHを分泌する）を起こします。クロミフェン周期では、視床下部がエストロゲンの声を受け取らないように受容体に先にくっついてブロックします。そのため、視床下部は「FSHが足りない。まだ必要なんだな」と、下垂体に「まだFSHを出し続けて！」と命令します。このようにしてクロミフェンは、卵胞の発育を助けています。

相談2 とても不安です。不妊治療を始めた方がいいのでしょうか。

31〜35歳・兵庫県

32歳、避妊せずにもうすぐ1年になりますが、子どもを授からず、不妊治療を始めた方がいいのかと、とても不安になっています。

旦那は27歳で、精子検査は正常値との結果をいただきました。私も血液検査を行い、問題ないことを聞きました。

基礎体温を測り、生理日をアプリに記録しながら自分達でタイミングをみましたが、子宝に恵まれずに時間が過ぎています。

病院にも行きましたが「自分が年上だということに気を取られすぎていますよ。気に病まず、まずはタイミングを図って、回数を増やしてみてはどうでしょうか」と言われました。

別の病院で不妊治療についての説明を受けてから、治療に踏み切った方がいいでしょうか。

お返事

月経周期が安定している場合、とくに排卵日を気にしなくても、出血が治まってから2、3日に一度、避妊をしない性生活を持つことで、1年以内に約8割のカップルが妊娠するとされています。この間に、妊娠しない場合には、何か問題があるかもしれません。

不妊治療専門施設を受診し、ふたりで検査を受けられてはいかがでしょう。

すぐに積極的な治療が必要かは検査をしてみないとわかりませんが、妊娠するためにどのようにしたらいいかが、わかると思います。精液検査とあなたの血液検査を行ったとありますが、そのほかに卵管の通過性の検査やＡＭＨ検査など、さまざまあります。

不妊治療専門施設で一通り検査を受けてみましょう。

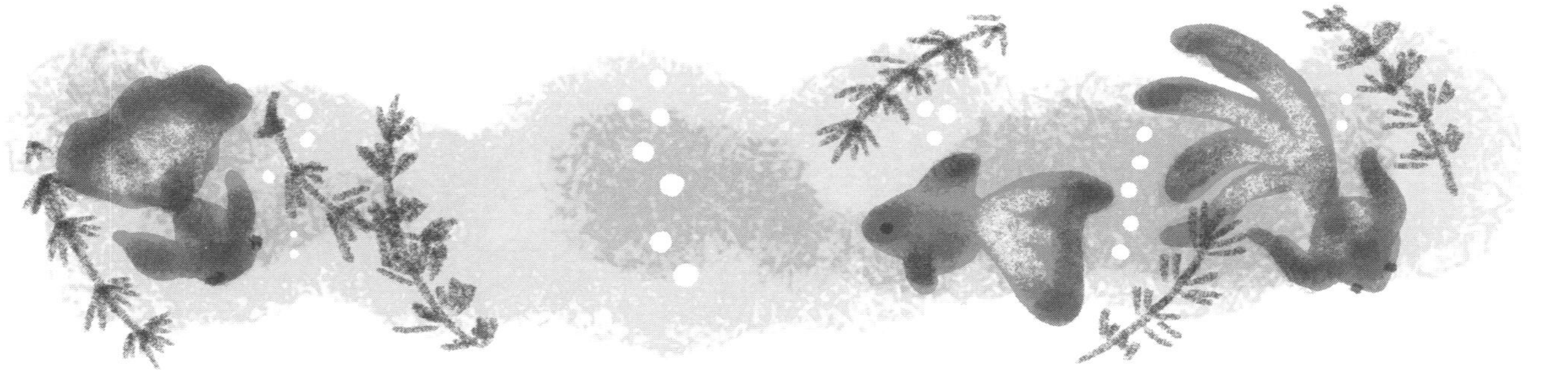

相談3 胚移植をした後も、便秘薬の酸化マグネシウムは飲んでも大丈夫でしょうか。

36〜40歳・群馬県

胚移植後に2週間、仕事を休むことにしました。大人しく心穏やかに過ごしたいと思っています。そこでお聞きしたいのですが、胚移植したら4日くらいで着床するのでしょうか?

というのも気になることが1つあるので。

以前から便秘で内科から便秘薬として酸化マグネシウムを処方されています。朝晩1錠ずつ飲んでいますが、胚移植した後も飲んでいて大丈夫でしょうか。

お返事

胚移植後に、お仕事をお休みして、ゆっくりと過ごすことができそうで、よかったですね。

胚移植後の着床の時期ですが、採卵後Ｄ2の初期胚移植をした場合には、移植してから3〜4日後が着床の時期になります。Ｄ5の胚盤胞移植の場合には、早ければ当日の夜か、翌日くらいが着床時期になると考えられています。

便秘薬の酸化マグネシウムは、非刺激性で、腸を直接刺激せず便に作用し、排便を促すのでお腹が痛くなりにくく、くせにもなりにくいお薬です。

そのまま、服用されて大丈夫でしょう。

ご心配な場合には、通院されている不妊治療施設に、一度、電話かメールで問い合わせてみてはいかがでしょうか。

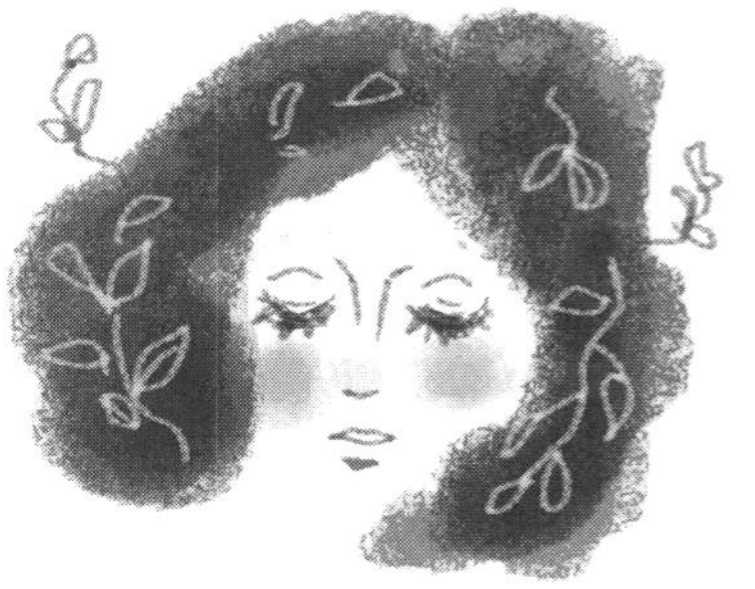

相談4

月経が月に2回あり、とても心配です。

20〜25歳・埼玉県

月に2回生理がきます。

月初めと月終わりです。3月からダイエット目的で、カロリーメイトを夕食前に3粒飲んで、夕食は、サラダとおかずだけです。そうすると3月から生理が月に2回くるようになり、今は、カロリーメイトを飲むのをやめています。

月初めは量も多く1日で終わります。生理痛もあります。月終わりは、生理が1週間あります。生理痛もあります。

月初めはドロッとした、鮮やかな色です。基礎体温はつけていません。生理不順なのかそれとも何か病気なのか心配です。

ちなみに性行為は3月からはありません。

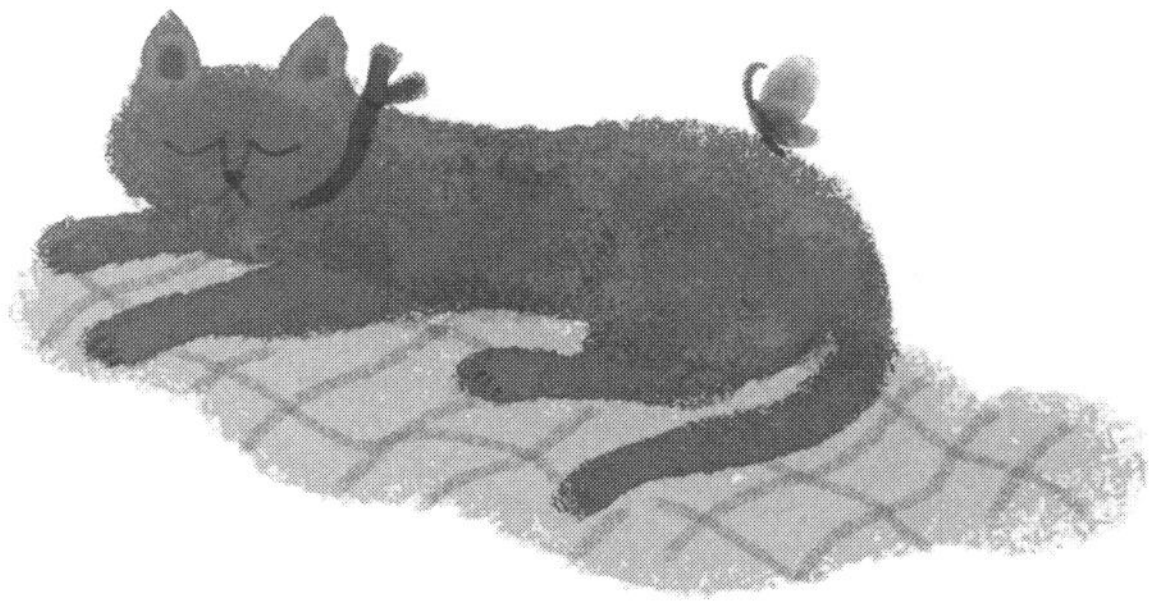

お返事

月経が月に2回あり、心配されているのですね。

月経サイクルは、生理が開始した日にちを1日目とカウントし、次の生理が来る前の日までを1周期としています。

月経が開始した時の基礎体温は低温相で、排卵が起こると基礎体温は上昇して高温相へと移行します。

一般的には28日周期としていますが、25〜38日の範囲であれば、いつも同じ日数でなくても問題はありません。

基礎体温を測ってみて、どれくらいの周期で月経があるのか、排卵を境にしたホルモンの変動は見られるのかなどを折れ線グラフにしてチェックしてみるのも良いでしょう。3カ月くらい基礎体温をつけると、自分の傾向がわかってくるかと思います。

そこで、基礎体温に変動がない場合、低温相と高温相の期間に大きな差がある場合には、出血があっても無排卵月経などの排卵障害の可能性もあります。

または、ホルモン環境に問題がないかなどを血液から検査することもできますので、まずは近所の婦人科で「月経が月に2回あること」を相談してみましょう。検査をすることで、あなたが不安に思っていることが確認でき、またどのようにすればいいのかもわかると思います。

急に体重を落とすと、体は飢餓状態になり、自分の命を守るために、まずはじめに生殖機能が停止します。つまり月経が止まる、排卵が止まるということにつながります。ダイエットがきっかけになっていることも考えられますので、そのあたりも医師に相談してみましょう。

基礎体温の測り方

- 体温計は、婦人体温計を使い、小数点第２位までの体温を記録してグラフ化します。
- ３カ月くらい、つけてみましょう。

<< 注意点 >>

1、基礎体温表のノートなどで管理しましょう。
　アプリでもいいです。

2、お酒を飲んだ。寝不足。途中、トイレに起きた。などの情報をその日のコメントとして残しましょう。

3、体温測定は、舌下で測定しましょう。
　また、予測ではなく、なるべく実測で測りましょう。

4、排便や、便の状態、頭痛なども書いておくと、自分の体調管理にも役立ちます。

―――――――――――――――――――――――

基礎体温表からわかること

次回の月経がいつ頃くるか。

前周期の排卵がいつ頃だったか。（この傾向から、現周期の排卵の傾向がわかるかもしれません）

自分の月経周期の傾向、体の調子と月経周期の関係、肌の調子など。

相談5 自分の体がきちんと妊娠できる状態なのか調べたいと思っています。

36〜40歳・東京都

黄体機能不全の可能性があるため、自分の体がきちんと妊娠できる状態なのか調べたいと思っています。

独身ですし、不妊治療は考えていませんが、検査だけでも可能なのでしょうか。

お返事

検査については、婦人科で相談すれば大丈夫です。独身でも問題ありません。

黄体機能不全も心配されているので、月経周期の期間に合わせて、卵胞期、排卵期、黄体期に血液検査をして、ホルモン環境を診てもらうといいですね。これに加えて、ＡＭＨ検査をしてみましょう。

あなた自身も、基礎体温を測ってみると月経周期のことがわかると思います。月経周期が安定して順調にきているか、どれくらいの日数で次の月経周期が訪れているかなどを知ることも大切です。

また、子宮の形態や卵胞の発育状況、排卵の確認、卵管通過性検査やホルモン検査などを行うことで、妊娠できる状態であるかを確認することができます。

ただ、これらの検査については、今現在、妊娠を希望している人に向けた検査になるので、とくに勧められないかもしれません。

すべての検査の結果が揃うには、１〜３カ月程度かかります。

受診は、月経周期のいつでも構いません。その時にできる検査から始めることができます

相談6 転院しようかと悩んでいますが、気になっていることがあり、教えてください。

26〜30歳・埼玉県

現在、不妊治療をしています。クリニックを転院しようかどうか悩んでおりまして、教えていただけますと幸いです。

先日、人工授精を初めて試みたのですが、その際使用した排卵誘発剤のことを教えてください。クリニックでは、ナファレリンという点鼻薬を使い誘発させ、24時間後に人工授精をしました。一般的には24〜36時間後に排卵すると説明を受けたのですが、ネットで調べていると遅い人で40〜48時間という情報がでてきました。

人工授精後7日目に検診した際は、無事排卵されていたことがわかったのですが、人によっては排卵しなかったり、もしくは48時間よりも後に排卵することがあるのでしょうか。

それとも、必ず24〜36時間を目安に排卵するものなのでしょうか。

お返事

人工授精の治療方法に不安があり、転院を考えているのですね。

人工授精の予定を立てるときには、卵胞の大きさと、血液検査（尿検査）で卵胞の成熟度を確認し、予定を組んでいきます。

発育してきた卵胞をより成熟させるために、点鼻薬を使用し、排卵を促していきます。

点鼻薬については、排卵誘発剤と言っても、卵胞を成長させる薬ではなく、卵胞を成熟させて、排卵のきっかけをつくる薬です。

点鼻薬を使ってから約36時間後に排卵することが多いのですが、卵胞の成熟度やホルモンの影響により、排卵が遅くなることもあります。

ただし、たとえ点鼻薬を使ってから48時間後の排卵だったとしても、排卵の前にはすでに卵管膨大部という受精が起こる卵管の一番奥の場所で精子が待機している状態ですから、心配はないでしょう。

卵子と出会い、受精する可能性は十分にあると思います。また、点鼻薬を使用しても、排卵

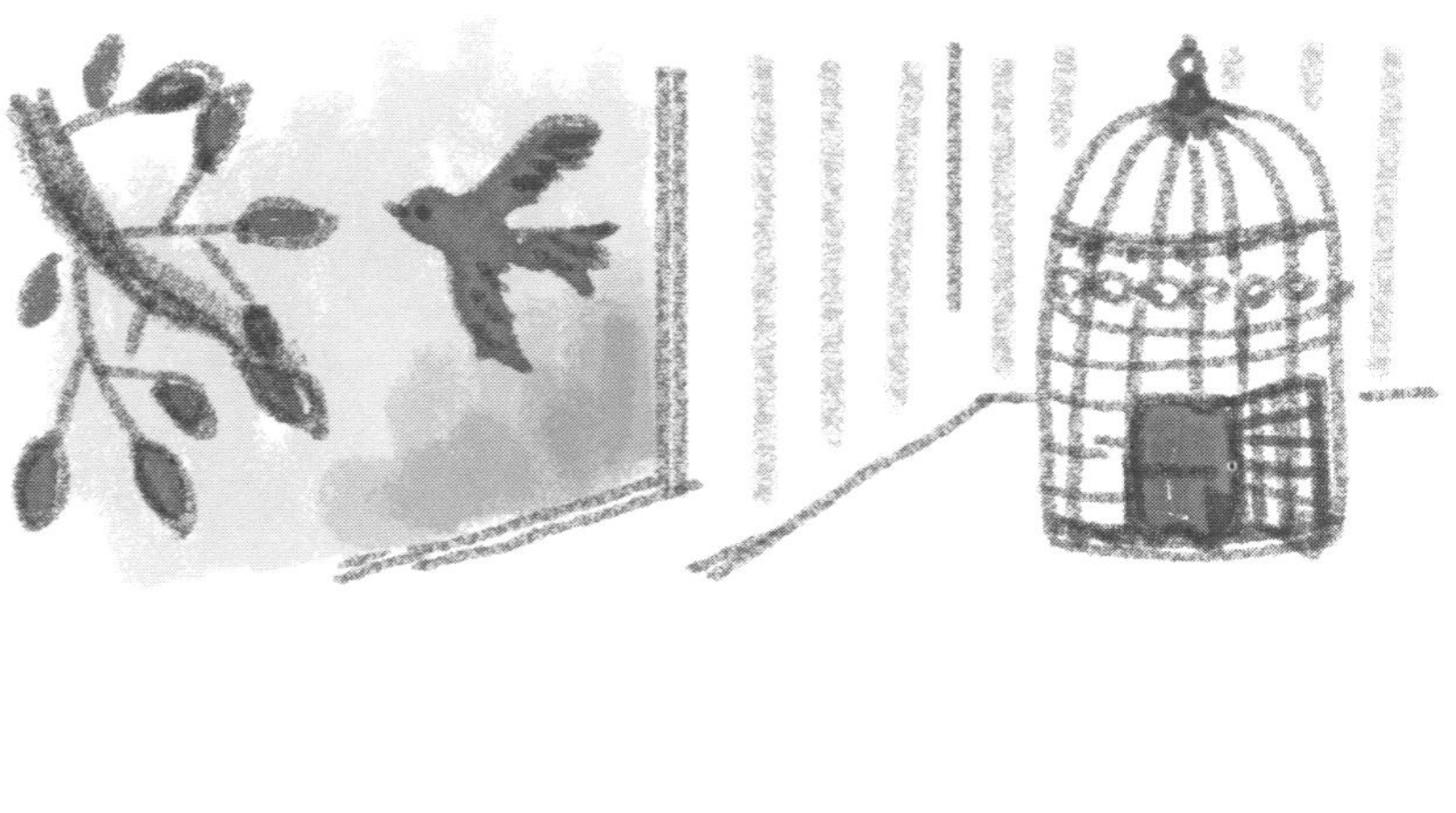

が起こらないこともあります。

人によっては、ホルモン環境の問題や卵巣機能の問題から、薬が上手に作用しないこともあります。もしくは、周期によってホルモン環境が違い、育つ卵胞も1つ1つ違うもので個性があります。そのため、排卵が早くなったり、遅くなったり、排卵しなかったりということが、通常の月経周期の中でも起こります。

精子の生存期間は、卵子よりも長いので、排卵前後に人工授精を行うことができれば大丈夫です。

今回は排卵後の診察で、排卵の確認はできていますので、受精した可能性もあるでしょう。

点鼻薬の効果もあったことが確認できましたね。

それでも、まだ不安に思うことがあれば、直接医師に質問してみてもいいと思いますし、不安が拭えなければ転院されてもいいと思います。

そして、あまりネット検索をしないことも大切です。とくに、治療方法や状況をSNSで読んでも、それはその人の、その周期の状況でしかなく、あなたではありません。それに振り回されてしまうと、いろいろなことを見失ってしまい、疑心暗鬼になることもあります。

薬の作用や効果については、その専門の情報を仕入れることが大切です。それはクリニックのホームページや医師などの専門家の書いたものを読むか、一番は主治医に質問することです。

妊娠までは心配や不安、治療への疑問などもあると思いますが、少しでも安心して治療を受けられるといいですね。

相談7

主人が男性不妊専門のクリニックで精索静脈瘤と診断されました。

36～40歳・東京都

主人が男性不妊専門のクリニックで精索静脈瘤と診断されました。

そのクリニックでは手術を勧められましたが、手術費用が実費のためとても高額で怖くなり、念の為に大学病院の泌尿器科でセカンドオピニオンを受けました。その結果、大学病院からは精索静脈瘤ではないので、手術対象にはならないと言われてしまいました。

主人は49歳なのですが、加齢によるものだと診断されました。

生活改善しても精液検査は過去5回全てWHOが定める基準以下です。

更に他の病院を受診した方が良いのか、2つの病院の診断があまりに違い、信用が出来なくなりました。

現在、顕微授精で何度かチャレンジしているのでこのまま続けるしかないのでしょうか。

お返事

2つの病院での診断が違い、不安になりますね。

仮に精索静脈瘤があり、手術を行ったとしても、すぐには改善しません。徐々に改善していきますので、手術後3カ月以上かかるかと思います。なぜなら精巣の中で精祖細胞から成長して精子になるまでに75日以上かかるといわれているからです。

また、加齢に伴って、男性の精子をつくる力は低下していき、個人差はあれど精子の質も低下するといわれています。

2つの病院の診断結果が違うことについては、おふたりが納得するために、別の男性不妊専門医に受診されてもいいと思いますが、顕微授精を受けている治療施設の主治医は、おふたりにどうお話していますか？

一度、主治医に結果が違って戸惑っていることを話し、さらに今後はどのようにしていけばいいのかを話し合うことが大切だと思います。男性不妊専門医とあなたの主治医の連携が重要です。顕微授精を続けていくにしても、赤ちゃんを授かるためには、良い状態で臨みたいですよね。ぜひ、主治医に相談してみましょう。

精索静脈瘤とは？

精索静脈瘤は、男性不妊の35～40%にあるといわれています。精巣は、精巣機能を保つために体内温度である37℃よりも2～3℃低くなっていますが、精索静脈の血流が逆流、または停滞が起こることから瘤ができると、精巣の温度が上がり、精巣機能の低下、造精能力の低下につながります。この状態が長く続くと乏精子症や無精子症、精子無力症といった症状につながり、またDNA損傷精子が増えるという指摘もあります。

相談8

子宮環境を整えた後、凍結胚での移植予定なのですが、出血のことで質問です。

31〜35歳・静岡県

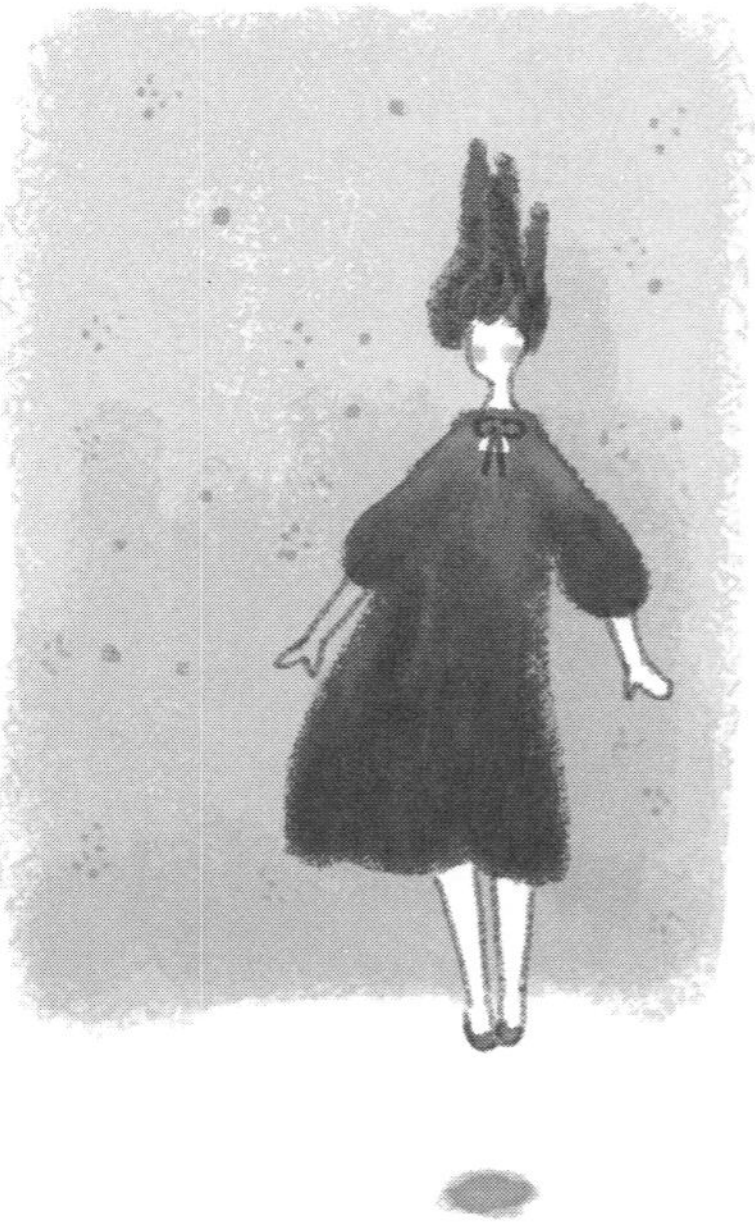

現在、体外受精での治療中で、先月初旬に無事に採卵が終わり胚凍結まで進みました。

採卵後の周期では排卵が起こらず、プラバノール服用にて生理を誘発し、ホルモン調整にて子宮環境を整えた後、凍結融解胚移植を予定しています。

プラバノール8日間服用後、2日ほどで少量の出血が始まったため、生理開始と判断し、3日目の今日受診しました。

しかし医師からは「生理が始まるには早すぎる、あと3日様子を見ればちゃんと生理が始まるから、そのあと3日目に来てください。もし分からない場合も、その辺りに受診してください」と言われました。

本当に今の出血が生理ではなく、あと3日程で本当の生理が始まればそれで良いのですが、万が一現在の出血が本当の生理だった場合、ホルモン調整は生理開始1週間後からでも間に合うのでしょうか？

次の周期に持ち越しになるのでしょうか。

お返事

採卵後、プラノバールを8日間服用し、2日後に出血がはじまったのですね。

一般的には、服用終了後4〜5日で出血が始まることが多くあります。少量の出血だったようなので、出血量が増えるまで様子をみても大丈夫だと、医師は判断したのだと思います。

ホルモン調整周期での凍結融解胚移植の場合、月経開始日3日目から必ず薬を服用しないといけないということではありませんので、次回診察時に子宮の状態を確認してから、ホルモン剤を処方されるのではないでしょうか。

「本当の生理だったら、どうしよう」と不安に思いますよね。でも、医師の指示通りで問題ないかと思います。

ホルモン調整周期で、胚移植ができて良い結果につながるとよいですね。

移植後はあまり心配せずに、穏やかな気持ちで、ゆっくりと日々をお過ごしください。

相談9

私の場合、どのような不妊治療をするのが最適なのでしょうか？

31〜35歳・東京都

3年前に左卵管水腫と診断され、腹腔鏡下で左卵管切除術＋右卵管通水検査をしたことがあります。

6年前にも左卵管水腫になり癒着が酷いため切除しました。左卵管采の部分が癒着し閉鎖している可能性があるともいわれ、子宮外妊娠を起こすリスクもあると言われています。

このような場合、どのような不妊治療をするのが最適なのでしょうか。その治療ができる病院探しをしたいと考えています。

お返事

左卵管の切除をされているとのことですが、現在の右卵管の通過性には問題はないのでしょうか。たとえば、右卵管に通過性があるのであれば、自然に近い状態での妊娠成立の可能性はあるかと思います。治療法としては、タイミング療法や人工授精もよいと考えます。

しかし、右卵管の通過性が認められなかった場合には、自然妊娠は難しいので、体外受精を選択することになるでしょう。

子宮外妊娠については、体外受精を行ったとしても、異所性妊娠は確認されていますので、必ず回避できるとは限りません。

体外受精を行っている治療施設であれば、あなたに適した治療方法を提案していただけると思います。まずは、直接、クリニックで相談してみましょう。

自宅から近い、また職場から近い治療施設や、交通経路などを含め通院しやすい施設が良いと思います。

いくつか施設をリストアップし、検討してみてください。

相談10

初めて人工授精を行い、先生の腕について気になっています。

26〜30歳・青森県

先日、初めて人工授精を行い、先生の腕について気になることがあったので相談させていただきます。

①遠心分離機での調整で、63％あった運動率が47％に下がりました。また、奇形率もわずかですが17％から18％に上がりました。それでも「遠心分離で良い精子を集めたはずなのでこのままやりましょう」と言われて、人工授精を受けました。

しかし、きちんと泳げる正常な精子が良い精子と言われる中で、先生の判断が正しかったのかが疑問です。

調整後に運動率が16％も下がったり、奇形率が上がることはあるのでしょうか。他の方の体験談を見ると、運動率が90％代まで上がっている人をよく見るので疑問です。

②人工授精を行った直後、激しい、重い生理痛のような痛みが1時間程度あり、その後も3日間は軽い痛みがありました。1週間以上経ちますが、お腹の張りが治りません。これは問題なのでしょうか。

私のクリニックの先生の腕に疑問を持っています。よくある事でおかしい事ではないのか、転院するべきことなのか判断が付きません。

ご意見をお願いします。

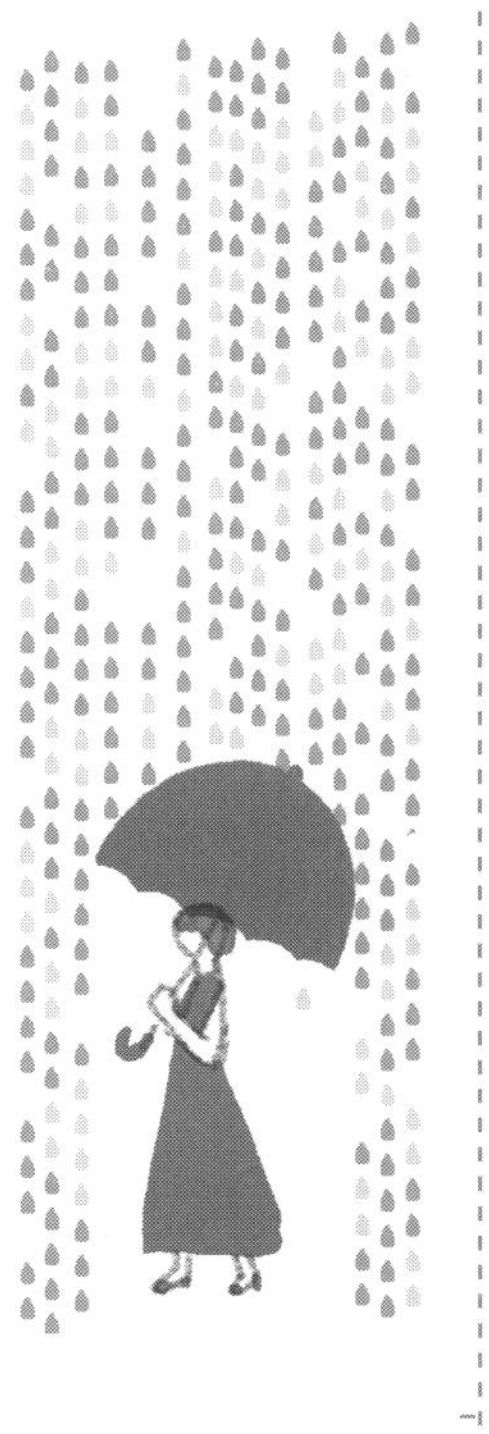

お返事

人工授精時の精子検査の結果が下がったり、人工授精後にお腹が痛くなったり、不安に思いますよね。ご質問に1つずつお返事していきますので、ご参考にしてください。

質問1
運動率63％↓47％に下がった
奇形率が17％↓18％に上がった

採取した精液の中に、動いている精子が63％あり、調整後に精子運動率が47％になったということから、調整前の状態では動きの良くない精子も含めて動いている精子としてカウントされていたのではないかと推察します。精液調整時に遠心分離すると、動きの良くない精子は沈んでいき、これは人工授精には使いません。

元気よく上がってきた精子のみを抽出して、運動率が47％になったのではないでしょうか。

精子奇形率については、WHOの精液所見下限基準値の正常精子形態率が4％以上ですから、形の良くない精子は、たくさんいるということになります。

検査での奇形率は18％ということですから、形態良好な精子はたくさんいると察します。

一つ一つの項目より、全体的に精子数あたりの運動率や奇形率をみると良いと思います。

また、精液所見は毎回異なっていますので、数回検査を行ってから状態を判断することが一般的のようです。

あまり気にしなくて大丈夫かと思います。

質問2
人工授精後の腹痛とお腹の張りについて

人工授精直後の痛みに関しては、精液と一緒に培養液なども子宮内に入るため、これが刺激となり、下腹部あたりの痛みとなることがあります。

1時間で収まっているので大丈夫です。軽い痛みについても、大丈夫ではないかと思います。

また、お腹の張りについては、人工授精をした時に、黄体ホルモンを活性化するための注射（hCG）をしていると少しお腹の張りが出ることがあります。

注射をしている場合には、注射の影響が考えられます。または排卵が起きていない場合には、卵巣に卵胞が残っているので、その影響ということもあります。

腹痛と張りについては、次回診察時に医師に伝えていただくとよいと思います。

不妊治療では、納得・安心して治療を進めることが、ストレスも少ない状態で治療を行うことにつながります。

医師に対して不安な気持ちがあるのであれば、まずはそれを伝えて、不安を解消していきましょう。医師もきちんと説明してくれることと思います。

説明不足が続くようでしたら、転院を考えてもいいと思います。

WHO精液所見下限基準値　2010年

精液量	1.5ml以上
pH	7.2以上
精子濃度	1ml中に1,500万個以上
精子運動率	運動精子が40％以上、 前進運動精子が32％以上
正常形態精子	4％以上
生存率	58％以上
白血球	1ml中に100万個未満

相談11 体外受精で産み分けをすることはできないのでしょうか。

26〜30歳・大阪府

私は1年ほど病院でタイミングを行ってきましたが、妊娠には至りませんでした。

そこで体外受精を勧められている状況なのですが、体外受精は男の子が生まれやすいと聞きます。1人目から産み分けでの体外受精をすることはできないのでしょうか。

お返事

体外受精で生まれた子どもの性別は、統計上ということですから、体外受精だからということではないと思います。

産み分けに関しては、倫理的な問題から通常はできないことになっています。

遺伝性疾患があり、生まれてくる子がその遺伝性疾患を持たないように配慮を必要とする場合には、移植胚の染色体を調べるPGT-Mという検査があります。その結果、問題のない胚を移植することで遺伝性疾患を避けることができます。

しかし、産み分けのために染色体を調べるということはできません。

体外受精は、体外受精以外の方法で赤ちゃんを授かるのが難しいと判断されたカップルが挑戦しています。

妊娠できるか、出産に至るかと不安や心配を抱えながら体外受精に挑戦されていることと思います。生まれてくる子の性別も気になりますが、妊娠ができ、出産して、我が子を抱くことができる。それが一番大切だと思います。

無事に赤ちゃんが授かって、生まれてきたら、男の子でも、女の子でも、どちらもかわいいと思います。かわいがって育ててあげてくださいね。

相談12 カンジダなどの菌が少しでも検出された場合、卵管造影検査はできないのですか。

26〜30歳・東京都

卵管造影検査は、カンジダなどの菌が少しでも検出された場合、検査はできないのでしょうか。その病院にもよりますか?

2月にカンジダ陽性で治療しています。4月にも若干のカンジダ陽性で治療しました。通ってる婦人科には、6月になったら再検査に行き、それで陰性なら検査をしましょうと言われております。

ただ早く検査したいので、できる病院はありますか。

お返事

子宮卵管造影検査は、腟から子宮内へカテーテルを通し、造影剤を入れていきます。この時に、腟内の雑菌を子宮内に入れないように消毒をしますが、カンジダ菌が腟内に残っていた場合、造影剤とともにカンジダ菌を子宮から卵管へと押し込んでしまうことにもなりかねません。それがきっかけで子宮内に炎症を起こすこともあるため、慎重に検査を実施していきますので、菌がいない状態での検査が望ましいと考えます。

再発しやすい場合には、自己免疫を高めるように、十分な睡眠や適度な運動、ストレスを軽減されるようにしてください。

また、入浴の際には、陰部を石鹸などで洗わず、かゆみがある時は、シャワーでよくすすいでいただくとよいと思います。

カンジダ菌の問題がなくなったら検査すると思います。

妊娠を妨げる原因はなにか?を調べる検査が、妊娠を妨げることにつながっては元も子もありません。

もう少し、様子をみてはいかがでしょうか。

カンジダ菌とは？

カンジダ菌は、健康な人の皮膚や粘膜にも常在する菌ですが、何らかの要因によって腟内のカンジダ菌が異常増殖すると、腟カンジダを発症します。免疫力の低下や寝不足、疲労、風邪などで常在菌のバランスが崩れることが原因となることもあります。

腟内の乳酸菌のバランスが崩れることが要因になるともいわれていますので、水溶性食物繊維を積極的に食事に取り入れ、腸内環境を整えることで腟内環境が良くなることもあります。

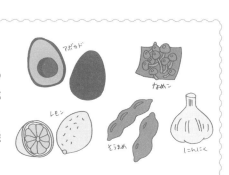

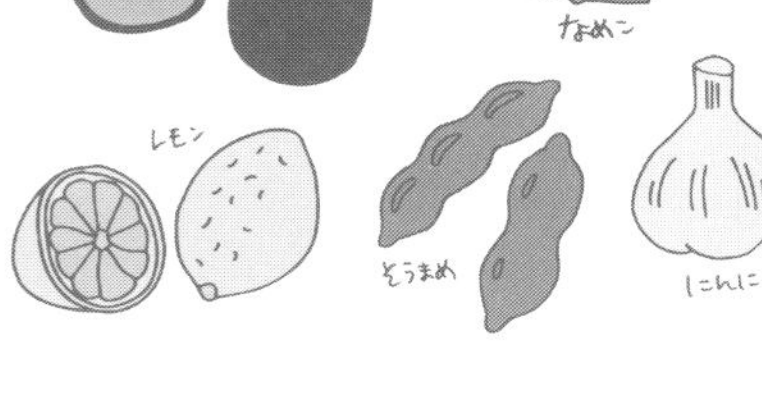

2021.9

全国の不妊治療 病院＆クリニック

2021 年 7 月時点の情報です。
注：変更や更新情報などは各オフィシャルのホームページなどでご確認ください。

あなたの街で不妊治療を受けるための病院&クリニック案内です。

どこの病院に行こうかな? 望む治療が受けられるかな?
病院選びの参考に!!

- 全国を6地方に分け、人工授精以上の不妊治療を行っている病院&クリニックを一覧にしています。
- クリニック名の前にある ● 印は日本産科婦人科学会に生殖補助医療実施施設として登録のある病院およびクリニックです。ただし、編集部のアンケート調査から実施がないなどの理由により、一部、表記を控えています。また、未登録でも生殖補助医療を行っている施設もあるため、詳しくは直接各施設にご確認下さい。
- ピックアップクリニックとして、診療や治療に関する 23 項目をあげて案内する病院&クリニックがあります。各項目のチェックは、○ … 実施している ● … 常に力を入れて実施している △ … 検討中である × … 実施していない で表記をしています。
また、初診費用、体外受精費用、顕微授精費用の目安も案内しています。

ピックアップクリニックの紹介例

❖ あいうえおクリニック　**あい市**
Tel.000-000-0000　あい市うえお北町 3-2-7　since 1988.4
医師 1 名　培養士 4 名
心理士 0 名

料金目安
初診費用　2,500円〜
体外受精費用　25 万〜30 万円
顕微授精費用　35 万〜45 万円

診療日		月	火	水	木	金	土	日	祝祭日
	am	●	●	●	●	●	●	-	-
	pm	▲	●	-	●	▲	-	-	-

予約受付時間	8	9	10	11	12	13	14	15	16	17	18	19	20	21 時

▲月・金曜日の午後は 15:00 〜 17:00

タイミング療法	●	漢方薬の扱い	●	治療費の公開	●
人工授精	●	男性不妊	○連携施設あり	カウンセリング	●
人工授精 (AID)	×	不育症	●	運動指導	●
体外受精	●	着床不全	○	食事指導	●
顕微授精	●	卵管鏡下卵管形成術 (FT)	●	妊婦健診	○10 週まで
凍結保存	●	腹腔鏡検査	△	2 人目不妊通院配慮	○
調節卵巣刺激法	●	子宮鏡検査	○	女性医師がいる	○
自然・低刺激周期法	●	勉強会・説明会	●		

[各項目のチェックについて] ○ … 実施している ● … 常に力を入れて実施している △ … 検討中である × … 実施していない

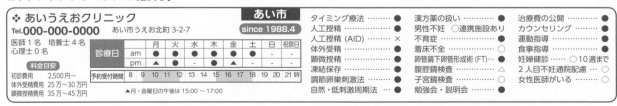

北海道・東北地方

北海道

● エナ麻生 ART クリニック
Tel.011-792-8850 札幌市北区

● さっぽろ ART クリニック
Tel.011-700-5880 札幌市北区

● 北海道大学病院
Tel.011-716-1161 札幌市北区

● さっぽろ ART クリニック n24
Tel.011-792-6691 札幌市北区

● 札幌白石産科婦人科病院
Tel.011-862-7211 札幌市白石区

● 青葉産婦人科クリニック
Tel.011-893-3207 札幌市厚別区

● 五輪橋マタニティクリニック
Tel.011-585-3110 札幌市南区

● 手稲渓仁会病院
Tel.011-681-8111 札幌市手稲区

● セントベビークリニック
Tel.011-215-0880 札幌市中央区

● 金山生殖医療クリニック
Tel.011-200-1122 札幌市中央区

● 円山レディースクリニック
Tel.011-614-0800 札幌市中央区

● 時計台記念クリニック
Tel.011-251-2221 札幌市中央区

● 神谷レディースクリニック
Tel.011-231-2722 札幌市中央区

● 札幌厚生病院
Tel.011-261-5331 札幌市中央区

● 斗南病院
Tel.011-231-2121 札幌市中央区

● 札幌医科大学医学部付属病院
Tel.011-611-2111 札幌市中央区

● 中央メディカルクリニック
Tel.011-222-0120 札幌市中央区

● おおこうち産科婦人科
Tel.011-233-4103 札幌市中央区

● 福住産科婦人科クリニック
Tel.011-836-1188 札幌市豊平区

● KKR 札幌医療センター
Tel.011-822-1811 札幌市豊平区

● 美加レディースクリニック
Tel.011-833-7773 札幌市豊平区

琴似産科婦人科クリニック
Tel.011-612-5611 札幌市西区

● 札幌東豊病院
Tel.011-704-3911 札幌市東区

● 秋山記念病院
Tel.0138-46-6660 函館市石川町

製鉄記念室蘭病院
Tel.0143-44-4650 室蘭市知利別町

● 岩城産婦人科
Tel.0144-38-3800 苫小牧市緑町

● とまこまいレディースクリニック
Tel.0144-73-5353 苫小牧市弥生町

● レディースクリニックぬまのはた
Tel.0144-53-0303 苫小牧市北栄町

● 森産科婦人科病院
Tel.0166-22-6125 旭川市７条

● みずうち産科婦人科医院
Tel.0166-31-6713 旭川市豊岡

● 旭川医科大学附属病院
Tel.0166-65-2111 旭川市緑が丘

帯広厚生病院
Tel.0155-65-0101 帯広市西６条

● おびひろ ART クリニック
Tel.0155-67-1162 帯広市東３条

釧路赤十字病院
Tel.0154-22-7171 釧路市新栄町

● 足立産婦人科クリニック
Tel.0154-25-7788 釧路市中園町

● 北見レディースクリニック
Tel.0157-31-0303 北見市大通東

● 中村記念愛成病院
Tel.0157-24-8131 北見市高栄東町

青森県

● エフ．クリニック
Tel.017-729-4103 青森市浜田

● レディスクリニック・セントセシリア
Tel.017-738-0321 青森市筒井八ツ橋

青森県立中央病院
Tel.017-726-8111 青森市東造道

● 八戸クリニック
Tel.0178-22-7725 八戸市柏崎

● 婦人科　さかもとともみクリニック
Tel.0172-29-5080 弘前市早稲田

● 弘前大学医学部付属病院
Tel.0172-33-5111 弘前市本町

安斎レディスクリニック
Tel.0173-33-1103 五所川原市一ツ谷

岩手県

● 岩手医科大学附属病院 内丸メディカルセンター
Tel.019-613-6111 盛岡市内丸

● 京野アートクリニック盛岡
Tel.019-613-4124 盛岡市盛岡駅前通

畑山レディスクリニック
Tel.019-613-7004 盛岡市北飯岡

産科婦人科吉田医院
Tel.019-622-9433 盛岡市若園町

平間産婦人科
Tel.0197-24-6601 奥州市水沢太白通り

岩手県立二戸病院
Tel.0195-23-2191 二戸市堀野

秋田県

藤盛レィディーズクリニック
Tel.018-884-3939 秋田市東通仲町

中通総合病院
Tel.018-833-1122 秋田市南通みその町

● 秋田大学医学部附属病院
Tel.018-834-1111 秋田市本道

● 清水産婦人科クリニック
Tel.018-893-5655 秋田市広面

市立秋田総合病院
Tel.018-823-4171 秋田市川元松丘町

秋田赤十字病院
Tel.018-829-5000 秋田市上北手猿田

あきたレディースクリニック安田
Tel.018-857-4055 秋田市土崎港中央

池田産婦人科クリニック
Tel.0183-73-0100 湯沢市字両神

● 大曲母子医院
Tel.0187-63-2288 大仙市大曲福住町

佐藤レディースクリニック
Tel.0187-86-0311 大仙市戸蒔

大館市立総合病院
Tel.0186-42-5370 大館市豊町

山形県

山形市立病院済生館
Tel.023-625-5555 山形市七日町

● 川越医院
Tel.023-641-6467 山形市大手町

● 山形済生病院
Tel.023-682-1111 山形市沖町

レディースクリニック高山
Tel.023-674-0815 山形市嶋北

● 山形大学医学部附属病院
Tel.023-628-1122 山形市飯田西

国井クリニック
Tel.0237-84-4103 寒河江市大字中郷

● ゆめクリニック
Tel.0238-26-1537 米沢市東

米沢市立病院
Tel.0238-22-2450 米沢市相生町

● すこやかレディースクリニック
Tel.0235-22-8418 鶴岡市東原町

たんぽぽクリニック
Tel.0235-25-6000 鶴岡市日枝鳥居上

● 山形県立河北病院
Tel.0237-73-3131 西村山郡河北町

宮城県

● 京野アートクリニック仙台
Tel.022-722-8841 仙台市青葉区

● 東北大学病院
Tel.022-717-7000 仙台市青葉区

産科婦人科メリーレディースクリニック
Tel.022-391-0315 仙台市青葉区

● たんぽぽレディースクリニック あすと長町
Tel.022-738-7753 仙台市太白区

● 仙台ソレイユ母子クリニック
Tel.022-248-5001 仙台市太白区

● 仙台 ART クリニック
Tel.022-791-8851 仙台市宮城野区

うつみレディスクリニック
Tel.0225-84-2868 東松島市赤井

大井産婦人科医院
Tel.022-362-3231 塩竈市新富町

● スズキ記念病院
Tel.0223-23-3111 岩沼市里の杜

福島県

● いちかわクリニック
Tel.024-554-0303 福島市南矢野目

● 福島県立医科大学附属病院
Tel.024-547-1111 福島市光が丘

● アートクリニック産婦人科
Tel.024-523-1132 福島市栄町

● 福島赤十字病院
Tel.024-534-6101 福島市入江町

● あべウイメンズクリニック
Tel.024-923-4188 郡山市富久山町

● ひさこファミリークリニック
Tel.024-952-4415 郡山市中ノ目

太田西ノ内病院
Tel.024-925-1188 郡山市西ノ内

寿泉堂綜合病院
Tel.024-932-6363 郡山市駅前

● あみウイメンズクリニック
Tel.0242-37-1456 会津若松市八角町

● 会津中央病院
Tel.0242-25-1515 会津若松市鶴賀町

● いわき婦人科
Tel.0246-27-2885 いわき市内郷綴町

北海道地方 / ピックアップ クリニック

北海道

❖ 金山生殖医療クリニック

札幌市

Tel.011-200-1122　札幌市中央区北１条西 4-1-1 三甲大通り公園ビル 2F　since 2017.4

医師１名　培養士２名
心理士０名

診療日		月	火	水	木	金	土	日	祝祭日
	am	●	●	●	●	●	●	▲	-
	pm	●	★	-	★	●	-	-	-

月・金曜午前 7:45 〜 15:00、★火・木曜午前 7:45 〜 13:00、午後 16:00 〜 19:00、水・土曜 13:00 まで、▲日曜隔週。　予約は WEB にて 24 時間受付。

予約受付時間	8	9	10	11	12	13	14	15	16	17	18	19	20	21 時

料金目安

初診費用 ２万円〜（全検査実施で）
体外受精費用　26 万円〜
顕微授精費用　31 万円〜

タイミング療法 ……… ●
人工授精 ……………… ●
人工授精 (AID) ……… ×
体外受精 ……………… ●
顕微授精 ……………… ●
凍結保存 ……………… ●
調節卵巣刺激法 ……… ○
自然・低刺激周期法 … ●
漢方薬の扱い ………… ●
男性不妊　●連携施設あり
不育症 ………………… ●
着床不全 ……………… ●
卵管鏡下卵管形成術 (FT)… ×
腹腔鏡検査 …………… ×
子宮鏡検査 …………… ●
勉強会・説明会 ……… ●
治療費の公開 ………… ●
カウンセリング ……… ○
運動指導 ……………… ○
食事指導 ……………… ○
妊婦健診………○ ８週まで
２人目不妊通院配慮 … ●
女性医師がいる ……… ●

［各項目のチェックについて］ ○ … 実施している　● … 常に力を入れて実施している　△ … 検討中である　× … 実施していない

関東地方

茨城県

● いがらしクリニック
Tel.0297-62-0936　龍ヶ崎市栄町

● 筑波大学附属病院
Tel.029-853-3900　つくば市天久保

● つくば ART クリニック
Tel.029-863-6111　つくば市竹園

● つくば木場公園クリニック
Tel.029-886-4124　つくば市松野木

● 筑波学園病院
Tel.029-836-1355　つくば市上横場

● 遠藤産婦人科医院
Tel.0296-20-1000　筑西市中舘

● 根本産婦人科医院
Tel.0296-77-0431　笠間市八雲

● おおぬき ART クリニック水戸
Tel.029-231-1124　水戸市三の丸

江幡産婦人科病院
Tel.029-224-3223　水戸市備前町

● 石渡産婦人科病院
Tel.029-221-2553　水戸市上水戸

● 植野産婦人科医院
Tel.029-221-2513　水戸市五軒町

岩崎病院
Tel.029-241-8700　水戸市笠原町

● 小塙医院
Tel.0299-58-3185　小美玉市田木谷

原レディスクリニック
Tel.029-276-9577　ひたちなか市笹野町

● 福地レディースクリニック
Tel.0294-27-7521　日立市鹿島町

栃木県

● 中田ウィメンズ &ART クリニック
Tel.028-614-1100　宇都宮市馬場通り

宇都宮中央クリニック
Tel.028-636-1121　宇都宮市中央

● 平尾産婦人科医院
Tel.028-648-5222　宇都宮市鶴田

● かわつクリニック
Tel.028-639-1118　宇都宮市大寛

● 福泉医院
Tel.028-639-1122　宇都宮市下栗

● ちかざわレディスクリニック
Tel.028-638-2380　宇都宮市城東

高橋あきら産婦人科医院
Tel.028-663-1103　宇都宮市東今泉

かしわぶち産婦人科
Tel.028-663-3715　宇都宮市海道町

● 済生会 宇都宮病院
Tel.028-626-5500　宇都宮市竹林町

● 独協医科大学病院
Tel.0282-86-1111　下都賀郡壬生町

● 那須赤十字病院
Tel.0287-23-1122　大田原市中田原

● 匠レディースクリニック
Tel.0283-21-0003　佐野市奈良渕町

佐野厚生総合病院
Tel.0283-22-5222　佐野市堀米町

● 城山公園すずきクリニック
Tel.0283-22-0195　佐野市久保町

● 中央クリニック
Tel.0285-40-1121　下野市薬師寺

● 自治医科大学附属病院
Tel.0285-44-2111　下野市薬師寺

石塚産婦人科
Tel.0287-36-6231　那須塩原市三島

● 国際医療福祉大学病院
Tel.0287-37-2221　那須塩原市井口

群馬県

セントラル・レディース・クリニック
Tel.027-326-7711　高崎市東町

● 高崎 ART クリニック
Tel.027-310-7701　高崎市あら町

産科婦人科舘出張　佐藤病院
Tel.027-322-2243　高崎市若松町

● セキールレディースクリニック
Tel.027-330-2200　高崎市栄町

矢崎医院
Tel.027-344-3511　高崎市剣崎町

● 上条女性クリニック
Tel.027-345-1221　高崎市栗崎町

公立富岡総合病院
Tel.0274-63-2111　富岡市富岡

● JCHO 群馬中央病院
Tel.027-221-8165　前橋市紅雲町

● 群馬大学医学部附属病院
Tel.027-220-7111　前橋市昭和町

● 横田マタニティーホスピタル
Tel.027-219-4103　前橋市下小出町

● いまいウイメンズクリニック
Tel.027-221-1000　前橋市東片貝町

前橋協立病院
Tel.027-265-3511　前橋市朝倉町

● HILLS LADIES CLINIC(神岡産婦人科医院)
Tel.027-253-4152　前橋市総社町

● ときざわレディスクリニック
Tel.0276-60-2580　太田市小舞木町

クリニックオガワ
Tel.0279-22-1377　渋川市石原

宇津木医院
Tel.0270-64-7878　佐波郡玉村町

埼玉県

● セントウィメンズクリニック
Tel.048-871-1771　さいたま市浦和区

● すごうウィメンズクリニック
Tel.048-650-0098　さいたま市大宮区

● 秋山レディースクリニック
Tel.048-663-0005　さいたま市大宮区

● 大宮レディスクリニック
Tel.048-648-1657　さいたま市大宮区

● かしわざき産婦人科
Tel.048-641-8077　さいたま市大宮区

● あらかきウィメンズクリニック
Tel.048-838-1107　さいたま市南区

● 丸山記念総合病院
Tel.048-757-3511　さいたま市岩槻区

● 大和たまごクリニック
Tel.048-757-8100　さいたま市岩槻区

● ソフィア祐子レディースクリニック
Tel.048-253-7877　川口市西川口

● 永井マザーズホスピタル
Tel.048-959-1311　三郷市上彦名

● 産婦人科菅原病院
Tel.048-964-3321　越谷市越谷

● ゆうレディースクリニック
Tel.048-967-3122　越谷市南越谷

● 獨協医科大学埼玉医療センター
Tel.048-965-1111　越谷市南越谷

● スピカレディースクリニック
Tel.0480-65-7750　加須市南篠崎

● 中村レディスクリニック
Tel.048-562-3505　羽生市中岩瀬

● 埼玉医科大学病院
Tel.049-276-1297　入間郡毛呂山町

● 埼玉医科大学総合医療センター
Tel.049-228-3674　川越市鴨田

● 恵愛生殖医療医院
Tel.048-485-1185　和光市本町

● 大塚産婦人科小児科医院
Tel.048-479-7802　新座市片山

● ウィメンズクリニックふじみ野
Tel.049-293-8210　富士見市ふじみ野西

● ミューズレディスクリニック
Tel.049-256-8656　ふじみ野市霞ケ丘

● 吉田産科婦人科医院
Tel.04-2932-8781　入間市野田

● 瀬戸病院
Tel.04-2922-0221　所沢市金山町

● さくらレディスクリニック
Tel.04-2992-0371　所沢市くすのき台

● 熊谷総合病院
Tel.048-521-0065　熊谷市中西

平田クリニック
Tel.048-526-1171　熊谷市肥塚

Women's Clinic ひらしま産婦人科
Tel.048-722-1103　上尾市原市

上尾中央総合病院
Tel.048-773-1111　上尾市柏座

みやざきクリニック
Tel.0493-72-2233　比企郡小川町

千葉県

● 高橋ウイメンズクリニック
Tel.043-243-8024　千葉市中央区

● 千葉メディカルセンター
Tel.043-261-5111　千葉市中央区

● 千葉大学医学部附属病院
Tel.043-226-2121　千葉市中央区

● 亀田 IVF クリニック幕張
Tel.043-296-8141　千葉市美浜区

● みやけウィメンズクリニック
Tel.043-293-3500　千葉市緑区

川崎レディースクリニック
Tel.04-7155-3451　流山市東初石

● おおたかの森 ART クリニック
Tel. 04-7170-1541　流山市おおたかの森

ジュノ・ヴェスタクリニック八田
Tel.047-385-3281　松戸市牧の原

● 大川レディースクリニック
Tel.047-341-3011　松戸市馬橋

松戸市立総合医療センター
Tel.047-712-2511　松戸市千駄堀

● 本八幡レディースクリニック
Tel.047-322-7755　市川市八幡

● 東京歯科大学市川総合病院
Tel.047-322-0151　市川市菅野

● 西船橋こやまウィメンズクリニック
Tel.047-495-2050　船橋市印内町

北原産婦人科
Tel.047-465-5501　船橋市習志野台

共立習志野台病院
Tel.047-466-3018　船橋市習志野台

● 船橋駅前レディースクリニック
Tel.047-426-0077　船橋市本町

● 津田沼 IVF クリニック
Tel.047-455-3111　船橋市前原西

● くぼのや IVF クリニック
Tel.04-7136-2601　柏市柏

● 中野レディースクリニック
Tel.04-7162-0345　柏市柏

● さくらウィメンズクリニック
Tel.047-700-7077　浦安市北栄

● パークシティ吉田レディースクリニック
Tel.047-316-3321　浦安市明海

● 順天堂大学医学部附属浦安病院
Tel.047-353-3111　浦安市富岡

● そうクリニック
Tel.043-424-1103　四街道市大日

● 東邦大学医療センター佐倉病院
Tel.043-462-8811　佐倉市下志津

● 高橋レディースクリニック
Tel.043-463-2129　佐倉市ユーカリが丘

● 日吉台レディースクリニック
Tel.0476-92-1103　富里市日吉台

成田赤十字病院
Tel.0476-22-2311　成田市飯田町

増田産婦人科
Tel.0479-73-1100　匝瑳市八日市場

旭中央病院
Tel.0479-63-8111　旭市イ

● 宗田マタニティクリニック
Tel.0436-24-4103　市原市根田

● 重城産婦人科小児科
Tel.0438-41-3700　木更津市万石

● 薬丸病院
Tel.0438-25-0381　木更津市富士見

ファミール産院　たてやま
Tel.0470-24-1135　館山市北条

● 亀田総合病院　ART センター
Tel.04-7092-2211　鴨川市東町

東京都

● 杉山産婦人科　丸の内
Tel.03-5222-1500　千代田区丸の内

● 神田ウィメンズクリニック
Tel.03-6206-0065　千代田区神田鍛冶町

● あいだ希望クリニック
Tel.03-3254-1124　千代田区神田鍛冶町

● 小畑会浜田病院
Tel.03-5280-1166　千代田区神田駿河台

三楽病院
Tel.03-3292-3981　千代田区神田駿河台

杉村レディースクリニック
Tel.03-3264-8686　千代田区五番町

エス・セットクリニック ＜男性不妊専門＞
Tel.03-6262-0745　千代田区神田岩本町

● 日本橋ウィメンズクリニック
Tel.03-5201-1555　中央区日本橋

● Natural ART Clinic 日本橋
Tel.03-6262-5757　中央区日本橋

八重洲中央クリニック
Tel.03-3270-1121　中央区日本橋

● 加藤レディスクリニック
Tel.03-3366-3777　新宿区西新宿

● 国立国際医療研究センター病院
Tel.03-3202-7181　新宿区戸山

● 東京女子医科大学 産婦人科・母子総合医療センター
Tel.03-3353-8111　新宿区河田町

東京山手メディカルセンター
Tel.03-3364-0251　新宿区百人町

● 桜の芽クリニック
Tel.03-6908-7740　新宿区高田馬場

新中野女性クリニック
Tel.03-3384-3281　中野区本町

河北総合病院
Tel.03-3339-2121　杉並区阿佐谷北

● 東京衛生病院附属めぐみクリニック
Tel.03-5335-6401　杉並区天沼

● 荻窪病院　虹クリニック
Tel.03-5335-6577　杉並区荻窪

● 明大前アートクリニック
Tel.03-3325-1155　杉並区和泉

● 慶愛クリニック
Tel.03-3987-3090　豊島区東池袋

● 松本レディースリプロダクションオフィス
Tel.03-6907-2555　豊島区東池袋

● 松本レディースクリニック
Tel.03-5958-5633　豊島区東池袋

● 池袋えざきレディースクリニック
Tel.03-5911-0034　豊島区池袋

小川クリニック
Tel.03-3951-0356　豊島区南長崎

● 帝京大学医学部附属病院
Tel.03-3964-1211　板橋区加賀

● 日本大学医学部附属板橋病院
Tel.03-3972-8111　板橋区大谷口上町

● ときわ台レディースクリニック
Tel.03-5915-5207　板橋区常盤台

渡辺産婦人科医院
Tel.03-5399-3008　板橋区高島平

● ウィメンズ・クリニック大泉学園
Tel.03-5935-1010　練馬区東大泉

● 池下レディースクリニック吉祥寺
Tel.0422-27-2965　武蔵野市吉祥寺本町

● うすだレディースクリニック
Tel.0422-28-0363　武蔵野市吉祥寺本町

● 武蔵境いわもと婦人科クリニック
Tel.0422-31-3737　武蔵野市境南町

● 杏林大学医学部附属病院
Tel.0422-47-5511　三鷹市新川

● ウィメンズクリニック神野
Tel.042-480-3105　調布市国領町

● 幸町 IVF クリニック
Tel.042-365-0341　府中市府中町

● 国分寺ウーマンズクリニック
Tel.042-325-4124　国分寺市本町

● 貝原レディースクリニック
Tel.042-352-8341　府中市府中町

● ジュンレディースクリニック小平
Tel.042-329-4103　小平市喜平町

● 立川 ART レディースクリニック
Tel.042-527-1124　立川市曙町

● 井上レディスクリニック
Tel.042-529-0111　立川市富士見町

● 八王子 ART クリニック
Tel.042-649-5130　八王子市横山町

みなみ野レディースクリニック
Tel.042-632-8044　八王子市西片倉

南大沢婦人科ヒフ科クリニック
Tel.0426-74-0855　八王子市南大沢

西島産婦人科医院
Tel.0426-61-6642　八王子市千人町

● みむろウィメンズクリニック
Tel.042-710-3609　町田市原町田

● ひろいウィメンズクリニック
Tel.042-850-9027　町田市森野

町田市民病院
Tel.042-722-2230　町田市旭町

松岡レディスクリニック
Tel.042-479-5656　東久留米市東本町

● こまちレディースクリニック
Tel.042-357-3535　多摩市落合

レディースクリニックマリアヴィラ
Tel.042-566-8827　東大和市上北台

神奈川県

川崎市立川崎病院
Tel.044-233-5521　川崎市川崎区

● 臼井医院
Tel.03-3605-0381　足立区東和

池上レディースクリニック
Tel.03-5838-0228　足立区伊興

アーク米山クリニック
Tel.03-3849-3333　足立区西新井栄町

● 真島クリニック
Tel.03-3849-4127　足立区関原

● あいウイメンズクリニック
Tel.03-3829-2522　墨田区錦糸

大倉医院
Tel.03-3611-4077　墨田区墨田

● 木場公園クリニック・分院
Tel.03-5245-4122　江東区木場

● 東峯婦人クリニック
Tel.03-3630-0303　江東区木場

● 五の橋レディスクリニック
Tel.03-5836-2600　江東区亀戸

● クリニック飯塚
Tel.03-3495-8761　品川区西五反田

● はなおか IVF クリニック品川
Tel.03-5759-5112　品川区大崎

● 昭和大学病院
Tel.03-3784-8000　品川区旗の台

● 東邦大学医療センター大森病院
Tel.03-3762-4151　大田区大森西

とちぎクリニック
Tel.03-3777-7712　大田区山王

● キネマアートクリニック
Tel.03-5480-1940　大田区蒲田

● ファティリティクリニック東京
Tel.03-3477-0369　渋谷区東

● 日本赤十字社医療センター
Tel.03-3400-1311　渋谷区広尾

● 恵比寿ウィメンズクリニック
Tel.03-6452-4277　渋谷区恵比寿南

恵比寿つじクリニック＜男性不妊専門＞
Tel.03-5768-7883　渋谷区恵比寿南

● 桜十字渋谷バースクリニック
Tel.03-5728-6626　渋谷区宇田川町

● フェニックスアートクリニック
Tel.03-3405-1101　渋谷区千駄ヶ谷

● はらメディカルクリニック
Tel.03-3356-4211　渋谷区千駄ヶ谷

篠原クリニック
Tel.03-3377-6633　渋谷区笹塚

みやぎしレディースクリニック
Tel.03-5731-8866　目黒区八雲

● とくおかレディースクリニック
Tel.03-5701-1722　目黒区中根

● 峯レディースクリニック
Tel.03-5731-8161　目黒区自由が丘

● 育良クリニック
Tel.03-3792-4103　目黒区上目黒

● 目黒レディースクリニック
LineID.@296kumet　目黒区目黒

● 三軒茶屋ウィメンズクリニック
Tel.03-5779-7155　世田谷区太子堂

● 三軒茶屋 ART レディースクリニック
Tel.03-6450-7588　世田谷区三軒茶屋

● 梅ヶ丘産婦人科
Tel.03-3429-6036　世田谷区梅丘

● 国立成育医療研究センター 周産期・母性診療センター
Tel.03-3416-0181　世田谷区大蔵

● ローズレディースクリニック
Tel.03-3703-0114　世田谷区等々力

● 陣内ウィメンズクリニック
Tel.03-3722-2255　世田谷区奥沢

● 田園都市レディースクリニック二子玉川分院
Tel.03-3707-2455　世田谷区玉川

にしなレディースクリニック
Tel.03-5797-3247　世田谷区用賀

用賀レディースクリニック
Tel.03-5491-5137　世田谷区上用賀

池ノ上産婦人科
Tel.03-3467-4608　世田谷区北沢

● 慶應義塾大学病院
Tel.03-3353-1211　新宿区信濃町

● 杉山産婦人科　新宿
Tel.03-5381-3000　新宿区西新宿

● 東京医科大学病院
Tel.03-3342-6111　新宿区西新宿

● 新宿 ART クリニック
Tel.03-5324-5577　新宿区西新宿

● うつみやす子レディースクリニック
Tel.03-3368-3781　新宿区西新宿

東京都

黒田インターナショナルメディカルリプロダクション
Tel.03-3555-5650　中央区新川

こやまレディースクリニック
Tel.03-5859-5975　中央区勝どき

● 聖路加国際病院
Tel.03-3541-5151　中央区明石町

● 銀座こうのとりレディースクリニック
Tel.03-5159-2077　中央区銀座

● はるねクリニック銀座
Tel.03-5250-6850　中央区銀座

● 両角レディースクリニック
Tel.03-5159-1101　中央区銀座

● オーク銀座レデイースクリニック
Tel.03-3567-0099　中央区銀座

● HM レディースクリニック銀座
Tel.03-6264-4105　中央区銀座

● 銀座レデイースクリニック
Tel.03-3535-1117　中央区銀座

● 楠原ウィメンズクリニック
Tel.03-6274-6433　中央区銀座

● 銀座すずらん通りレディスクリニック
Tel.03-3569-7711　中央区銀座

銀座ウイメンズクリニック
Tel.03-5537-7600　中央区銀座

● 虎の門病院
Tel.03-3588-1111　港区虎ノ門

● 東京 AMH クリニック銀座
Tel.03-3573-4124　港区新橋

● 新橋夢クリニック
Tel.03-3593-2121　港区新橋

● 東京慈恵会医科大学附属病院
Tel.03-3433-1111　港区西新橋

● 芝公園かみやまクリニック
Tel.03-6414-5641　港区芝

● リプロダクションクリニック東京
Tel.03-6228-5352　港区東新橋

● 六本木レディースクリニック
Tel.0120-853-999　港区六本木

● 麻布モンテアールレディースクリニック
Tel.03-6804-3208　港区麻布十番

● 赤坂見附宮崎産婦人科
Tel.03-3478-6443　港区元赤坂

美馬レディースクリニック
Tel.03-6277-7397　港区赤坂

● 赤坂レディースクリニック
Tel.03-5545-4123　港区赤坂

● 山王病院 女性センター / リプロダクション・婦人科内視鏡治療部門
Tel.03-3402-3151　港区赤坂

● クリニック ドゥ ランジュ
Tel.03-5413-8067　港区北青山

● 表参道 ART クリニック
Tel.03-6433-5461　港区北青山

たて山レディスクリニック
Tel.03-3408-5526　港区南青山

● 東京 HART クリニック
Tel.03-5766-3660　港区南青山

● 北里研究所病院
Tel.03-3444-6161　港区白金

● 京野アートクリニック高輪
Tel.03-6408-4124　港区高輪

● 城南レディスクリニック品川
Tel.03-3440-5562　港区高輪

● 浅田レディース品川クリニック
Tel.03-3472-2203　港区港南

● 秋葉原 ART Clinic
Tel.03-5807-6888　台東区上野

● よしひろウィメンズクリニック上野院
Tel.03-3834-8996　台東区東上野

あさくさ産婦人科クリニック
Tel.03-3844-9236　台東区西浅草

● 日本医科大学付属病院 女性診療科
Tel.03-3822-2131　文京区千駄木

● 順天堂大学医学部附属順天堂医院
Tel.03-3813-3111　文京区本郷

● 東京大学医学部附属病院
Tel.03-3815-5411　文京区本郷

● 東京医科歯科大学医学部附属病院
Tel.03-5803-5684　文京区湯島

● 中野レディースクリニック
Tel.03-5390-6030　北区王子

● 東京北医療センター
Tel.03-5963-3311　北区赤羽台

● 日暮里レディースクリニック
Tel.03-5615-1181　荒川区西日暮里

- ● 小田原レディスクリニック Tel.0465-35-1103 小田原市城山
- ● 湘南レディースクリニック Tel.0466-55-5066 藤沢市鵠沼花沢町
- ● 山下湘南夢クリニック Tel.0466-55-5011 藤沢市鵠沼石上
- ● メディカルパーク湘南 Tel.0466-41-0331 藤沢市湘南台
- ● 神奈川 ART クリニック Tel.042-701-3855 相模原市南区
- ● 北里大学病院 Tel.042-778-8415 相模原市南区
- ● ソフィアレディスクリニック Tel.042-776-3636 相模原市中央区
- 長谷川レディースクリニック Tel.042-700-5680 相模原市緑区
- みうらレディースクリニック Tel.0467-59-4103 茅ヶ崎市東海岸南
- 平塚市民病院 Tel.0463-32-0015 平塚市南原
- 牧野クリニック Tel.0463-21-2364 平塚市八重咲町
- ● 須藤産婦人科医院 Tel.0463-77-7666 秦野市南矢名
- 伊勢原協同病院 Tel.0463-94-2111 伊勢原市田中
- ● 東海大学医学部附属病院 Tel.0463-93-1121 伊勢原市下糟屋
- ● 産婦人科クリニック さくら Tel.045-911-9936 横浜市青葉区
- ● 田園都市レディースクリニック あざみ野本院 Tel.045-905-5524 横浜市青葉区
- ● 済生会横浜市東部病院 Tel.045-576-3000 横浜市鶴見区
- 元町宮地クリニック ＜男性不妊専門＞ Tel.045-263-9115 横浜市中区
- ● 馬車道レディスクリニック Tel.045-228-1680 横浜市中区
- ● メディカルパーク横浜 Tel.045-232-4741 横浜市中区
- ● 横浜市立大学医学部附属市民総合医療センター Tel.045-261-5656 横浜市南区
- 天王町レディースクリニック Tel.045-442-6137 横浜市保土ヶ谷区
- ● 福田ウイメンズクリニック Tel.045-825-5525 横浜市戸塚区
- 塩崎産婦人科 Tel.046-889-1103 三浦市南下浦町
- ● 愛育レディーズクリニック Tel.046-277-3316 大和市南林間
- 塩塚クリニック Tel.046-228-4628 厚木市旭町
- ● 海老名レディースクリニック不妊センター Tel.046-236-1105 海老名市中央
- ● 矢内原ウィメンズクリニック Tel.0467-50-0112 鎌倉市大船
- 日本医科大学武蔵小杉病院 Tel.044-733-5181 川崎市中原区
- ● ノア・ウィメンズクリニック Tel.044-739-4122 川崎市中原区
- ● 南生田レディースクリニック Tel.044-930-3223 川崎市多摩区
- ● 新百合ヶ丘総合病院 Tel. 044-322-9991 川崎市麻生区
- ● 聖マリアンナ医科大学病院 生殖医療センター Tel.044-977-8111 川崎市宮前区
- ● みなとみらい夢クリニック Tel.045-228-3131 横浜市西区
- ● コシ産婦人科 Tel.045-432-2525 横浜市神奈川区
- ● 神奈川レディースクリニック Tel.045-290-8666 横浜市神奈川区
- ● 横浜 HART クリニック Tel.045-620-5731 横浜市神奈川区
- ● 菊名西口医院 Tel.045-401-6444 横浜市港北区
- ● アモルクリニック Tel.045-475-1000 横浜市港北区
- ● なかむらアートクリニック Tel.045-534-8534 横浜市港北区
- ● CM ポートクリニック Tel.045-948-3761 横浜市都筑区
- かもい女性総合クリニック Tel.045-929-3700 横浜市都筑区

関東

関東地方 / ピックアップ クリニック

茨城県

❖ 根本産婦人科医院

笠間市

Tel.0296-77-0431 笠間市八雲 1 丁目 4-21

since 2000.9

医師 3 名　培養士 1 名
心理士 0 名

診療日		月	火	水	木	金	土	日	祝祭日
	am	●	●	●	-	●	●	-	-
	pm	●	●	●	-	●	●	-	-

予約受付時間	8	9	10	11	12	13	14	15	16	17	18	19	20	21 時

※月・水・金は 18:00 まで受付（初診のみ）

料金目安
- 初診費用　1 万円～
- 体外受精費用　30 万円～
- 顕微授精費用　30 万円～

タイミング療法	●	漢方薬の扱い	●	治療費の公開	○
人工授精	●	男性不妊	○連携施設あり	カウンセリング	○
人工授精 (AID)	×	不育症	○	運動指導	○
体外受精	●	着床不全	○	食事指導	○
顕微授精	●	卵管鏡下卵管形成術 (FT)	×	妊婦健診	○ 41 週まで
凍結保存	●	腹腔鏡検査	×	2 人目不妊通院配慮	○
調節卵巣刺激法	○	子宮鏡検査	×	女性医師がいる	×
自然・低刺激周期法	●	勉強会・説明会	×		

埼玉県

❖ 秋山レディースクリニック

さいたま市

Tel.048-663-0005 さいたま市大宮区大成町 3-542

since 2003.2

医師 1 名　培養士 1 名
心理士 0 名

診療日		月	火	水	木	金	土	日	祝祭日
	am	●	●	-	●	●	●	-	-
	pm	●	●	-	●	●	-	-	-

予約受付時間	8	9	10	11	12	13	14	15	16	17	18	19	20	21 時

料金目安
- 初診費用　1,000 円～
- 体外受精費用　20 万円～
- 顕微授精費用　25 万円～

タイミング療法	●	漢方薬の扱い	●	治療費の公開	●
人工授精	●	男性不妊	○連携施設あり	カウンセリング	●
人工授精 (AID)	×	不育症	●	運動指導	×
体外受精	●	着床不全	●	食事指導	○
顕微授精	●	卵管鏡下卵管形成術 (FT)	×	妊婦健診	○ 15 週まで
凍結保存	●	腹腔鏡検査	×	2 人目不妊通院配慮	●
調節卵巣刺激法	●	子宮鏡検査	●	女性医師がいる	×
自然・低刺激周期法	●	勉強会・説明会	×		

❖ 恵愛生殖医療医院

和光市

Tel.048-485-1185 和光市本町 3-13 タウンコートエクセル 3F

since 2009.4

医師 4 名　培養士 5 名
心理士 0 名

診療日		月	火	水	木	金	土	日	祝祭日
	am	●	●	●	●	●	●	-	-
	pm	●	●	●	●	●	-	-	-

予約受付時間	8	9	10	11	12	13	14	15	16	17	18	19	20	21 時

料金目安
- 初診費用　2 万円～
- 体外受精費用 16.8 万～ 40 万円
- 顕微授精費用 22.05 万～ 45 万円

タイミング療法	●	漢方薬の扱い	●	治療費の公開	●
人工授精	●	男性不妊	●連携施設あり	カウンセリング	○
人工授精 (AID)	×	不育症	●	運動指導	△
体外受精	●	着床不全	●	食事指導	△
顕微授精	●	卵管鏡下卵管形成術 (FT)	×	妊婦健診	×
凍結保存	●	腹腔鏡検査	×	2 人目不妊通院配慮	○
調節卵巣刺激法	●	子宮鏡検査	○	女性医師がいる	●
自然・低刺激周期法	●	勉強会・説明会	○		

千葉県

❖ 西船橋こやまウィメンズクリニック

船橋市

Tel.047-495-2050 船橋市印内町 638-1 ビューエクセレント 2F

since 2020.1

医師 1 名　培養士 3 名
心理士 0 名

診療日		月	火	水	木	金	土	日	祝祭日
	am	●	●	-	●	●	▲	●	●
	pm	●	●	-	●	-	-	-	-

予約受付時間	8	9	10	11	12	13	14	15	16	17	18	19	20	21 時

▲ 10:00 ～ 14:00

料金目安
- 初診費用　3,000 円～
- 体外受精費用　30 万～35 万円
- 顕微授精費用　35 万～45 万円

タイミング療法	●	漢方薬の扱い	○	治療費の公開	●
人工授精	●	男性不妊	○連携施設あり	カウンセリング	○
人工授精 (AID)	×	不育症	●	運動指導	○
体外受精	●	着床不全	●	食事指導	○
顕微授精	●	卵管鏡下卵管形成術 (FT)	×	妊婦健診	○ 10 週まで
凍結保存	●	腹腔鏡検査	×	2 人目不妊通院配慮	△
調節卵巣刺激法	●	子宮鏡検査	●	女性医師がいる	●
自然・低刺激周期法	●	勉強会・説明会	●		

［各項目のチェックについて］ ○ … 実施している　● … 常に力を入れて実施している　△ … 検討中である　× … 実施していない

千葉県

❖ 中野レディースクリニック

柏市

Tel.04-7162-0345　柏市柏 2-10-11-1F　since 2005.4

医師 1 名　培養士 2 名
心理士 0 名

診療日		月	火	水	木	金	土	日	祝祭日
	am	●	●	●	●	●	●	-	-
	pm	●	▲	●	▲	●	●	-	-

予約受付時間	8	9	10	11	12	13	14	15	16	17	18	19	20	21 時

▲火・木曜は 17:00 まで

料金目安
初診費用 -
体外受精費用 40 万～ 50 万円
顕微授精費用 50 万～ 60 万円

タイミング療法 ……… ●	漢方薬の扱い ………… ○	治療費の公開 ………… ○
人工授精 ……………… ●	男性不妊 ●連携施設あり	カウンセリング ……… △
人工授精 (AID) ……… ×	不育症 ………………… ×	運動指導 ……………… △
体外受精 ……………… ●	着床不全 ……………… △	食事指導 ……………… △
顕微授精 ……………… ●	卵管鏡下卵管形成術 (FT)… ×	妊婦健診 ○ 12～14 週まで
凍結保存 ……………… ●	腹腔鏡検査 …………… ×	2 人目不妊通院配慮 … ○
調節卵巣刺激法 ……… ●	子宮鏡検査 …………… ×	女性医師がいる ……… ×
自然・低刺激周期法 … ●	勉強会・説明会 ……… △	

❖ パークシティ吉田レディースクリニック

浦安市

Tel.047-316-3321　浦安市明海 5-7-5 パークシティ東京ベイ新浦安ドクターズベイ　since 2004.5

医師 1 名　培養士 2 名
心理士 0 名

診療日		月	火	水	木	金	土	日	祝祭日
	am	●	●	●	●	●	●	▲	▲
	pm	●	●	●	-	●	-	-	-

予約受付時間	8	9	10	11	12	13	14	15	16	17	18	19	20	21 時

▲日曜・祝日は予約診療。

料金目安
初診費用 5,000 円～
体外受精費用 30 万～ 45 万円
顕微授精費用 –

タイミング療法 ……… ●	漢方薬の扱い ………… ●	治療費の公開 ………… ●
人工授精 ……………… ●	男性不妊 ●連携施設あり	カウンセリング ……… ○
人工授精 (AID) ……… ×	不育症 ………………… ○	運動指導 ……………… ○
体外受精 ……………… ●	着床不全 ……………… ○	食事指導 ……………… ○
顕微授精 ……………… △	卵管鏡下卵管形成術 (FT)… ×	妊婦健診 ……○ 34 週まで
凍結保存 ……………… ●	腹腔鏡検査 …………… ×	2 人目不妊通院配慮 … ○
調節卵巣刺激法 ……… ○	子宮鏡検査 …………… ×	女性医師がいる ……… ×
自然・低刺激周期法 … ●	勉強会・説明会 ……… ×	

東京都

男性不妊専門 エス・セット クリニック

千代田区

Tel.03-6262-0745　千代田区神田岩本町 1-5 清水ビル 7F　since 2012.9

医師 6 名　培養士 0 名
心理士 0 名

診療日		月	火	水	木	金	土	日	祝祭日
	am	-	-	-	-	-	●	●	●
	pm	●	●	●	●	●	●	●	●

予約受付時間	8	9	10	11	12	13	14	15	16	17	18	19	20	21 時

※完全予約制

料金目安
初診費用 5,400 円～
体外受精費用 -
顕微授精費用 -

タイミング療法 ……… ×	漢方薬の扱い ………… ●	治療費の公開 ………… ●
人工授精 ……………… ×	男性不妊 …………… ●	カウンセリング ……… ●
人工授精 (AID) ……… ×	不育症 ………………… ×	運動指導 ……………… ○
体外受精 ……………… ×	着床不全 ……………… ×	食事指導 ……………… ●
顕微授精 ……………… ×	卵管鏡下卵管形成術 (FT)… ×	妊婦健診 ……………… ×
凍結保存 ……………… ●	腹腔鏡検査 …………… ×	2 人目不妊通院配慮 … ●
調節卵巣刺激法 ……… ×	子宮鏡検査 …………… ×	女性医師がいる ……… ×
自然・低刺激周期法 … ×	勉強会・説明会 ……… ●	

❖Natural ART Clinic 日本橋

中央区

Tel.03-6262-5757　中央区日本橋 2-7-1 東京日本橋タワー 8F　since 2016.2

医師 8 名 培養士 18 名
心理士 0 名

診療日		月	火	水	木	金	土	日	祝祭日
	am	●	●	●	●	●	●	●	●
	pm	-	●	●	●	●	-	-	-

予約受付時間	8	9	10	11	12	13	14	15	16	17	18	19	20	21 時

料金目安
HP を参照
https://www.naturalart.or.jp

タイミング療法 ……… ●	漢方薬の扱い ………… ×	治療費の公開 ………… ●
人工授精 ……………… ●	男性不妊 ●連携施設あり	カウンセリング ……… ×
人工授精 (AID) ……… ×	不育症 ………………… ×	運動指導 ……………… ×
体外受精 ……………… ●	着床不全 ……………… ×	食事指導 ……………… ×
顕微授精 ……………… ●	卵管鏡下卵管形成術 (FT)… ×	妊婦健診……○ 10 週まで
凍結保存 ……………… ●	腹腔鏡検査 …………… ×	2 人目不妊通院配慮 … ○
調節卵巣刺激法 ……… ×	子宮鏡検査 …………… ×	女性医師がいる ……… ○
自然・低刺激周期法 … ●	勉強会・説明会 ……… ●	

❖ 新橋夢クリニック

港区

Tel.03-3593-2121　港区新橋 2-5-1 EXCEL 新橋　since 2007.4

医師 7 名 培養士 15 名
心理士 0 名

診療日		月	火	水	木	金	土	日	祝祭日
	am	●	●	●	●	●	●	●	●
	pm	●	●	-	●	●	-	-	-

予約受付時間	8	9	10	11	12	13	14	15	16	17	18	19	20	21 時

料金目安
HP を参照
https://www.yumeclinic.net

タイミング療法 ……… ●	漢方薬の扱い ………… ●	治療費の公開 ………… ●
人工授精 ……………… ●	男性不妊 ………………●	カウンセリング ……… ×
人工授精 (AID) ……… ×	不育症 ………………… ○	運動指導 ……………… ×
体外受精 ……………… ●	着床不全 ……………… ○	食事指導 ……………… ×
顕微授精 ……………… ●	卵管鏡下卵管形成術 (FT)… ×	妊婦健診……○ 10 週まで
凍結保存 ……………… ●	腹腔鏡検査 …………… ×	2 人目不妊通院配慮 … ○
調節卵巣刺激法 ……… ×	子宮鏡検査 …………… ×	女性医師がいる ……… ○
自然・低刺激周期法 … ●	勉強会・説明会 ……… ●	

❖ 桜十字渋谷バースクリニック

渋谷区

Tel.03-5728-6626　渋谷区宇田川町 3-7 ヒューリック渋谷公園通りビル 4F　since 2018.5

医師 3 名　培養士 3 名
心理士 0 名

診療日		月	火	水	木	金	土	日	祝祭日
	am	●	●	●	●	●	●	-	-
	pm	●	●	-	●	●	-	-	-

予約受付時間	8	9	10	11	12	13	14	15	16	17	18	19	20	21 時

料金目安
HP を参照
https://www.sj-shibuya-bc.jp

タイミング療法 ……… ●	漢方薬の扱い ………… ●	治療費の公開 ………… ●
人工授精 ……………… ●	男性不妊 ●連携施設あり	カウンセリング ……… △
人工授精 (AID) ……… ×	不育症 ………………… ●	運動指導 ……………… ×
体外受精 ……………… ●	着床不全 ……………… ●	食事指導 ……………… ×
顕微授精 ……………… ●	卵管鏡下卵管形成術 (FT)… ●	妊婦健診……○ 10 週まで
凍結保存 ……………… ●	腹腔鏡検査 …………… ×	2 人目不妊通院配慮 … ×
調節卵巣刺激法 ……… ●	子宮鏡検査 …………… ●	女性医師がいる ……… ○
自然・低刺激周期法 … ●	勉強会・説明会 ……… ●	

❖ 峯レディースクリニック

目黒区

Tel.03-5731-8161　目黒区自由が丘 2-10-4 ミルシェ自由が丘 4F　since 2017.6

医師 1 名　培養士 4 名
心理士 0 名

診療日		月	火	水	木	金	土	日	祝祭日
	am	●	●	●	●	●	●	-	-
	pm	●	●	●	●	-	-	-	-

予約受付時間	8	9	10	11	12	13	14	15	16	17	18	19	20	21 時

料金目安
初診費用 2,660 円～
体外受精費用 30 万～40 万円
顕微授精費用 35 万～50 万円

タイミング療法 ……… ●	漢方薬の扱い ………… ○	治療費の公開 ………… ●
人工授精 ……………… ●	男性不妊 ………………●	カウンセリング ……… ○
人工授精 (AID) ……… ×	不育症 ………………… ●	運動指導 ……………… ×
体外受精 ……………… ●	着床不全 ……………… ●	食事指導 ……………… ×
顕微授精 ……………… ●	卵管鏡下卵管形成術 (FT)… ×	妊婦健診……○ 10 週まで
凍結保存 ……………… ●	腹腔鏡検査 …………… ×	2 人目不妊通院配慮 … △
調節卵巣刺激法 ……… ●	子宮鏡検査 …………… ●	女性医師がいる ……… ×
自然・低刺激周期法 … ●	勉強会・説明会 ……… ●	

[各項目のチェックについて]　○ … 実施している　● … 常に力を入れて実施している　△ … 検討中である　× … 実施していない

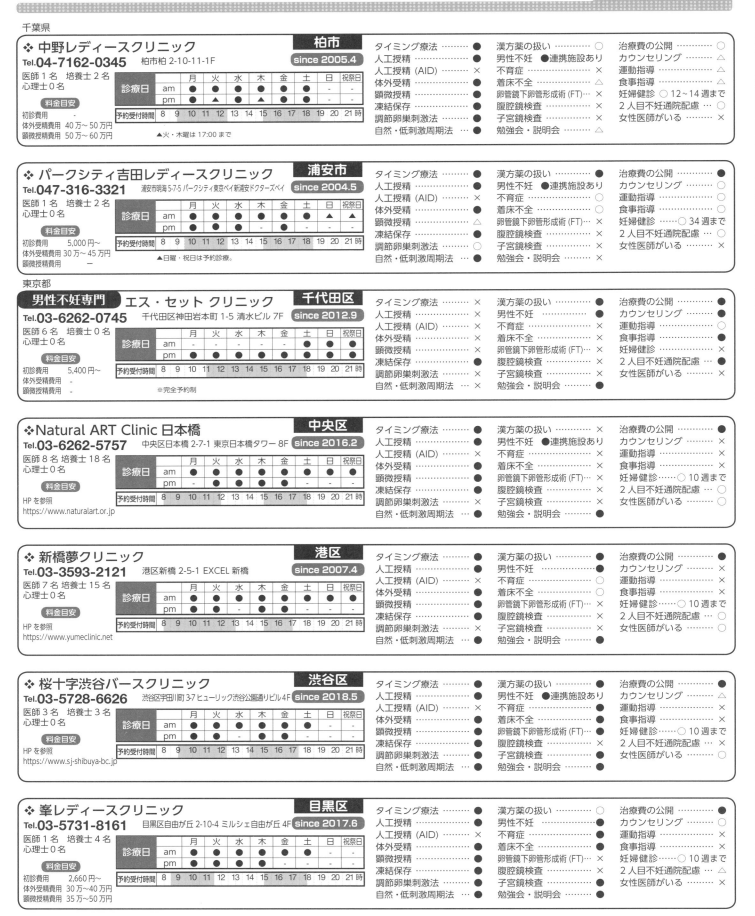

関東地方 / ピックアップ クリニック

東京都

❖ 三軒茶屋ウィメンズクリニック

世田谷区 since 2011.2

Tel.03-5779-7155 世田谷区太子堂 1-12-34-2F

医師 1 名 培養士 3 名
心理士 0 名

料金目安
初診費用 2,500 円~
体外受精費用 21 万~28 万円
顕微授精費用 36 万~38 万円

診療日	月	火	水	木	金	土	日	祝祭日
am	●	●	●	●	●	●	-	-
pm	●	●	●	-	●	-	-	-

予約受付時間 8 9 10 11 12 13 14 15 16 17 18 19 20 21 時

タイミング療法 ●	漢方薬の扱い ○	治療費の公開 ●
人工授精 ●	男性不妊 ○連携施設あり	カウンセリング ○
人工授精 (AID) ×	不育症 ○	運動指導 ×
体外受精 ●	着床不全 ○	食事指導 ×
顕微授精 ●	卵管鏡下卵管形成術 (FT) ×	妊婦健診 ○ 8 週まで
凍結保存 ●	腹腔鏡検査 ×	2 人目不妊通院配慮 ○
調節卵巣刺激法 ●	子宮鏡検査 ×	女性医師がいる ×
自然・低刺激周期法 ●	勉強会・説明会 ●	

❖ 虹クリニック

杉並区 since 2008.12

Tel.03-5335-6577 杉並区荻窪 4-32-2 東洋時計ビル 8F/9F

医師 9 名 培養士 6 名
心理士 1 名

料金目安
初診費用 4,000 円~
体外受精費用 30 万~50 万円
顕微授精費用 30 万~60 万円

診療日	月	火	水	木	金	土	日	祝祭日
am	●	●	●	●	●	●	-	-
pm	●	●	●	●	●	-	-	-

予約受付時間 8 9 10 11 12 13 14 15 16 17 18 19 20 21 時

初診の予約・問合せは 11:00 ~ 15:00

タイミング療法 ●	漢方薬の扱い ○	治療費の公開 ●
人工授精 ●	男性不妊 ●連携施設あり	カウンセリング ●
人工授精 (AID) ×	不育症 ●	運動指導 ○
体外受精 ●	着床不全 ●	食事指導 ○
顕微授精 ●	卵管鏡下卵管形成術 (FT) ●	妊婦健診 ○
凍結保存 ●	腹腔鏡検査 ○	2 人目不妊通院配慮 △
調節卵巣刺激法 ●	子宮鏡検査 ●	女性医師がいる ●
自然・低刺激周期法 ○	勉強会・説明会 ○	

❖ 明大前アートクリニック

杉並区 since 2017.12

Tel.03-3325-1155 杉並区和泉 2-7-1 甘酒屋ビル 2F

医師 1 名 培養士 3 名
心理士 1 名

料金目安
初診費用 9,000 円~
体外受精費用 30 万~50 万円
顕微授精費用 40 万~60 万円

診療日	月	火	水	木	金	土	日	祝祭日
am	●	●	●	●	●	●	-	-
pm	●	★	●	★	●	▲	-	-

予約受付時間 8 9 10 11 12 13 14 15 16 17 18 19 20 21 時

★火・木曜は 18:00 まで、▲土曜は 17:00 まで

タイミング療法 ●	漢方薬の扱い ○	治療費の公開 ●
人工授精 ●	男性不妊 ●連携施設あり	カウンセリング ●
人工授精 (AID) ×	不育症 ○	運動指導 △
体外受精 ●	着床不全 ●	食事指導 △
顕微授精 ●	卵管鏡下卵管形成術 (FT) ×	妊婦健診 ○ 8 週まで
凍結保存 ●	腹腔鏡検査 ×	2 人目不妊通院配慮 △
調節卵巣刺激法 ●	子宮鏡検査 ●	女性医師がいる ×
自然・低刺激周期法 ●	勉強会・説明会 ●	

❖ 松本レディースリプロダクションオフィス

豊島区 since 1999.12

Tel.03-6907-2555 豊島区東池袋 1-41-7 池袋東口ビル 7F

医師 9 名 培養士 9 名
心理士 1 名

料金目安
初診費用 3,000 円~
体外受精費用 27 万円~
顕微授精費用 29 万円~

診療日	月	火	水	木	金	土	日	祝祭日
am	●	●	●	●	●	★	▲	▲
pm	●	●	-	●	●	★	-	-

予約受付時間 8 9 10 11 12 13 14 15 16 17 18 19 20 21 時

★土曜は 8:15 ~ 11:30、13:45 ~ 16:00
▲日・祝日は 8:15 ~ 11:30 (予約のみ)

タイミング療法 ●	漢方薬の扱い ●	治療費の公開 ●
人工授精 ●	男性不妊 ●	カウンセリング ○
人工授精 (AID) ×	不育症 ○	運動指導 ×
体外受精 ●	着床不全 ●	食事指導 ×
顕微授精 ●	卵管鏡下卵管形成術 (FT) ×	妊婦健診 ×
凍結保存 ●	腹腔鏡検査 ×	2 人目不妊通院配慮 ○
調節卵巣刺激法 ●	子宮鏡検査 ×	女性医師がいる ●
自然・低刺激周期法 ●	勉強会・説明会 ●	

❖ 幸町 IVF クリニック

府中市 since 1990.4

Tel.042-365-0341 府中市府中町 1 丁目 18-17 コンテント府中 1F2F

医師 3 名 培養士 3 名
心理士 0 名

料金目安
初診費用 860 円~
体外受精費用 33万~36万円
顕微授精費用 39万~55万円

診療日	月	火	水	木	金	土	日	祝祭日
am	-	●	●	●	●	●	●	-
pm	-	●	●	●	●	▲	▲	-

予約受付時間 8 9 10 11 12 13 14 15 16 17 18 19 20 21 時

▲土日の受付時間は 15:00 ~ 16:00

タイミング療法 ×	漢方薬の扱い ○	治療費の公開 ●
人工授精 ○	男性不妊 ●連携施設あり	カウンセリング △
人工授精 (AID) ×	不育症 ○	運動指導 △
体外受精 ●	着床不全 ●	食事指導 △
顕微授精 ●	卵管鏡下卵管形成術 (FT) ×	妊婦健診 ○10 週まで
凍結保存 ●	腹腔鏡検査 ×	2 人目不妊通院配慮 △
調節卵巣刺激法 ●	子宮鏡検査 ●	女性医師がいる ×
自然・低刺激周期法 ●	勉強会・説明会 ●	

❖ みむろウィメンズクリニック

町田市 since 2006.7

Tel.042-710-3609 町田市中町 1-2-5 SHELL MIYAKO V 2F

医師 5 名 培養士 7 名
心理士 0 名

料金目安
初診費用 860 円~
体外受精費用 20 万円~
顕微授精費用 30 万円~

診療日	月	火	水	木	金	土	日	祝祭日
am	●	●	●	●	●	●	-	-
pm	●	▲	●	▲	●	-	-	-

予約受付時間 8 9 10 11 12 13 14 15 16 17 18 19 20 21 時

▲火・木曜午後は再診患者さんのための相談及び検査の時間

タイミング療法 ●	漢方薬の扱い ●	治療費の公開 ●
人工授精 ●	男性不妊 ●連携施設あり	カウンセリング ●
人工授精 (AID) ×	不育症 ●	運動指導 ×
体外受精 ●	着床不全 ●	食事指導 ●
顕微授精 ●	卵管鏡下卵管形成術 (FT) ×	妊婦健診 ×
凍結保存 ●	腹腔鏡検査 ×	2 人目不妊通院配慮 ●
調節卵巣刺激法 ●	子宮鏡検査 ×	女性医師がいる ●
自然・低刺激周期法 ●	勉強会・説明会 ●	

神奈川県

❖ みなとみらい夢クリニック

横浜市 since 2008.2

Tel.045-228-3131 横浜市西区みなとみらい 3-6-3 MM パークビル 2F・3F

医師 6名 培養士 22名
心理士 0 名

料金目安
初診費用 4,000 円~
体外受精費用 34.5 万円~
顕微授精費用 上記+3.2万円~

診療日	月	火	水	木	金	土	日	祝祭日
am	●	●	●	▲	●	●	■	▲
pm	●	★	●	-	●	★	-	-

予約受付時間 8 9 10 11 12 13 14 15 16 17 18 19 20 21 時

★火・土曜午後は 14:30 ~ 16:30、■指定患者様のみ
▲木・祝日は 8:30 ~ 13:00 ※診療時間に準ずる

タイミング療法 ○	漢方薬の扱い ○	治療費の公開 ●
人工授精 ○	男性不妊 ●	カウンセリング ○
人工授精 (AID) ×	不育症 ●	運動指導 ○
体外受精 ●	着床不全 ●	食事指導 ○
顕微授精 ●	卵管鏡下卵管形成術 (FT) ×	妊婦健診 ×
凍結保存 ●	腹腔鏡検査 ×	2 人目不妊通院配慮 ●
調節卵巣刺激法 ×	子宮鏡検査 ×	女性医師がいる ●
自然・低刺激周期法 ●	勉強会・説明会 ●	

[各項目のチェックについて] ○ … 実施している ● … 常に力を入れて実施している △ … 検討中である × … 実施していない

神奈川県

❖ 神奈川レディースクリニック

横浜市

Tel.045-290-8666 横浜市神奈川区西神奈川1-11-5 ARTVISTA横浜ビル since 2003.6

医師 5名 培養士 20名
心理士 0名

診療日	月	火	水	木	金	土	日	祝祭日
am	●	●	●	▲	●	●	●	●
pm	●	●	●	▲	●	-	-	-

予約受付時間	8	9	10	11	12	13	14	15	16	17	18	19	20	21 時

※受付順番システム導入（携帯で順番確認可能） ▲予約制

料金目安
初診費用 6,000～2万円
体外受精費用 46万～49万円
顕微授精費用 52万～56万円

タイミング療法 ……… ●	漢方薬の扱い ………… ●	治療費の公開 ………… ●
人工授精 ……………… ●	男性不妊 ●連携施設あり	カウンセリング ……… ●
人工授精 (AID) ……… ×	不育症 ……………… ●	運動指導 ……………… ○
体外受精 ……………… ●	着床不全 …………… ●	食事指導 ……………… ○
顕微授精 ……………… ●	卵管鏡下卵管形成術 (FT)… ●	妊婦健診 ……………… ×
凍結保存 ……………… ●	腹腔鏡検査 ………… ×	2人目不妊通院配慮 … ●
調節卵巣刺激法 ……… ●	子宮鏡検査 ………… ●	女性医師がいる ……… △
自然・低刺激周期法 … ●	勉強会・説明会 ……… ●	

❖ 馬車道レディスクリニック

横浜市

Tel.045-228-1680 横浜市中区相生町4-65-3 馬車道メディカルスクエア5F since 2001.4

医師 2名 培養士 5名
心理士 0名

診療日	月	火	水	木	金	土	日	祝祭日
am	●	-	●	●	●	●	●	-
pm	●	-	●	●	●	-	-	-

予約受付時間	8	9	10	11	12	13	14	15	16	17	18	19	20	21 時

※予約受付は WEB にて 24 時間対応

料金目安
初診費用 5,000円～
体外受精費用 25万～30万円
顕微授精費用 32万～37万円

タイミング療法 ……… ●	漢方薬の扱い ………… ●	治療費の公開 ………… ●
人工授精 ……………… ●	男性不妊 ○連携施設あり	カウンセリング ……… ○
人工授精 (AID) ……… ×	不育症 ……………… ×	運動指導 ……………… ○
体外受精 ……………… ●	着床不全 …………… ×	食事指導 ……………… ○
顕微授精 ……………… ●	卵管鏡下卵管形成術 (FT)… ×	妊婦健診………○ 12週まで
凍結保存 ……………… ●	腹腔鏡検査 ………… ×	2人目不妊通院配慮 … ●
調節卵巣刺激法 ……… ●	子宮鏡検査 ………… ×	女性医師がいる ……… ○
自然・低刺激周期法 … ●	勉強会・説明会 ……… ●	

❖ メディカルパーク横浜

横浜市

Tel.045-232-4741 横浜市中区桜木町1-1-8 日石横浜ビル4F since 2019.5

医師 1名 培養士 5名
心理士 0名

診療日	月	火	水	木	金	土	日	祝祭日
am	●	●	●	-	●	●	-	●
pm	●	●	●	-	●	●	-	●

予約受付時間	8	9	10	11	12	13	14	15	16	17	18	19	20	21 時

料金目安
HP を参照
https://medicalpark-yokohama.com

タイミング療法 ……… ●	漢方薬の扱い ………… ●	治療費の公開 ………… ●
人工授精 ……………… ●	男性不妊 ○連携施設あり	カウンセリング ……… ○
人工授精 (AID) ……… ×	不育症 ……………… ○	運動指導 ……………… ○
体外受精 ……………… ●	着床不全 …………… ○	食事指導 ……………… ○
顕微授精 ……………… ●	卵管鏡下卵管形成術 (FT)… ×	妊婦健診………○ 12週まで
凍結保存 ……………… ●	腹腔鏡検査 ………… ×	2人目不妊通院配慮 … ○
調節卵巣刺激法 ……… ●	子宮鏡検査 ………… ×	女性医師がいる ……… ○
自然・低刺激周期法 … ●	勉強会・説明会 ……… ●	

❖ 福田ウイメンズクリニック

横浜市

Tel.045-825-5525 横浜市戸塚区品濃町549-2 三宅ビル7F since 1993.8

医師 1名 培養士 4名
心理士 0名

診療日	月	火	水	木	金	土	日	祝祭日
am	●	●	●	●	●	●	-	-
pm	●	●	●	-	●	-	-	-

予約受付時間	8	9	10	11	12	13	14	15	16	17	18	19	20	21 時

※卵巣刺激のための注射は日曜日・祝日も行います

料金目安
初診費用 4,620円～
体外受精費用 25万～30万円
顕微授精費用 30万～35万円

タイミング療法 ……… ●	漢方薬の扱い ………… ●	治療費の公開 ………… ●
人工授精 ……………… ●	男性不妊 ●連携施設あり	カウンセリング ……… ○
人工授精 (AID) ……… ×	不育症 ……………… ●	運動指導 ……………… △
体外受精 ……………… ●	着床不全 …………… ●	食事指導 ……………… △
顕微授精 ……………… ●	卵管鏡下卵管形成術 (FT)… ×	妊婦健診 ……………… ○
凍結保存 ……………… ●	腹腔鏡検査 ………… ×	2人目不妊通院配慮 … ●
調節卵巣刺激法 ……… ●	子宮鏡検査 ………… ×	女性医師がいる ……… ○
自然・低刺激周期法 … ●	勉強会・説明会 ……… △	

❖ 湘南レディースクリニック

藤沢市

Tel.0466-55-5066 藤沢市鵠沼花沢町1-12 第5相澤ビル5F 6F since 2007.9

医師 3名 培養士 5名
心理士 0名

診療日	月	火	水	木	金	土	日	祝祭日
am	●	●	●	●	●	●	●	-
pm	●	●	●	●	●	-	-	-

予約受付時間	8	9	10	11	12	13	14	15	16	17	18	19	20	21 時

※予約受付は WEB にて 24 時間対応

料金目安
初診費用 5,000円～
体外受精費用 16万～30万円
顕微授精費用 20万～37万円

タイミング療法 ……… ●	漢方薬の扱い ………… ●	治療費の公開 ………… ●
人工授精 ……………… ●	男性不妊 ●連携施設あり	カウンセリング ……… ●
人工授精 (AID) ○連携施設あり	不育症 ……………… ●	運動指導 ……………… ○
体外受精 ……………… ●	着床不全 …………… ●	食事指導 ……………… ○
顕微授精 ……………… ●	卵管鏡下卵管形成術 (FT)… ×	妊婦健診………○ 32週まで
凍結保存 ……………… ●	腹腔鏡検査 ………… ×	2人目不妊通院配慮 … ●
調節卵巣刺激法 ……… ●	子宮鏡検査 ………… ●	女性医師がいる ……… ●
自然・低刺激周期法 … ●	勉強会・説明会 ……… ●	

[各項目のチェックについて] ○ … 実施している ● … 常に力を入れて実施している △ … 検討中である × … 実施していない

富山県

かみいち総合病院
Tel.076-472-1212 中新川郡上市町

● 富山赤十字病院
Tel.076-433-2222 富山市牛島本町

● 小嶋ウィメンズクリニック
Tel.076-432-1788 富山市五福

● 富山県立中央病院
Tel.0764-24-1531 富山市西長江

● 女性クリニック We! TOYAMA
Tel.076-493-5533 富山市根塚町

富山市民病院
Tel.0764-22-1112 富山市今泉北部町

高岡市民病院
Tel.0766-23-0204 高岡市宝町

● あい ART クリニック
Tel.0766-27-3311 高岡市下伏間江

済生会高岡病院
Tel.0766-21-0570 高岡市二塚

● 源川産婦人科クリニック
Tel.025-272-5252 新潟市東区

● 木戸病院
Tel.025-273-2151 新潟市東区

● 新津産科婦人科クリニック
Tel.025-384-4103 新潟市江南区

● 産科・婦人科ロイヤルハートクリニック
Tel.025-244-1122 新潟市中央区

● 新潟大学医歯学総合病院
Tel.025-227-2320 新潟市中央区

● ART クリニック白山
Tel.025-378-3065 新潟市中央区

● 済生会新潟病院
Tel.025-233-6161 新潟市西区

荒川レディースクリニック
Tel.0256-72-2785 新潟市西蒲区

● レディスクリニック石黒
Tel.0256-33-0150 三条市荒町

● 関塚医院
Tel.0254-26-1405 新発田市小舟町

中部・東海地方

新潟県

● 立川綜合病院生殖医療センター
Tel.0258-33-3111 長岡市旭岡

● 長岡レディースクリニック
Tel.0258-22-7780 長岡市新保

セントポーリアウィメンズクリニック
Tel.0258-21-0800 長岡市南七日町

● 大島クリニック
Tel.025-522-2000 上越市鴨島

● 菅谷ウイメンズクリニック
Tel.025-546-7660 上越市新光町

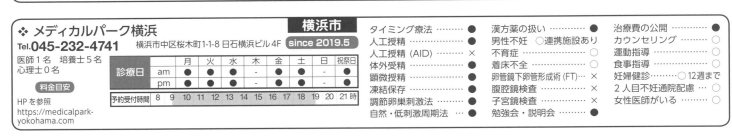

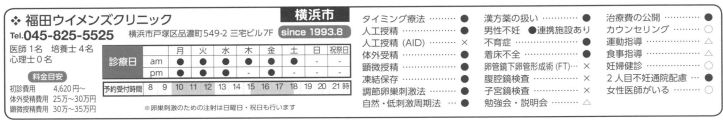

● 西垣 ART クリニック
Tel.0538-33-4455　磐田市中泉

愛知県

● 豊橋市民病院
Tel.0532-33-6111　豊橋市青竹町

● つつじが丘ウイメンズクリニック
Tel.0532-66-5550　豊橋市つつじが丘

● 竹内産婦人科 ART センター
Tel.0532-52-3463　豊橋市新本町

豊川市民病院
Tel.0533-86-1111　豊川市八幡町

● ART クリニックみらい
Tel.0564-24-9293　岡崎市大樹寺

稲垣レディスクリニック
Tel.0563-54-1188　西尾市横手町

● 八千代病院
Tel.0566-97-8111　安城市住吉町

ジュンレディースクリニック安城
Tel.0566-71-0308　安城市篠目町

● G&O レディスクリニック
Tel.0566-27-4103　刈谷市泉田町

セントソフィアクリニック
Tel.052-551-1595　名古屋市中村区

● 浅田レディース名古屋駅前クリニック
Tel.052-551-2203　名古屋市中村区

かとうのりこレディースクリニック
Tel.052-587-2888　名古屋市中村区

● レディースクリニックミュウ
Tel.052-551-7111　名古屋市中村区

かなくらレディスクリニック
Tel.052-587-3111　名古屋市中村区

● 名古屋第一赤十字病院
Tel.052-481-5111　名古屋市中村区

● ダイヤビルレディースクリニック
Tel.052-561-1881　名古屋市中村区

川合産婦人科
Tel.052-502-1501　名古屋市西区

● 野崎クリニック
Tel.052-303-3811　名古屋市中川区

● 金山レディースクリニック
Tel.052-681-2241　名古屋市熱田区

● 山口レディスクリニック
Tel.052-823-2121　名古屋市南区

名古屋市立緑市民病院
Tel.052-892-1331　名古屋市緑区

● ロイヤルベルクリニック不妊センター
Tel.052-879-6673　名古屋市緑区

● おち夢クリニック名古屋
Tel.052-968-2203　名古屋市中区

● いくたウィメンズクリニック
Tel.052-263-1250　名古屋市中区

● 可世木婦人科 ART クリニック
Tel.052-251-8801　名古屋市中区

● 成田産婦人科
Tel.052-221-1595　名古屋市中区

● おかだウィメンズクリニック
Tel.052-683-0018　名古屋市中区

AOI 名古屋病院
Tel.052-932-7128　名古屋市東区

上野レディスクリニック
Tel.052-981-1184　名古屋市北区

平田レディースクリニック
Tel.052-914-7277　名古屋市北区

● 稲垣婦人科
Tel.052-910-5550　名古屋市北区

星ケ丘マタニティ病院
Tel.052-782-6211　名古屋市千草区

咲江レディスクリニック
Tel.052-757-0222　名古屋市千草区

● さわだウイメンズクリニック
Tel.052-788-3588　名古屋市千草区

● まるた ART クリニック
Tel.052-764-0010　名古屋市千草区

レディースクリニック山原
Tel.052-731-8181　名古屋市千草区

若葉台クリニック
Tel.052-777-2888　名古屋市名東区

● あいこ女性クリニック
Tel.052-777-8080　名古屋市名東区

● 名古屋大学医学部附属病院
Tel.052-741-2111　名古屋市昭和区

● 名古屋市立大学病院
Tel.052-851-5511　名古屋市瑞穂区

● 八事レディースクリニック
Tel.052-834-1060　名古屋市天白区

● 平針北クリニック
Tel.052-803-1103　日進市赤池町

● 北原レディースクリニック
Tel.0263-48-3186　松本市島立

● このはなクリニック
Tel.0265-98-8814　伊那市上新田

平岡産婦人科
Tel.0266-72-6133　茅野市ちの

● 諏訪マタニティークリニック
Tel.0266-28-6100　諏訪郡下諏訪町

ひろおか さくらレディースウィメンズクリニック
Tel.0263-85-0013　塩尻市広丘吉田

岐阜県

● 高橋産婦人科
Tel.058-263-5726　岐阜市梅ケ枝町

● 古田産科婦人科クリニック
Tel.058-265-2395　岐阜市金町

● 岐阜大学医学部附属病院
Tel.058-230-6000　岐阜市柳戸

● 操レディスホスピタル
Tel.058-233-8811　岐阜市津島町

● おおのレディースクリニック
Tel.058-233-0201　岐阜市光町

● クリニックママ
Tel.0584-73-5111　大垣市今宿

● 大垣市民病院
Tel.0584-81-3341　大垣市南頬町

東海中央病院
Tel.0583-82-3101　各務原市蘇原東島町

久美愛厚生病院
Tel.0577-32-1115　高山市中切町

● 中西ウィメンズクリニック
Tel.0572-25-8882　多治見市大正町

とまつレディースクリニック
Tel.0574-61-1138　可児市広見

● 松波総合病院
Tel.058-388-0111　羽島郡笠松町

静岡県

● いながきレディースクリニック
Tel.055-926-1709　沼津市宮前町

● 沼津市立病院
Tel.055-924-5100　沼津市東椎路春ノ木

● 岩端医院
Tel.055-962-1368　沼津市大手町

● かぬき岩端医院
Tel.055-932-8189　沼津市下香貫前原

聖隷沼津病院
Tel.055-952-1000　沼津市本字松下

こまきウィメンズクリニック
Tel.055-972-1057　三島市西若町

● 三島レディースクリニック
Tel.055-991-0770　三島市南本町

● 富士市立中央病院
Tel.0545-52-1131　富士市高島町

● 長谷川産婦人科医院
Tel.0545-53-7575　富士市吉原

● 望月産婦人科医院
Tel.0545-34-0445　富士市比奈

宮崎クリニック
Tel.0545-66-3731　富士市松岡

静岡市立静岡病院
Tel.054-253-3125　静岡市葵区

レディースクリニック古川
Tel.054-249-3733　静岡市葵区

● 静岡レディースクリニック
Tel.054-251-0770　静岡市葵区

● 菊池レディースクリニック
Tel.054-272-4124　静岡市葵区

● 俵 IVF クリニック
Tel.054-288-2882　静岡市駿河区

静岡市立清水病院
Tel.054-336-1111　静岡市清水区

● 焼津市立総合病院
Tel.054-623-3111　焼津市道原

● 聖隷浜松病院
Tel.053-474-2222　浜松市中区

● アクトタワークリニック
Tel.053-413-1124　浜松市中区

● 西村ウイメンズクリニック
Tel.053-479-0222　浜松市中区

水本レディスクリニック
Tel.053-433-1103　浜松市東区

● 浜松医科大学病院
Tel.053-435-2309　浜松市東区

● 聖隷三方原病院リプロダクションセンター
Tel.053-436-1251　浜松市北区

● 可睡の杜レディースクリニック
Tel.0538-49-5656　袋井市可睡の杜

厚生連高岡病院
Tel.0766-21-3930　高岡市永楽町

黒部市民病院
Tel.0765-54-2211　黒部市三日市

● あわの産婦人科医院
Tel.0765-72-0588　下新川郡入善町

津田産婦人科医院
Tel.0763-33-3035　砺波市寿町

石川県

● 石川県立中央病院
Tel.076-237-8211　金沢市鞍月東

● 吉澤レディースクリニック
Tel.076-266-8155　金沢市稚日野町

あい ART クリニック金沢
Tel.050-5873-3935　金沢市堀川新町

金沢大学附属病院
Tel.076-265-2000　金沢市宝町

金沢医療センター
Tel.076-262-4161　金沢市石引

● 金沢たまごクリニック
Tel.076-237-3300　金沢市諸江町

うきた産婦人科医院
Tel.076-291-2277　金沢市新神田

● 鈴木レディスホスピタル
Tel.076-242-3155　金沢市寺町

金沢医科大学病院
Tel.076-286-2211　河北郡内灘町

やまぎしレディスクリニック
Tel.076-287-6066　野々市市藤平田

● 永遠幸レディスクリニック
Tel.0761-23-1555　小松市小島町

荒木クリニック
Tel.0761-22-0301　小松市若杉町

川北レイクサイドクリニック
Tel.0761-22-0232　小松市今江町

恵寿総合病院
Tel.0767-52-3211　七尾市富岡町

● 深江レディースクリニック
Tel.076-294-3336　野々市市郷町

福井県

● 本多レディースクリニック
Tel.0776-24-6800　福井市宝永

福井県立病院
Tel.0776-54-5151　福井市四ツ井

● 西ウイミンズクリニック
Tel.0776-33-3663　福井市木田

公立丹南病院
Tel.0778-51-2260　鯖江市三六町

中山クリニック
Tel.0770-56-5588　小浜市多田

● 福井大学医学部附属病院
Tel.0776-61-3111　吉田郡永平寺町

山梨県

● このはな産婦人科
Tel.055-225-5500　甲斐市西八幡

● 薬袋レディースクリニック
Tel.055-226-3711　甲府市飯田

● 甲府昭和婦人クリニック
Tel.055-226-5566　中巨摩郡昭和町

● 山梨大学医学部附属病院
Tel.055-273-1111　中央市下河東

長野県

● 吉澤産婦人科医院
Tel.026-226-8475　長野市七瀬中町

長野赤十字病院
Tel.026-226-4131　長野市若里

● 長野市民病院
Tel.026-295-1199　長野市富竹

● OKA レディースクリニック
Tel.026-285-0123　長野市下氷鉋

● 南長野医療センター篠ノ井総合病院
Tel.026-292-2261　長野市篠ノ井会

● 佐久市立国保浅間総合病院
Tel.0267-67-2295　佐久市岩村田

● 佐久平エンゼルクリニック
Tel.0267-67-5816　佐久市長土呂

● 三浦産婦人科
Tel.0268-22-0350　上田市中央

● 西澤産婦人科クリニック
Tel.0265-24-3800　飯田市本町

● わかばレディス＆マタニティクリニック
Tel.0263-45-0103　松本市浅間温泉

● 信州大学医学部附属病院
Tel.0263-35-4600　松本市旭

● IVF 白子クリニック
Tel.059-388-2221　鈴鹿市南江島町

● ヨナハ産婦人科小児科病院
Tel.0594-27-1703　桑名市大字和泉イノ割

金丸産婦人科
Tel.059-229-5722　津市観音寺町

● 三重大学病院
Tel.059-232-1111　津市江戸橋

● 西山産婦人科　不妊治療センター
Tel.059-229-1200　津市栄町

● 済生会松阪総合病院
Tel.0598-51-2626　松阪市朝日町

本橋産婦人科
Tel.0596-23-4103　伊勢市一之木

武田産婦人科
Tel.0595-64-7655　名張市鴻之台

● 森川病院
Tel.0595-21-2425　伊賀市上野忍町

● 浅田レディース勝川クリニック
Tel.0568-35-2203　春日井市松新町

公立陶生病院
Tel.0561-82-5101　瀬戸市西追分町

● 中原クリニック
Tel.0561-88-0311　瀬戸市山手町

一宮市立市民病院
Tel.0586-71-1911　一宮市文京

● つかはらレディースクリニック
Tel.0586-81-8000　一宮市浅野居森野

● 可世木レディスクリニック
Tel.0586-47-7333　一宮市平和

三重県

● こうのとり WOMAN'S CARE クリニック
Tel.059-355-5577　四日市市諏訪栄町

● 慈芳産婦人科・内科・リウマチ科
Tel.059-353-0508　四日市市ときわ

● みのうらレディースクリニック
Tel.0593-80-0018　鈴鹿市磯山

愛知県

● 森脇レディースクリニック
Tel.0561-33-5512　みよし市三好町

● 藤田医科大学病院
Tel.0562-93-2111　豊明市沓掛町

● グリーンベル ART クリニック
Tel.0120-822-229　豊田市喜多町

● トヨタ記念病院不妊センター
Tel.0565-28-0100　豊田市平和町

● 常滑市民病院
Tel.0569-35-3170　常滑市飛香台

● ふたばクリニック
Tel.0569-20-5000　半田市吉田町

● 原田レディースクリニック
Tel.0562-36-1103　知多市寺本新町

● 江南厚生病院
Tel.0587-51-3333　江南市高屋町

● 小牧市民病院
Tel.0568-76-4131　小牧市常普請

中部・東海地方 / ピックアップ クリニック

長野県

❖ 吉澤産婦人科医院

長野市　since 1966.2

Tel.026-226-8475　長野市七瀬中町 96

医師 1 名　培養士 4 名
不妊カウンセラー　0 名

診療日		月	火	水	木	金	土	日	祝祭日
	am	●	●	●	●	●	●	-	-
	pm	●	●	-	●	●	-	-	-

予約受付時間　8 9 10 11 12 13 14 15 16 17 18 19 20 21 時

料金目安
初診費用　―
体外受精費用　25万円~
顕微授精費用　30万円~

タイミング療法 ……… ○	漢方薬の扱い ………… ○	治療費の公開 ………… ○
人工授精 ……………… ●	男性不妊 ……………… ○	カウンセリング ……… △
人工授精 (AID) ……… ×	不育症 ………………… ○	運動指導 ……………… ×
体外受精 ……………… ●	着床不全 ……………… ○	食事指導 ……………… ×
顕微授精 ……………… ●	卵管鏡下卵管形成術 (FT)… ×	妊婦健診 ……………… ×
凍結保存 ……………… ●	腹腔鏡検査 …………… ×	2 人目不妊通院配慮 … ○
調節卵巣刺激法 ……… ●	子宮鏡検査 …………… ×	女性医師がいる ……… ×
自然・低刺激周期法 … ×	勉強会・説明会 ……… ○	

❖ 佐久平エンゼルクリニック

佐久市　since 2014.4

Tel.0267-67-5816　佐久市長土呂 1210-1

医師 1 名　培養士 3 名
心理士 4 名

診療日		月	火	水	木	金	土	日	祝祭日
	am	●	●	●	●	●	●	-	-
	pm	●	●	-	●	●	-	-	-

予約受付時間　8 9 10 11 12 13 14 15 16 17 18 19 20 21 時

料金目安
初診費用　12,000円~
体外受精費用　125,200円~
顕微授精費用　137,700円~

タイミング療法 ……… ●	漢方薬の扱い ………… ●	治療費の公開 ………… ●
人工授精 ……………… ●	男性不妊 ……………… ●	カウンセリング ……… ●
人工授精 (AID) ……… ×	不育症 ………………… ●	運動指導 ……………… ×
体外受精 ……………… ●	着床不全 ……………… ●	食事指導 ……………… ●
顕微授精 ……………… ●	卵管鏡下卵管形成術 (FT)… ×	妊婦健診………○10週まで
凍結保存 ……………… ●	腹腔鏡検査 …………… ×	2 人目不妊通院配慮 … ●
調節卵巣刺激法 ……… ●	子宮鏡検査 …………… ×	女性医師がいる ……… ×
自然・低刺激周期法 … ●	勉強会・説明会 ……… ●	

岐阜県

❖ 操レディスホスピタル

岐阜市　since 2001.1

Tel.058-233-8811　岐阜市津島町 6-19

医師 4 名　培養士 5 名
心理士 0 名

診療日		月	火	水	木	金	土	日	祝祭日
	am	●	●	●	●	●	●	-	-
	pm	●	●	●	-	●	●	-	-

予約受付時間　8 9 10 11 12 13 14 15 16 17 18 19 20 21 時

料金目安
初診費用　―
体外受精費用　18万円~
顕微授精費用　上記＋3万円~

タイミング療法 ……… ●	漢方薬の扱い ………… ●	治療費の公開 ………… ●
人工授精 ……………… ●	男性不妊　●連携施設あり	カウンセリング ……… ●
人工授精 (AID) ……… ×	不育症 ………………… ●	運動指導 ……………… ●
体外受精 ……………… ●	着床不全 ……………… ●	食事指導 ……………… ●
顕微授精 ……………… ●	卵管鏡下卵管形成術 (FT)… ×	妊婦健診 …… ●出産まで
凍結保存 ……………… ●	腹腔鏡検査 …………… ×	2 人目不妊通院配慮 … ●
調節卵巣刺激法 ……… ●	子宮鏡検査 …………… ×	女性医師がいる ……… ●
自然・低刺激周期法 … ●	勉強会・説明会 ……… ●	

❖ 中西ウィメンズクリニック

多治見市　since 2003.7

Tel.0572-25-8882　多治見市大正町 1-45

医師 4 名　培養士 5 名
心理士 0 名

診療日		月	火	水	木	金	土	日	祝祭日
	am	●	●	●	●	●	●	-	-
	pm	●	●	●	-	●	-	-	-

予約受付時間　8 9 10 11 12 13 14 15 16 17 18 19 20 21 時

料金目安
初診費用　3,000円~
体外受精費用　24 万円~
顕微授精費用　上記＋55,000円~

タイミング療法 ……… ●	漢方薬の扱い ………… ●	治療費の公開 ………… ●
人工授精 ……………… ●	男性不妊　○連携施設あり	カウンセリング ……… ●
人工授精 (AID) ……… ×	不育症 ………………… ○	運動指導 ……………… ○
体外受精 ……………… ●	着床不全 ……………… ●	食事指導 ……………… ○
顕微授精 ……………… ●	卵管鏡下卵管形成術 (FT)… ×	妊婦健診 …… ●出産まで
凍結保存 ……………… ●	腹腔鏡検査 …………… ×	2 人目不妊通院配慮 … ●
調節卵巣刺激法 ……… ●	子宮鏡検査 …………… ×	女性医師がいる ……… ×
自然・低刺激周期法 … ○	勉強会・説明会 ……… ○	

静岡県

❖ 可睡の杜レディースクリニック

袋井市　since 2003.11

Tel.0538-49-5656　袋井市可睡の杜 31-6

医師 1 名　培養士 2 名
心理士 0 名

診療日		月	火	水	木	金	土	日	祝祭日
	am	●	●	●	●	●	●	-	-
	pm	●	●	-	●	●	-	-	-

予約受付時間　8 9 10 11 12 13 14 15 16 17 18 19 20 21 時

料金目安
初診費用　3,450円~
体外受精費用　20万~45万円
顕微授精費用　上記＋5万円~

タイミング療法 ……… ●	漢方薬の扱い ………… ○	治療費の公開 ………… ●
人工授精 ……………… ●	男性不妊 ……………… ○	カウンセリング ……… ×
人工授精 (AID) ……… ×	不育症 ………………… ○	運動指導 ……………… ×
体外受精 ……………… ●	着床不全 ……………… ○	食事指導 ……………… ×
顕微授精 ……………… ●	卵管鏡下卵管形成術 (FT)… ×	妊婦健診 ……………… ×
凍結保存 ……………… ●	腹腔鏡検査 …………… ×	2 人目不妊通院配慮 … ○
調節卵巣刺激法 ……… ●	子宮鏡検査 …………… ×	女性医師がいる ……… ×
自然・低刺激周期法 … ○	勉強会・説明会 ……… ×	

[各項目のチェックについて]　○ … 実施している　● … 常に力を入れて実施している　△ … 検討中である　× … 実施していない

中部・東海地方 / ピックアップ クリニック

愛知県

❖ ダイヤビルレディースクリニック

名古屋市

Tel.052-561-1881　名古屋市西区名駅 1-1-17 名駅ダイヤメイテツビル 2F　since 2004.4

医師５名　培養士４名
心理士１名 (外部)

診療日		月	火	水	木	金	土	日	祝祭日
	am	●	●	●	●	●	●	-	-
	pm	●	●	●	●	●	-	-	-

予約受付時間　8　9　10　11　12　13　14　15　16　17　18　19　20　21 時

料金目安

初診費用　2,750円～
体外受精費用　14万～42万円
顕微授精費用　16万～45万円

タイミング療法 ……… ○	漢方薬の扱い ………… ○	治療費の公開 ………… ○
人工授精 ……………… ○	男性不妊　○連携施設あり	カウンセリング ……… ○
人工授精 (AID) ……… ×	不育症 ………………… ●	運動指導 ……………… ○
体外受精 ……………… ●	着床不全 ……………… ○	食事指導 ……………… ○
顕微授精 ……………… ●	卵管鏡下卵管形成術 (FT)… ×	妊婦健診………○12週まで
凍結保存 ……………… ●	腹腔鏡検査 …………… ×	２人目不妊通院配慮 … ○
調節卵巣刺激法 ……… ●	子宮鏡検査 …………… ●	女性医師がいる ……… ○
自然・低刺激周期法 … ○	勉強会・説明会 ……… ●	

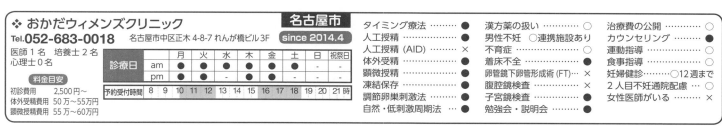

❖ いくたウィメンズクリニック

名古屋市

Tel.052-263-1250　名古屋市中区栄 3-15-27 いちご栄ビル 3F　since 2003.5

医師１名　培養士１名
心理士１名 (外部)

診療日		月	火	水	木	金	土	日	祝祭日
	am	●	●	●	●	●	●	-	-
	pm	●	●	●	-	●	-	-	-

予約受付時間　8　9　10　11　12　13　14　15　16　17　18　19　20　21 時

料金目安

初診費用　5,000円～
体外受精費用　37万円～
顕微授精費用　42万円～

タイミング療法 ……… ○	漢方薬の扱い ………… ○	治療費の公開 ………… ○
人工授精 ……………… ○	男性不妊 ……………… ○	カウンセリング ……… ○
人工授精 (AID) ……… ×	不育症 ………………… ○	運動指導 ……………… ×
体外受精 ……………… ●	着床不全 ……………… ○	食事指導 ……………… ×
顕微授精 ……………… ●	卵管鏡下卵管形成術 (FT)… ×	妊婦健診………○16週まで
凍結保存 ……………… ○	腹腔鏡検査 …………… ×	２人目不妊通院配慮 … △
調節卵巣刺激法 ……… ○	子宮鏡検査 …………… ○	女性医師がいる ……… ×
自然・低刺激周期法 … ○	勉強会・説明会 ……… ×	

❖ おかだウィメンズクリニック

名古屋市

Tel.052-683-0018　名古屋市中区正木 4-8-7 れんが橋ビル 3F　since 2014.4

医師１名　培養士２名
心理士０名

診療日		月	火	水	木	金	土	日	祝祭日
	am	●	●	●	●	●	●	-	-
	pm	●	●	-	●	●	-	-	-

予約受付時間　8　9　10　11　12　13　14　15　16　17　18　19　20　21 時

料金目安

初診費用　2,500円～
体外受精費用　50万～55万円
顕微授精費用　55万～60万円

タイミング療法 ……… ●	漢方薬の扱い ………… ○	治療費の公開 ………… ○
人工授精 ……………… ●	男性不妊　○連携施設あり	カウンセリング ……… ●
人工授精 (AID) ……… ×	不育症 ………………… ○	運動指導 ……………… ○
体外受精 ……………… ●	着床不全 ……………… ●	食事指導 ……………… ○
顕微授精 ……………… ●	卵管鏡下卵管形成術 (FT)… ×	妊婦健診………○12週まで
凍結保存 ……………… ●	腹腔鏡検査 …………… ×	２人目不妊通院配慮 … ○
調節卵巣刺激法 ……… ●	子宮鏡検査 …………… ●	女性医師がいる ……… ×
自然・低刺激周期法 … ●	勉強会・説明会 ……… ●	

❖ さわだウィメンズクリニック 名古屋不妊センター

名古屋市

Tel.052-788-3588　名古屋市千種区四谷通 1-18-1 RICCA11 ビル 3F　since 2001.4

医師２名　培養士５名
心理士０名

診療日		月	火	水	木	金	土	日	祝祭日
	am	●	●	●	●	●	●	-	-
	pm	●	●	-	●	●	-	-	-

予約受付時間　8　9　10　11　12　13　14　15　16　17　18　19　20　21 時

料金目安

初診費用　7,000～8,000円
体外受精費用　～30万円
顕微授精費用　上記+5万～7万円

タイミング療法 ……… ○	漢方薬の扱い ………… ●	治療費の公開 ………… ○
人工授精 ……………… ●	男性不妊　○連携施設あり	カウンセリング ……… ●
人工授精 (AID) ○紹介あり	不育症 ………………… ●	運動指導 ……………… ○
体外受精 ……………… ●	着床不全 ……………… ●	食事指導 ……………… ○
顕微授精 ……………… ●	卵管鏡下卵管形成術 (FT)… ●	妊婦健診 ………○8週まで
凍結保存 ……………… ●	腹腔鏡検査 … ○紹介あり	２人目不妊通院配慮 … △
調節卵巣刺激法 ……… ●	子宮鏡検査 … ○紹介あり	女性医師がいる ……… ●
自然・低刺激周期法 … ●	勉強会・説明会 ……… ●	

[各項目のチェックについて]　○ … 実施している　● … 常に力を入れて実施している　△ … 検討中である　× … 実施していない

● 京都府立医科大学病院
Tel.075-251-5560　京都市上京区

● 田村秀子婦人科医院
Tel.075-213-0523　京都市中京区

● 足立病院
Tel.075-253-1382　京都市中京区

京都第一赤十字病院
Tel.075-561-1121　京都市東山区

日本バプテスト病院
Tel.075-781-5191　京都市左京区

● 京都大学医学部附属病院
Tel.075-751-3712　京都市左京区

● IDA クリニック
Tel.075-583-6515　京都市山科区

細田クリニック
Tel.075-322-0311　京都市右京区

● 身原病院
Tel.075-392-3111　京都市西京区

田村産婦人科医院
Tel.0771-24-3151　亀岡市安町

大阪府

● 大阪 New ART クリニック
Tel.06-6341-1556　大阪市北区

山崎クリニック
Tel.0748-42-1135　東近江市山路町

● 神野レディスクリニック
Tel.0749-22-6216　彦根市中央町

足立レディースクリニック
Tel.0749-22-2155　彦根市佐和町

● 草津レディースクリニック
Tel.077-566-7575　草津市渋川

● 清水産婦人科
Tel.077-562-4332　草津市野村

南草津 野村病院
Tel.077-561-3788　草津市野路

産科・婦人科ハピネスバースクリニック
Tel.077-564-3101　草津市矢橋町

京都府

志馬クリニック四条烏丸
Tel.075-221-6821　京都市下京区

● 京都 IVF クリニック
Tel.077-526-1451　京都市下京区

南部産婦人科
Tel.075-313-6000　京都市下京区

● 醍醐渡辺クリニック
Tel.075-571-0226　京都市伏見区

近畿地方

滋賀県

● リプロダクション浮田クリニック
Tel.077-572-7624　大津市真野

● 木下レディースクリニック
Tel.077-526-1451　大津市打出浜

● 桂川レディースクリニック
Tel.077-511-4135　大津市御殿浜

● 竹林ウィメンズクリニック
Tel.077-547-3557　大津市大萱

● 滋賀医科大学医学部附属病院
Tel.077-548-2111　大津市瀬田月輪町

● 希望が丘クリニック
Tel.077-586-4103　野洲市三宅

甲西 野村産婦人科
Tel.0748-72-6633　湖南市柑子袋

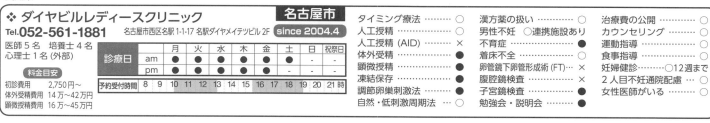

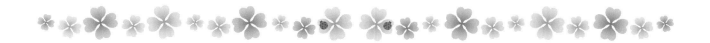

明和病院
Tel.0798-47-1767　西宮市上鳴尾町

木内女性クリニック
Tel.0798-63-2271　西宮市高松町

● レディースクリニック Taya
Tel.072-771-7717　伊丹市伊丹

● 近畿中央病院
Tel.072-781-3712　伊丹市車塚

● 小原ウイメンズクリニック
Tel.0797-82-1211　宝塚市山本東

ベリタス病院
Tel.072-793-7890　川西市新田

● シオタニレディースクリニック
Tel.079-561-3500　三田市中央町

タマル産婦人科
Tel.079-590-1188　篠山市東吹

● 中林産婦人科
Tel.079-282-6581　姫路市白国

● koba レディースクリニック
Tel.079-223-4924　姫路市北条口

● 西川産婦人科
Tel.079-253-2195　姫路市花田町

● 親愛産婦人科
Tel.079-271-6666　姫路市網干区

久保みずきレディースクリニック 明石診療所
Tel.078-913-9811　明石市本町

二見レディースクリニック
Tel.078-942-1783　明石市二見町

● 博愛産科婦人科
Tel.078-941-8803　明石市二見町

● 親愛レディースクリニック
Tel.079-421-5511　加古川市加古川町

ちくご・ひらまつ産婦人科
Tel.079-424-5163　加古川市加古川町

● 小野レディースクリニック
Tel.0794-62-1103　小野市西本町

● 福田産婦人科麻酔科
Tel.0791-43-5357　赤穂市加里屋

● 赤穂中央病院
Tel.0791-45-7290　赤穂市惣門町

公立神崎総合病院
Tel.0790-32-1331　神崎郡神河町

奈良県

好川婦人科クリニック
Tel.0743-75-8600　生駒市東新町

高山クリニック
Tel.0742-35-3611　奈良市柏木町

● ASKA レディース・クリニック
Tel.0742-51-7717　奈良市北登美ヶ丘

すぎはら婦人科
Tel.0742-46-4127　奈良市中登美ヶ丘

● 富雄産婦人科
Tel.0742-43-0381　奈良市三松

● 久永婦人科クリニック
Tel.0742-32-5505　奈良市西大寺東町

● 赤崎クリニック　高度生殖医療センター
Tel.0744-43-2468　桜井市谷

桜井病院
Tel.0744-43-3541　桜井市桜井

● SACRA レディースクリニック
Tel.0744-23-1199　橿原市上品寺町

奈良県立医科大学病院
Tel.0744-22-3051　橿原市四条町

● ミズクリニックメイワン
Tel.0744-20-0028　橿原市四条町

● 三橋仁美レディースクリニック
Tel.0743-51-1135　大和郡山市矢田町

和歌山県

● 日赤和歌山医療センター
Tel.073-422-4171　和歌山市小松原通

● うつのみやレディースクリニック
Tel.073-474-1987　和歌山市美園町

● 岩橋産科婦人科
Tel.073-444-4060　和歌山市関戸

いくこレディースクリニック
Tel.073-482-0399　海南市日方

榎本産婦人科
Tel.0739-22-0019　田辺市湊

● 奥村レディースクリニック
Tel.0736-32-8511　橋本市東家

● ひらかた ART クリニック
Tel.072-804-4124　枚方市大垣内町

折野産婦人科
Tel.072-857-0243　枚方市楠葉朝日

● 関西医科大学附属病院
Tel.072-804-0101　枚方市新町

● 天の川レディースクリニック
Tel.072-892-1124　交野市私部西

● IVF 大阪クリニック
Tel.06-4308-8824　東大阪市長田東

なかじまレディースクリニック
Tel.072-929-0506　東大阪市長田東

平松産婦人科クリニック
Tel.072-955-8881　藤井寺市藤井寺

船内クリニック
Tel.072-955-0678　藤井寺市藤井寺

● てらにしレディースクリニック
Tel.072-367-0666　大阪狭山市池尻自由丘

● 近畿大学病院
Tel.072-366-0221　大阪狭山市大野東

● ルナレディースクリニック　不妊・更年期センター
Tel.072-224-6317　堺市堺区

● いしかわクリニック
Tel.072-232-8751　堺市堺区

● KAWA レディースクリニック
Tel.072-297-2700　堺市南区

小野クリニック
Tel.072-285-8110　堺市東区

● 府中のぞみクリニック
Tel.0725-40-5033　和泉市府中町

● 谷口病院
Tel.072-463-3232　泉佐野市大西

● レオゲートタワーレディースクリニック
Tel.072-460-2800　泉佐野市りんくう往来北

兵庫県

神戸大学医学部附属病院
Tel.078-382-5111　神戸市中央区

● 英ウィメンズクリニック
Tel.078-392-8723　神戸市中央区

● 神戸元町夢クリニック
Tel.078-325-2121　神戸市中央区

● 山下レディースクリニック
Tel.078-265-6475　神戸市中央区

● 神戸 ART レディスクリニック
Tel.078-261-3500　神戸市中央区

● 神戸アドベンチスト病院
Tel.078-981-0161　神戸市北区

● 中村レディースクリニック
Tel..078-925-4103　神戸市西区

● 久保みずきレディースクリニック 菅原記念診療所
Tel.078-961-3333　神戸市西区

英ウイメンズクリニック たるみ
Tel.078-704-5077　神戸市垂水区

● くぼたレディースクリニック
Tel.078-843-3261　神戸市東灘区

● プリュームレディースクリニック
Tel.078-600-2675　神戸市東灘区

● レディースクリニックごとう
Tel.0799-45-1131　南あわじ市山添

● オガタファミリークリニック
Tel.0797-25-2213　芦屋市松ノ内町

吉田レディースクリニック
Tel.06-6483-6111　尼崎市西大物町

武庫之荘レディースクリニック
Tel.06-6435-0488　尼崎市南武庫之荘

産科・婦人科衣笠クリニック
Tel.06-6494-0070　尼崎市東園田町

JUN レディースクリニック
Tel.06-4960-8115　尼崎市潮江

● 徐クリニック・ART センター
Tel.0798-54-8551　西宮市松籟荘

● スギモトレディースクリニック
Tel.0798-63-0325　西宮市甲風園

● すずきレディースクリニック
Tel.0798-39-0555　西宮市田中町

● レディース＆ARTクリニック サンタクルス ザ ニシキタ
Tel.0798-62-1188　西宮市高松町

● 兵庫医科大学病院
Tel.0798-45-6111　西宮市武庫川町

山田産婦人科
Tel.0798-41-0272　西宮市甲子園町

大阪府

オーク梅田レディースクリニック
Tel.06-6348-1511　大阪市北区

● HORAC グランフロント大阪クリニック
Tel.06-6377-8824　大阪市北区

● リプロダクションクリニック大阪
Tel.06-6136-3344　大阪市北区

● レディース＆ARTクリニック サンタクルス ザ ウメダ
Tel.06-6374-1188　大阪市北区

● 越田クリニック
Tel.06-6316-6090　大阪市北区

● 扇町レディースクリニック
Tel.06-6311-2511　大阪市北区

● うめだファティリティ—クリニック
Tel.06-6371-0363　大阪市北区

● レディースクリニックかたかみ
Tel.06-6100-2525　大阪市淀川区

かわばたレディスクリニック
Tel.06-6308-7660　大阪市淀川区

● 小林産婦人科
Tel.06-6924-0934　大阪市都島区

● レディースクリニック北浜
Tel.06-6202-8739　大阪市中央区

● 西川婦人科内科クリニック
Tel.06-6201-0317　大阪市中央区

● ウィメンズクリニック本町
Tel.06-6251-8686　大阪市中央区

● 春木レディースクリニック
Tel.06-6281-3788　大阪市中央区

● 脇本産婦人科・麻酔科
Tel.06-6761-5537　大阪市天王寺区

大阪赤十字病院
Tel.06-6771-5131　大阪市天王寺区

聖バルナバ病院
Tel.06-6779-1600　大阪市天王寺区

おおつかレディースクリニック
Tel.06-6776-8856　大阪市天王寺区

都竹産婦人科医院
Tel.06-6754-0333　大阪市生野区

SALA レディースクリニック
Tel.06-6622-0221　大阪市阿倍野区

大阪市立大学病院
Tel.06-6645-2121　大阪市阿倍野区

● 大阪鉄道病院
Tel.06-6628-2221　大阪市阿倍野区

● IVF なんばクリニック
Tel.06-6534-8824　大阪市西区

● オーク住吉産婦人科
Tel.0120-009-345　大阪市西成区

● 岡本クリニック
Tel.06-6696-0201　大阪市住吉区

沢井産婦人科医院
Tel.06-6694-1115　大阪市住吉区

● 大阪急性期総合医療センター
Tel.06-6692-1201　大阪市住吉区

たかせ産婦人科
Tel.06-6855-4135　豊中市上野東

● 園田桃代 ART クリニック
Tel.06-6155-1511　豊中市新千里東町

● たまごクリニック　内分泌センター
Tel.06-4865-7017　豊中市曽根西町

松崎産婦人科クリニック
Tel.072-750-2025　池田市菅原町

● なかむらレディースクリニック
Tel.06-6378-7333　吹田市豊津町

● 吉本婦人科クリニック
Tel.06-6337-0260　吹田市片山町

市立吹田市民病院
Tel.06-6387-3311　吹田市片山町

● 大阪大学医学部附属病院
Tel.06-6879-5111　吹田市山田丘

● 奥田産婦人科
Tel.072-622-5253　茨木市竹橋町

サンタマリア病院
Tel.072-627-3459　茨木市新庄町

● 大阪医科大学附属病院
Tel.072-683-1221　高槻市大学町

● 後藤レディースクリニック
Tel.072-683-8510　高槻市白梅町

● イワサクリニック香里診療所 セントマリー不妊センター
Tel.072-831-1666　寝屋川市香里本通町

近畿地方 / ピックアップ クリニック

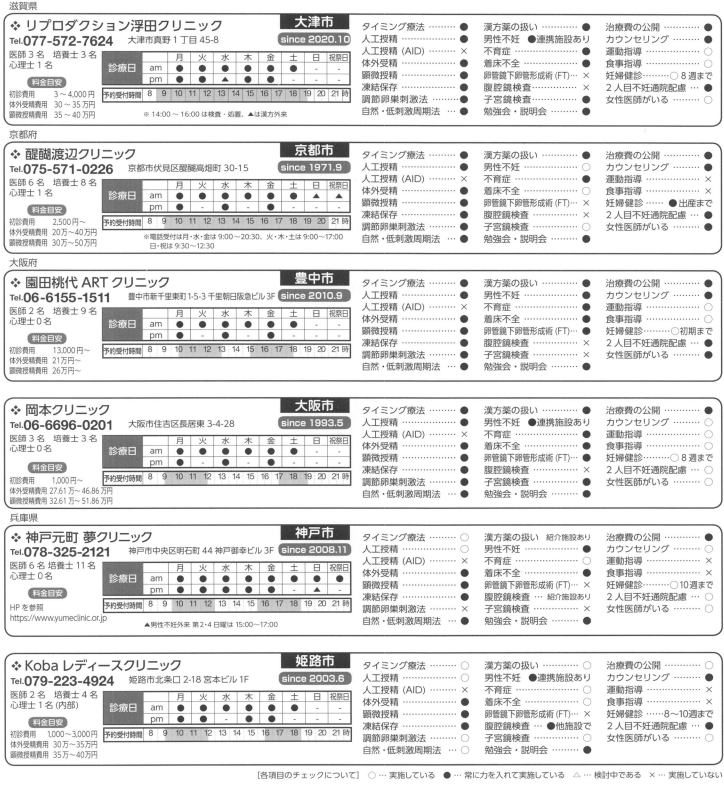

滋賀県

❖ リプロダクション浮田クリニック

大津市　since 2020.10

Tel.077-572-7624　大津市真野 1 丁目 45-8

医師 3 名　培養士 3 名
心理士 1 名

診療日		月	火	水	木	金	土	日	祝祭日
	am	●	●	●	●	●	●	-	-
	pm	●	●	▲	●	●	-	-	-

予約受付時間	8	9	10	11	12	13	14	15	16	17	18	19	20	21 時

※ 14:00 ～ 16:00 は検査・処置、▲は漢方外来

料金目安
初診費用　3 ～ 4,000 円
体外受精費用　30 ～ 35 万円
顕微授精費用　35 ～ 40 万円

タイミング療法 ……… ●	漢方薬の扱い ………… ●	治療費の公開 ………… ●
人工授精 ……………… ●	男性不妊　●連携施設あり	カウンセリング ……… ●
人工授精 (AID) ……… ×	不育症 ………………… ●	運動指導 ……………… ○
体外受精 ……………… ●	着床不全 ……………… ●	食事指導 ……………… ○
顕微授精 ……………… ●	卵管鏡下卵管形成術 (FT)… ×	妊婦健診………○ 8 週まで
凍結保存 ……………… ●	腹腔鏡検査…………… ×	2 人目不妊通院配慮 … ●
調節卵巣刺激法 ………●	子宮鏡検査…………… ●	女性医師がいる ……… ○
自然・低刺激周期法 … ●	勉強会・説明会 ……… ●	

京都府

❖ 醍醐渡辺クリニック

京都市　since 1971.9

Tel.075-571-0226　京都市伏見区醍醐高畑町 30-15

医師 6 名　培養士 8 名
心理士 1 名

診療日		月	火	水	木	金	土	日	祝祭日
	am	●	●	●	●	●	●	▲	▲
	pm	●	-	●	-	●	-	-	-

予約受付時間	8	9	10	11	12	13	14	15	16	17	18	19	20	21 時

※電話受付は月・水・金は 9:00～20:30、火・木・土は 9:00～17:00
日・祝は 9:30～12:30

料金目安
初診費用　2,500 円～
体外受精費用　20万～40万円
顕微授精費用　30万～50万円

タイミング療法 ……… ●	漢方薬の扱い ………… ●	治療費の公開 ………… ●
人工授精 ……………… ●	男性不妊 ……………… ○	カウンセリング ……… ●
人工授精 (AID) ……… ×	不育症 ………………… ●	運動指導 ……………… ×
体外受精 ……………… ●	着床不全 ……………… ○	食事指導 ……………… ×
顕微授精 ……………… ●	卵管鏡下卵管形成術 (FT)… ×	妊婦健診 …… ●出産まで
凍結保存 ……………… ●	腹腔鏡検査 …………… ×	2 人目不妊通院配慮 … ●
調節卵巣刺激法 ……… ●	子宮鏡検査 …………… ○	女性医師がいる ……… ●
自然・低刺激周期法 … ●	勉強会・説明会 ……… ●	

大阪府

❖ 園田桃代 ART クリニック

豊中市　since 2010.9

Tel.06-6155-1511　豊中市新千里東町 1-5-3 千里朝日阪急ビル 3F

医師 2 名　培養士 9 名
心理士 0 名

診療日		月	火	水	木	金	土	日	祝祭日
	am	●	●	●	●	●	●	-	-
	pm	●	-	●	-	●	-	-	-

予約受付時間	8	9	10	11	12	13	14	15	16	17	18	19	20	21 時

料金目安
初診費用　13,000 円～
体外受精費用　21万円～
顕微授精費用　26万円～

タイミング療法 ……… ●	漢方薬の扱い ………… ●	治療費の公開 ………… ●
人工授精 ……………… ●	男性不妊 ……………… ●	カウンセリング ……… ●
人工授精 (AID) ……… ×	不育症 ………………… ●	運動指導 ……………… ○
体外受精 ……………… ●	着床不全 ……………… ●	食事指導 ……………… ○
顕微授精 ……………… ●	卵管鏡下卵管形成術 (FT)… ●	妊婦健診………○初期まで
凍結保存 ……………… ●	腹腔鏡検査 …………… ×	2 人目不妊通院配慮 … ●
調節卵巣刺激法 ……… ●	子宮鏡検査 …………… ×	女性医師がいる ……… ●
自然・低刺激周期法 … ●	勉強会・説明会 ……… ●	

❖ 岡本クリニック

大阪市　since 1993.5

Tel.06-6696-0201　大阪市住吉区長居東 3-4-28

医師 3 名　培養士 3 名
心理士 0 名

診療日		月	火	水	木	金	土	日	祝祭日
	am	●	●	●	●	●	●	-	-
	pm	●	-	●	-	●	-	-	-

予約受付時間	8	9	10	11	12	13	14	15	16	17	18	19	20	21 時

料金目安
初診費用　1,000 円～
体外受精費用 27.61 万～ 46.86 万円
顕微授精費用 32.61 万～ 51.86 万円

タイミング療法 ……… ●	漢方薬の扱い ………… ●	治療費の公開 ………… ●
人工授精 ……………… ●	男性不妊　●連携施設あり	カウンセリング ……… ○
人工授精 (AID) ……… ×	不育症 ………………… ●	運動指導 ……………… ○
体外受精 ……………… ●	着床不全 ……………… ●	食事指導 ……………… ○
顕微授精 ……………… ●	卵管鏡下卵管形成術 (FT)… ●	妊婦健診………○ 8 週まで
凍結保存 ……………… ●	腹腔鏡検査 …………… ×	2 人目不妊通院配慮 … ○
調節卵巣刺激法 ……… ●	子宮鏡検査 …………… ●	女性医師がいる ……… ○
自然・低刺激周期法 … ●	勉強会・説明会 ……… ●	

兵庫県

❖ 神戸元町 夢クリニック

神戸市　since 2008.11

Tel.078-325-2121　神戸市中央区明石町 44 神戸御幸ビル 3F

医師 6 名 培養士 11 名
心理士 0 名

診療日		月	火	水	木	金	土	日	祝祭日
	am	●	●	●	●	●	●	●	●
	pm	●	●	●	●	●	-	▲	-

予約受付時間	8	9	10	11	12	13	14	15	16	17	18	19	20	21 時

▲男性不妊外来 第 2・4 日曜は 15:00～17:00

料金目安
HP を参照
https://www.yumeclinic.or.jp

タイミング療法 ……… ○	漢方薬の扱い　紹介施設あり	治療費の公開 ………… ●
人工授精 ……………… ○	男性不妊 ……………… ●	カウンセリング ……… ○
人工授精 (AID) ……… ×	不育症 ………………… ○	運動指導 ……………… ×
体外受精 ……………… ●	着床不全 ……………… ●	食事指導 ……………… ×
顕微授精 ……………… ●	卵管鏡下卵管形成術 (FT)… ×	妊婦健診………○10 週まで
凍結保存 ……………… ●	腹腔鏡検査 … 紹介施設あり	2 人目不妊通院配慮 … ○
調節卵巣刺激法 ……… ×	子宮鏡検査 …………… ×	女性医師がいる ……… ○
自然・低刺激周期法 … ●	勉強会・説明会 ……… ●	

❖ Koba レディースクリニック

姫路市　since 2003.6

Tel.079-223-4924　姫路市北条口 2-18 宮本ビル 1F

医師 2 名　培養士 4 名
心理士 1 名 (内部)

診療日		月	火	水	木	金	土	日	祝祭日
	am	●	●	●	●	●	●	-	-
	pm	●	●	-	●	●	-	-	-

予約受付時間	8	9	10	11	12	13	14	15	16	17	18	19	20	21 時

料金目安
初診費用　1,000～3,000 円
体外受精費用　30万～35万円
顕微授精費用　35万～40万円

タイミング療法 ……… ○	漢方薬の扱い ………… ○	治療費の公開 ………… ○
人工授精 ……………… ○	男性不妊　●連携施設あり	カウンセリング ……… ●
人工授精 (AID) ……… ×	不育症 ………………… ○	運動指導 ……………… ×
体外受精 ……………… ●	着床不全 ……………… ○	食事指導 ……………… ×
顕微授精 ……………… ●	卵管鏡下卵管形成術 (FT)… ×	妊婦健診 ……8～10 週まで
凍結保存 ……………… ●	腹腔鏡検査 … ●他施設で	2 人目不妊通院配慮 … ●
調節卵巣刺激法 ……… ○	子宮鏡検査 …………… ○	女性医師がいる ……… ○
自然・低刺激周期法 … ○	勉強会・説明会 ……… ●	

[各項目のチェックについて]　○ … 実施している　● … 常に力を入れて実施している　△ … 検討中である　× … 実施していない

徳島県鳴門病院
Tel.088-683-1857　鳴門市撫養町

木下産婦人科内科医院
Tel.0884-23-3600　阿南市学原町

香川県

● 高松市立みんなの病院
Tel.087-813-7171　高松市仏生山町

● 高松赤十字病院
Tel.087-831-7101　高松市番町

● よつばウィメンズクリニック
Tel.087-885-4103　高松市円座町

● 安藤レディースクリニック
Tel.087-815-2833　高松市多肥下町

香川大学医学部附属病院
Tel.087-898-5111　木田郡三木町

回生病院
Tel.0877-46-1011　坂出市室町

● 厚仁病院
Tel.0877-85-5353　丸亀市通町

● 四国こどもとおとなの医療センター
Tel.0877-62-1000　善通寺市仙遊町

谷病院
Tel.0877-63-5800　善通寺市原田町

高瀬第一医院
Tel.0875-72-3850　三豊市高瀬町

愛媛県

● 梅岡レディースクリニック
Tel.089-943-2421　松山市竹原町

● 矢野産婦人科
Tel.089-921-6507　松山市昭和町

● 福井ウイメンズクリニック
Tel.089-969-0088　松山市星岡町

● つばきウイメンズクリニック
Tel.089-905-1122　松山市北土居

● ハートレディースクリニック
Tel.089-955-0082　東温市野田

● 愛媛大学医学部附属病院
Tel.089-964-5111　東温市志津川

● こにしクリニック
Tel.0897-33-1135　新居浜市庄内町

● 愛媛労災病院
Tel.0897-33-6191　新居浜市南小松原町

サカタ産婦人科
Tel.0897-55-1103　西条市下島山甲

県立今治病院
Tel.0898-32-7111　今治市石井町

高知県

愛宕病院
Tel.088-823-3301　高知市愛宕町

● レディスクリニックコスモス
Tel.088-861-6700　高知市杉井流

● 高知医療センター
Tel.088-837-3000　高知市池

小林レディスクリニック
Tel.088-805-1777　高知市竹島町

北村産婦人科
Tel.0887-56-1013　香南市野市町

● 高知大学医学部附属病院
Tel.088-886-5811　南国市岡豊町

広島県

まつなが産婦人科
Tel.084-923-0145　福山市三吉町

● 幸の鳥レディスクリニック
Tel.084-940-1717　福山市春日町

● よしだレディースクリニック内科・小児科
Tel.084-954-0341　福山市新涯町

● 広島中央通り　香月産婦人科
Tel.082-546-2555　広島市中区

● 絹谷産婦人科
Tel.082-247-6399　広島市中区

● 広島 HART クリニック
Tel.082-567-3866　広島市南区

● IVF クリニックひろしま
Tel.082-264-1131　広島市南区

● 県立広島病院
Tel.082-254-1818　広島市南区

● 香月産婦人科
Tel.082-272-5588　広島市西区

藤東クリニック
Tel.082-284-2410　安芸郡府中町

● 笠岡レディースクリニック
Tel.0823-23-2828　呉市西中央

松田医院
Tel.0824-28-0019　東広島市八本松町

山口県

周東総合病院
Tel.0820-22-3456　柳井市古開作

● 山下ウイメンズクリニック
Tel.0833-48-0211　下松市瑞穂町

● 徳山中央病院
Tel.0834-28-4411　周南市孝田町

● 山口県立総合医療センター
Tel.0835-22-4411　防府市大崎

● 関門医療センター
Tel.083-241-1199　下関市長府外浦町

● 済生会下関総合病院
Tel.083-262-2300　下関市安岡町

総合病院山口赤十字病院
Tel.083-923-0111　山口市八幡馬場

● 新山口こうのとりクリニック
Tel.083-902-8585　山口市小郡花園町

● 山口大学医学部附属病院
Tel.0836-22-2522　宇部市南小串

なかむらレディースクリニック
Tel.0838-22-1557　荻市熊谷町

都志見病院
Tel.0838-22-2811　萩市江向

徳島県

● 蕙愛レディースクリニック
Tel.0886-53-1201　徳島市佐古三番町

● 徳島大学病院
Tel.088-631-3111　徳島市蔵本町

春名産婦人科
Tel.088-652-2538　徳島市南二軒屋町

徳島市民病院
Tel.088-622-5121　徳島市北常三島町

● 中山産婦人科
Tel.0886-92-0333　板野郡藍住町

中国・四国地方

鳥取県

● タグチ IVF レディースクリニック
Tel.0857-39-2121　鳥取市覚寺区

● 鳥取県立中央病院
Tel.0857-26-2271　鳥取市江津区

● ミオ　ファティリティクリニック
Tel.0859-35-5211　米子市車尾南区

● 鳥取大学医学部附属病院
Tel.0859-33-1111　米子市西町区

● 彦名レディスライフクリニック
Tel.0859-29-0159　米子市彦名町区

島根県

● 内田クリニック
Tel.0852-55-2889　松江市浜乃木区

● 八重垣レディースクリニック
Tel.0852-52-7790　松江市東出雲町

家族・絆の吉岡医院
Tel.0854-22-2065　安来市安来町

● 島根大学医学部附属病院
Tel.0853-20-2389　出雲市塩冶町

島根県立中央病院
Tel.0853-22-5111　出雲市姫原

大田市立病院
Tel.0854-82-0330　大田市大田町

岡山県

くにかたウィメンズクリニック
Tel.086-255-0080　岡山市北区

● 岡山大学病院
Tel.086-223-7151　岡山市北区

● 名越産婦人科リプロダクションセンター
Tel.086-293-0553　岡山市北区

● 岡山二人クリニック
Tel.086-256-7717　岡山市北区

さくらクリニック
Tel.086-241-8188　岡山市南区

● 三宅医院生殖医療センター
Tel.086-282-5100　岡山市南区

● 岡南産婦人科医院
Tel.086-264-3366　岡山市南区

● ペリネイト母と子の病院
Tel.086-276-8811　岡山市中区

● 赤堀クリニック
Tel.0868-24-1212　津山市椿高下

石井医院
Tel.0868-24-4333　津山市沼

● 倉敷中央病院
Tel.086-422-0210　倉敷市美和

● 倉敷成人病センター
Tel.086-422-2111　倉敷市白楽町

落合病院
Tel.0867-52-1133　真庭市落合垂水

四国地方 / ピックアップ クリニック

高知県

❖ レディスクリニックコスモス

高知市　since 2001.1

Tel.088-861-6700　高知市杉井流 6-27

医師 3 名　培養士 4 名
心理士 0 名

診療日		月	火	水	木	金	土	日	祝祭日
	am	●	●	●	●	●	●	-	-
	pm	●	●	-	●	●	●	-	-

予約受付時間	8	9	10	11	12	13	14	15	16	17	18	19	20	21 時

料金目安
初診費用　ー
体外受精費用　30万〜40万円
顕微授精費用　40万〜50万円

タイミング療法	○	漢方薬の扱い	○	治療費の公開	○
人工授精	○	男性不妊	○	カウンセリング	○
人工授精 (AID)	×	不育症	○	運動指導	×
体外受精	●	着床不全	○	食事指導	○
顕微授精	●	卵管鏡下卵管形成術 (FT)	×	妊婦健診	×
凍結保存	○	腹腔鏡検査	×	2 人目不妊通院配慮	○
調節卵巣刺激法	●	子宮鏡検査	○	女性医師がいる	○
自然・低刺激周期法	○	勉強会・説明会	○		

[各項目のチェックについて]　○ … 実施している　● … 常に力を入れて実施している　△ … 検討中である　× … 実施していない

九州・沖縄地方

福岡県

産婦人科麻酔科いわさクリニック
Tel.093-371-1131 北九州市門司区

● 石松ウイメンズクリニック
Tel.093-474-6700 北九州市小倉南区

● ほりたレディースクリニック
Tel.093-513-4122 北九州市小倉北区

● セントマザー産婦人科医院
Tel.093-601-2000 北九州市八幡西区

● 齋藤シーサイドレディースクリニック
Tel.093-701-8880 遠賀郡芦屋町

野崎ウイメンズクリニック
Tel.092-733-0002 福岡市中央区

● 井上　善レディースクリニック
Tel.092-406-5302 福岡市中央区

● アイブイエフ詠田クリニック
Tel.092-735-6655 福岡市中央区

● 古賀文敏ウイメンズクリニック
Tel.092-738-7711 福岡市中央区

● 中央レディスクリニック
Tel.092-736-3355 福岡市中央区

MR しょうクリニック ＜男性不妊専門＞
Tel.092-739-8688 福岡市中央区

● en 婦人科クリニック
Tel.092-791-2533 福岡市中央区

ガーデンヒルズウィメンズクリニック小笹
Tel.092-521-7500 福岡市中央区

● 日浅レディースクリニック
Tel.092-726-6105 福岡市中央区

さの ウィメンズクリニック
Tel.092-739-1717 福岡市中央区

● 浜の町病院
Tel.092-721-0831 福岡市中央区

● 蔵本ウイメンズクリニック
Tel.092-482-5558 福岡市博多区

原三信病院
Tel.092-291-3434 福岡市博多区

● 九州大学病院
Tel.092-641-1151 福岡市東区

● 福岡山王病院
Tel.092-832-1100 福岡市早良区

すみい婦人科クリニック
Tel.092-534-2301 福岡市南区

● 婦人科永田おさむクリニック
Tel.092-938-2209 糟屋郡粕屋町

● 福岡東医療センター
Tel.092-943-2331 古賀市千鳥

● 久留米大学病院
Tel.0942-35-3311 久留米市旭町

● いでウィメンズクリニック
Tel.0942-33-1114 久留米市天神町

● 高木病院
Tel.0944-87-0001 大川市酒見

● メディカルキューブ平井外科産婦人科
Tel.0944-54-3228 大牟田市明治町

佐賀県

● 谷口眼科婦人科
Tel.0954-23-3170 武雄市武雄町

● おおくま産婦人科
Tel.0952-31-6117 佐賀市高木瀬西

長崎県

● 岡本ウーマンズクリニック
Tel.095-820-2864 長崎市江戸町

● 長崎大学病院
Tel.095-849-7363 長崎市坂本

● みやむら女性のクリニック
Tel.095-849-5507 長崎市川口町

杉田レディースクリニック
Tel.095-849-3040 長崎市松山町

まつお産科・婦人科クリニック
Tel.095-845-1721 長崎市石神町

山崎医院
Tel.0957-64-1103 島原市湊町

レディースクリニックしげまつ
Tel.0957-54-9200 大村市古町

佐世保共済病院
Tel.0956-22-5136 佐世保市島地町

熊本県

● 福田病院
Tel.096-322-2995 熊本市中央区

● 熊本大学医学部附属病院
Tel.096-344-2111 熊本市中央区

● ソフィアレディースクリニック水道町
Tel.096-322-2996 熊本市中央区

● 森川レディースクリニック
Tel.096-381-4115 熊本市中央区

● ART 女性クリニック
Tel.096-360-3670 熊本市中央区

● 伊井産婦人科病院
Tel.096-364-4003 熊本市中央区

下川産婦人科医院
Tel.0968-73-3527 玉名市中

熊本労災病院
Tel.0965-33-4151 八代市竹原町

● 片岡レディスクリニック
Tel.0965-32-2344 八代市本町

愛甲産婦人科麻酔科医院
Tel.0966-22-4020 人吉市駒井田町

大分県

● セント・ルカ産婦人科
Tel.097-547-1234 大分市東大道

● 大川産婦人科・高砂
Tel.097-532-1135 大分市高砂町

● 別府医療センター
Tel.0977-67-1111 別府市大字内竈

みよしクリニック
Tel.0973-24-1515 日田市三芳小渕町

● 大分大学医学部附属病院
Tel.097-549-4411 由布市挾間町

宮崎県

● 古賀総合病院
Tel.0985-39-8888 宮崎市池内町

● ゆげレディスクリニック
Tel.0985-77-8288 宮崎市橘通東

● ART レディスクリニックやまうち
Tel.0985-32-0511 宮崎市高千穂通

● 渡辺病院
Tel.0982-57-1011 日向市大字平岩

● 野田産婦人科医院
Tel.0986-24-8553 都城市蔵原町

● 丸田病院
Tel.0986-23-7060 都城市八幡町

宮崎大学医学部附属病院
Tel.0985-85-1510 宮崎市清武町

鹿児島県

● 徳永産婦人科
Tel.099-202-0007 鹿児島市田上

● あかつき ART クリニック
Tel.099-296-8177 鹿児島市中央町

中江産婦人科
Tel.099-255-9528 鹿児島市中央町

● 鹿児島大学病院
Tel.099-275-5111 鹿児島市桜ケ丘

マミィクリニック伊集院
Tel.099-263-1153 鹿児島市中山町

● レディースクリニックあいいく
Tel.099-260-8878 鹿児島市小松原

● 松田ウイメンズクリニック 不妊生殖医療センター
Tel.099-224-4124 鹿児島市山之口町

中村（哲）産婦人科内科
Tel.099-223-2236 鹿児島市樋之口町

みつお産婦人科
Tel.0995-44-9339 霧島市隼人町

● フィオーレ第一病院
Tel.0995-63-2158 姶良市加治木町

● 竹内レディースクリニック附設高度生殖医療センター
Tel.0995-65-2296 姶良市東餅田

沖縄県

● ウイメンズクリニック糸数
Tel.098-869-8395 那覇市泊

友愛医療センター
Tel.098-850-3811 豊見城市与根

● 空の森クリニック
Tel.098-998-0011 島尻郡八重瀬町

Ｎａｏｋｏ女性クリニック
Tel.098-988-9811 浦添市経塚

● うえむら病院　リプロ・センター
Tel.098-895-3535 中頭郡中城村

● 琉球大学医学部附属病院
Tel.098-895-3331 中頭郡西原町

● やびく産婦人科・小児科
Tel.098-936-6789 中頭郡北谷町

九州地方 / ピックアップ クリニック

福岡県

❖ アイブイエフ詠田クリニック

福岡市

Tel.092-735-6655　福岡市中央区天神1-12-1 日之出福岡ビル 6F　since 1999.4

医師４名　培養士８名
公認心理師１名

料金目安

初診費用　約5,000円～
体外受精費用　24万円～
顕微授精費用　32万円～

診療日	月	火	水	木	金	土	日	祝祭日
am	●	●	●	●	●	●	-	-
pm	●	●	-	●	-	▲	-	-

受付時間　8　9　10　11　12　13　14　15　16　17　18　19　20　21 時

※完全予約制　▲土曜日は 9:00～15:00

タイミング療法 ……… △
人工授精 ……… ●
人工授精 (AID) ……… ×
体外受精 ……… ●
顕微授精 ……… ●
凍結保存 ……… ●
調節卵巣刺激法 ……… ●
自然・低刺激周期法 … ●
漢方薬の扱い ……… ○
男性不妊　●連携施設あり
不育症 ……… ●
着床不全 ……… ●
卵管鏡下卵管形成術 (FT)… ×
腹腔鏡検査 ……… ×
子宮鏡検査 ……… ×
勉強会・説明会 ……… ●
治療費の公開 ……… ●
カウンセリング ……… ●
運動指導 ……… ●
食事指導 ……… ○
妊婦健診 ………○8週まで
２人目不妊通院配慮 … △
女性医師がいる ……… ●

［各項目のチェックについて］ ○ … 実施している　● … 常に力を入れて実施している　△ … 検討中である　× … 実施していない

特定治療支援事業
問合せ窓口

＜各地区の助成金などの問合せ窓口です＞

都道府県、政令指定都市、中核市

2021年7月現在（注:編集部では定期的に更新作業をしていますが、
発行期間中に名称や電話番号に変更が生じることもあります）

北海道・東北地方

北海道	子ども未来推進局 子育て支援課	tel：011-231-4111
札幌市	不妊専門相談センター	tel：011-622-4500
函館市	子ども未来部 母子保健課	tel：0138-32-1533
旭川市	子育て支援部 母子保健課	tel：0166-26-2395
青森県	こどもみらい課 家庭支援グループ	tel：017-734-9303
青森市	保健所 あおもり親子はぐくみプラザ	tel：017-718-2987
岩手県	保健福祉部 子ども子育て支援室	tel：019-629-5456
八戸市	健康部 健康づくり推進課	tel：0178-38-0710
盛岡市	保健所 母子健康課	tel：019-603-8304
宮城県	保健福祉部 子ども・家庭支援課	tel：022-211-2633
仙台市	子供未来局 子供保険福祉課	tel：022-214-8189
秋田県	健康推進課 母子・健康増進班	tel：018-860-1426
秋田市	子ども未来部 子ども健康課	tel：018-883-1172
山形県	子ども家庭課 母子保健担当	tel：023-630-2260
山形市	健康医療部 母子保健課 母子保健第一係	tel：023-647-2280
福島県	こども未来局 子育て支援課	tel：024-521-8205
福島市	こども未来部 こども政策課	tel：024-525-7671
郡山市	子ども部 子ども家庭支援課	tel：024-924-3691
いわき市	子ども家庭課 母子保健係	tel：0246-27-8597

関東地方

茨城県	少子化対策課・母子保健グループ	tel：029-301-3257
水戸市	水戸市保健センター	tel：029-243-7311
栃木県	こども政策課	tel：028-623-3064
宇都宮市	子ども家庭課 子ども給付グループ	tel：028-632-2296
群馬県	生活こども部 児童福祉・青少年課	tel：027-226-2606
前橋市	前橋保健センター 子育て支援課	tel：027-220-5704
高崎市	健康課	tel：027-381-6113
埼玉県	保健医療部 健康長寿課 母子保健担当	tel：048-830-3561
さいたま市	保健福祉局 保健所 地域保健支援課	tel：048-840-2218
川越市	保健医療部 総合保健センター 健康管理課	tel：049-229-4124
川口市	保健所地域保健センター母子保健係	tel：048-256-2022
越谷市	保健所 感染症保健対策課	tel：048-973-7531
千葉県	児童家庭課 母子保健担当	tel：043-223-2332
千葉市	健康支援課	tel：043-238-9925
船橋市	保健所 地域保健課	tel：047-409-3274
柏市	保健所 地域保健課	tel：04-7167-1257
東京都	家庭支援課 母子医療助成担当	tel：03-5320-4375
八王子市	健康部 保健対策課	tel：042-645-5162
神奈川県	保健医療部 健康増進課	tel：045-210-4786
横浜市	こども家庭課 親子保健係 治療費助成担当	tel：045-671-3874
川崎市	こども支援部 こども保健福祉課	tel：044-200-2450
相模原市	こども家庭課	tel：042-769-8345
横須賀市	こども健康課	tel：046-824-7141

中部・東海地方

新潟県	福祉保健部 健康づくり支援課	tel：025-280-5197
新潟市	こども未来部 こども家庭課	tel：025-226-1205
富山県	厚生部 健康課	tel：076-444-3226
富山市	こども家庭部 こども健康課	tel：076-443-2248
石川県	健康福祉部 少子化対策監室 子育て支援課	tel：076-225-1424
金沢市	健康政策課	tel：076-220-2233
〃	泉野福祉保健センター	tel：076-242-1131
〃	元町福祉健康センター	tel：076-251-0200
〃	駅西福祉健康センター	tel：076-234-5103
福井県	健康福祉部 子ども家庭課	tel：0776-20-0341
福井市	福井市保健所 保健支援室	tel：0776-33-5185
山梨県	子育て支援局 子育て政策課 母子保健担当	tel：055-223-1425
甲府市	母子保健課	tel：055-237-8950
長野県	健康福祉部 保健疾病対策課	tel：026-235-7141
長野市	健康課	tel：026-226-9963
松本市	松本市保健所 健康づくり課	tel：0263-34-3217
岐阜県	健康福祉部 子ども・女性局 子育て支援課	tel：058-272-1111
岐阜市	岐阜市保健所 子ども支援課	tel：058-214-2146
静岡県	健康福祉部 こども未来局 こども家庭課	tel：054-221-2993
静岡市	子ども未来部 子ども家庭課	tel：054-354-2649
浜松市	健康福祉部 健康増進課	tel：053-453-6117
愛知県	健康福祉部健康対策課 母子保健グループ	tel：052-954-6283
名古屋市	子ども青少年局 子育て支援課	tel：052-972-2629
豊橋市	保健所 こども保健課	tel：0532-39-9160
岡崎市	保健所 健康増進課	tel：0564-23-6084
一宮市	保健総務課　総務企画グループ	tel：0586-52-3851
豊田市	子ども部 子ども家庭課	tel：0565-34-6636
三重県	健康福祉部 こども家庭局 子育て支援課	tel：059-224-2248

近畿地方

滋賀県	健康医療福祉部 健康寿命推進課	tel：077-528-3653
大津市	大津市総合保健センター 母子保健グループ	tel：077-528-2748
京都府	健康福祉部 こども青少年総合対策室	tel：075-414-4727
京都市	子ども若者未来部 子ども家庭支援課	tel：075-746-7625
大阪府	健康医療部 保健医療室 地域保健課	tel：06-6944-6698
大阪市	子ども青少年局 子育て支援部	tel：06-6208-9966
堺市	子ども青少年育成部 子ども育成課	tel：072-228-7612
豊中市	保健所 母子保健課	tel：06-6858-2800
高槻市	子ども未来部 子ども保健課	tel：072-648-3272
枚方市	保健予防課	tel：072-807-7625
八尾市	健康まちづくり部 保健予防課	tel：072-994-6644
寝屋川市	保険事業室	tel：072-812-2363
東大阪市	保健所 母子保健・感染症課	tel：072-970-5820
吹田市	健康医療部 地域保険課	tel：06-6339-2227
兵庫県	健康福祉部健康局 健康増進課	tel：078-341-7711
神戸市	こども企画育成部 こども家庭支援課	tel：078-322-6513
姫路市	保健所 健康課	tel：0792-89-1641
尼崎市	保健所 健康増進課	tel：06-4869-3033
明石市	福祉局 保健総務課	tel：078-918-5414
西宮市	健康増進課	tel：0798-26-3667
奈良県	健康増進課	tel：0742-27-8661
奈良市	母子保健課	tel：0742-34-1978
和歌山県	健康推進課 母子保健班、各保健所	tel：073-441-2642
和歌山市	和歌山市保健所 地域保健課	tel：073-488-5120

中国・四国地方

鳥取県	子育て・人財局 家庭支援課	tel：0857-26-7687
鳥取市	保健所 健康・子育て推進課 子育て支援係	tel：0857-30-8584
島根県	健康福祉部 健康推進課	tel：0852-22-6130
松江市	子育て部 子育て支援課	tel：0852-55-5326
岡山県	保健福祉部 健康推進課	tel：086-226-7329
岡山市	保健所健康づくり課 母子歯科保健係	tel：086-803-1264
倉敷市	健康づくり課 健康管理係	tel：086-434-9820
呉市	呉市保健所 地域保健課	tel：0823-25-3540
広島県	健康福祉局 子供未来応援課	tel：082-513-3171
広島市	こども家庭支援課	tel：082-504-2623
福山市	福山市保健所 健康推進課	tel：084-928-3421
山口県	健康福祉部 こども政策課	tel：083-933-2740
下関市	保健部　健康推進課	tel：083-231-1447
徳島県	保健福祉部 健康づくり課	tel：088-621-2220
香川県	子ども家庭課	tel：087-832-3285
高松市	健康づくり推進課	tel：087-839-2363
愛媛県	健康衛生局 健康増進課	tel：089-912-2400
松山市	健康づくり推進課	tel：089-911-1870
高知県	子ども福祉部 子ども・子育て支援課	tel：088-823-9659
高知市	母子保健課	tel：088-855-7795

九州・沖縄地方

福岡県	保健医療介護部 健康増進課	tel：092-643-3307
北九州市	子ども家庭部 子育て支援課	tel：093-582-2410
福岡市	こども未来局 子ども発達支援課	tel：092-711-4178
〃	各区の保健福祉センター 健康課	
久留米市	子ども未来部子ども子育てサポートセンター	tel：0942-30-9731
佐賀県	健康福祉部 男女参画・こども局 こども家庭課	tel：0952-25-7056
長崎県	こども家庭課	tel：095-895-2442
長崎市	こども健康課	tel：095-829-1255
佐世保市	子ども未来部 子ども保健課	tel：0956-24-1111
熊本県	子ども未来課	tel：096-383-2209
熊本市	健康福祉局 子ども政策課	tel：096-328-2156
大分県	福祉保健部 こども未来課	tel：097-506-2672
大分市	大分市保健所 健康課	tel：097-536-2562
宮崎県	福祉保健部 健康増進課	tel：0985-44-2621
宮崎市	宮崎市保健所 親子保健課	tel：0985-73-8200
鹿児島県	くらし保健福祉部 子育て支援課	tel：099-286-2466
鹿児島市	母子保健課	tel：099-216-1485
沖縄県	保健医療部 地域保健課	tel：098-866-2215
那覇市	那覇市保健所 地域保健課	tel：098-853-7962

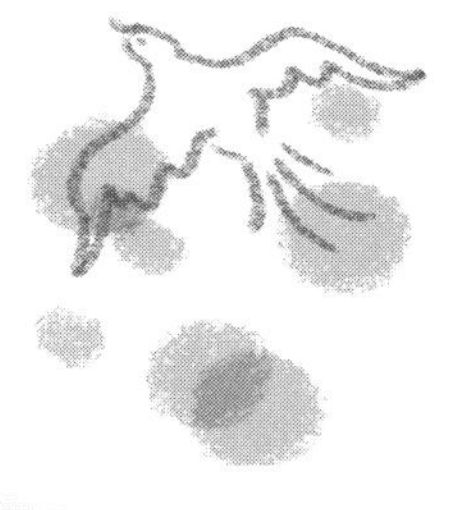

全国の不妊専門相談センター一覧

都道府県、指定都市、中核市が設置している不妊専門相談センターでは、不妊に悩む夫婦に対し、不妊に関する医学的・専門的な相談や不妊による心の悩み等について医師・助産師等の専門家が相談に対応したり、診療機関ごとの不妊治療の実施状況などに関する情報提供を行っています。（各センターの受付は祝祭日と年末年始を除きます）

厚生労働省一覧より（2020 年 8 月 1 日現在）

北海道・東北地方

実 施	開設場所	相談方式			電話番号、相談日及び時間など
		電話	面接	メール	
北海道	国立大学法人旭川医科大学	○	○	×	火曜日　11：00～16：00　電話相談　☎ 0166-68-2568 火曜日　11：00～16：00　面接相談　※要予約　☎ 0166-68-2568　月～金曜日　10：00～16：00
札幌市	札幌市不妊専門相談センター	○	○	×	月～金曜日　9：00～12：15　13：00～17：00　一般相談：電話・面接　☎ 011-622-4500（専用） 毎月第 1・3 火曜日 / 午後　専門相談：面接相談／医師による相談　※要予約　☎ 011-622-4500 毎月第 2・4 月曜日 / 午後　専門相談：面接相談／不妊カウンセラーによる相談　※要予約 ☎ 同上
青森県	弘前大学医学部附属病院 産科婦人科	×	○	○	金曜日　14：00～16：00　※要予約　☎ 017-734-9303　青森県こどもみらい課 メール相談　http://www.pref.aomori.lg.jp/life/family/funincenter.html
青森市	青森市保健所	×	○	×	月 1 回　産婦人科医師等による面接　※要予約　☎ 017-718-2987　青森市保健所あおもり親子はぐくみプラザ
八戸市	八戸市保健所　健康づくり推進課（八戸市総合保健センター内）	○	○	×	月 1 回指定日　産婦人科医による面接相談　※要予約　☎ 0178-38-0710
岩手県	岩手医科大学附属病院	○	○	×	火・水曜日　14：30～16：30　電話相談　☎ 019-653-6251 木曜日　14：30～16：30　面接相談　※要予約　電話相談実施日に受付 ウェブ予約は随時　https://reserva.be/iwatefuninsoudan
宮城県	東北大学病院産婦人科	○	○	×	水曜日　9：00～10：00 ／ 毎週木曜日　15：00～17：00　電話相談　☎ 022-728-5225 木曜日　15：00～17：00　面接相談　※要予約　☎ 022-728-5225
仙台市	東北大学病院産婦人科	○	○	×	水曜日　9：00～10：00 ／ 毎週木曜日　15：00～17：00　電話相談　☎ 022-728-5225 毎週木曜日　15：00～17：00　面接相談　※要予約　☎ 022-728-5225
秋田県	秋田大学医学部附属病院婦人科	○	○	○	毎週水・金曜日　12：00～14：00　電話相談　☎ 018-884-6234 月～金曜日　9：00～17：00　☎ 018-884-6666　面接相談予約専用 毎週月曜日と金曜日　14：00～16：00　治療・費用等 第 1・3 水曜日　14：00～16：00　心理的な相談 URL：https://common3.pref.akita.lg.jp/kokokara/　メール相談 ホームページ上の専用フォーム使用
山形県	山形大学医学部附属病院産婦人科	○	○	×	月・水・金曜日　9：00～12：00　面接相談予約受付　☎ 023-628-5571 火・金曜日　15：00～16：00　電話及び面接相談　☎ 023-628-5571
福島県	専門相談 福島県立医科大学附属病院 生殖医療センター内 一般相談 各保健福祉事務所	○	○	×	毎週木曜日　13：30～16：30　専門相談　※要予約　予約は以下の各保健福祉事務所で受付 月～金曜日　9：00～17：00　一般相談 県北保健福祉事務所　☎ 024-535-5615　県中保健福祉事務所　☎ 0248-75-7822 県南保健福祉事務所　☎ 0248-21-0067　会津保健福祉事務所　☎ 0242-27-4550 南会津保健福祉事務所　☎ 0241-62-1700　相双保健福祉事務所　☎ 0244-26-1186
郡山市	郡山市こども総合支援センター	×	○	×	☎ 024-924-3691 奇数月に専門相談日を開設（休止中）　事前予約制　不妊症看護認定看護師等対応

関東地方

実 施	開設場所	電話	面接	メール	電話番号、相談日及び時間など
茨城県	茨城県三の丸庁舎 茨城県県南生涯学習センター	×	○	○	月～金曜日　9：00～15：00　※要予約　☎ 029-241-1130 第 1･4 日曜日 14：00～17：00 ／第 2･3 木曜日 17：30～20：30　県三の丸庁舎 第 1･3 木曜日 18：00～21：00 ／第 2･4 日曜日　9：00～12：00　県南生涯学習センター URL：http://www.ibaog.jp　メール相談 ホームページ上の専用フォーム使用
栃木県	とちぎ男女共同参画センター（パルティ）	○	○	○	火～土曜日及び第 4 日曜日　10：00～12：30、13：30～16：00　助産師による電話相談 毎月 1 回　14：00～16：00　医師による面接相談　※要予約　☎ 028-665-8099 メール相談　funin.fuiku-soudan@air.ocn.ne.jp
群馬県	群馬県不妊・不育専門相談センター（群馬大学医学部附属病院内）	×	○	×	第 2 金曜日、第 4 水曜日　14：00～16：00 ※要予約 / 月～金曜日　9：00～16：00　☎ 027 - 220 - 8425
埼玉県	埼玉医科大学総合医療センター	×	○	×	火曜日・金曜日　16：00～17：30　医師による面接相談　※要予約　☎ 049-228-3674
	一般社団法人埼玉県助産師会	○	×	×	月曜日・金曜日　10：00～15：00 第 1・3 土曜日　11：00～15：00、16：00～19：00　☎ 048-799-3613
さいたま市	さいたま市保健所	○	○	×	月・木・金曜日　10：00～16：00 月 1 回　10：00～11：35　カウンセラーによる面接相談　※要予約　☎ 048-840-2233
川越市	埼玉医科大学総合医療センター	×	○	×	火曜日・金曜日　16：00～　※要予約　月～金曜日 14：00～16：30　☎ 049-228-3674
川口市	埼玉医科大学総合医療センター	×	○	×	火・金曜日 16：00～18：00　※要予約　月～金曜日 14：00～16：30　☎ 049-228-3674
越谷市	埼玉医科大学総合医療センター	×	○	×	火・金曜日 16：00～、16：30～、17：00～　※要予約　月～金曜日 14：00～16：30　☎ 049-228-3674

実 施	開設場所	相談方式			電話番号、相談日及び時間など
		電話	面接	メール	
千葉県	千葉県不妊・不育オンライン相談	○	○	×	火曜日 10：00 〜 14：00、木曜日 18：00 〜 22：00、土曜日 10：00 〜 14：00（Zoom による音声相談） 第 2・4 日曜日　11：00 〜 14：45 （1 日 4 組）（Zoom によるビデオ通話）
千葉市	千葉市助産師会（電話相談） 千葉市保健所（健康支援課）（面接相談）	○	○	×	木曜日 15：30 〜 20：00（最終受付 19：30） 助産師による電話相談　☎ 090-6307-1122 毎月 1 回水曜日（午後）、年 3 回金曜日（夜間）　※要予約　☎ 043 − 238-9925
船橋市	船橋市保健所 地域保健課	○	○	×	医師による面接相談　※要予約　☎ 047-409-3274 助産師による面接・電話相談（要予約）　☎ 047-409-3274
東京都	不妊・不育ホットライン	○	×	×	火曜日　10：00 〜 16：00　☎ 03-3235-7455
八王子市＊	八王子市保健所＊	○	○	×	月〜金曜日　9：00 〜 16：30　保健師による電話相談　☎ 042-645-5196
神奈川県	神奈川県不妊・不育専門相談センター （神奈川県平塚保健福祉事務所内）	○	○	×	毎月 2 〜 3 回　 9：00 〜 11：30　助産師による電話相談　☎ 0463-34-6717 毎月 2 〜 3 回　14：00 〜 16：00　医師・臨床心理士等面接相談 ※要予約　☎ 045-210-4786 神奈川県健康増進課　8：30 〜 17：15(来所または Zoom)
横浜市	横浜市立大学附属市民総合医療センター	×	○	×	月 2 〜 3 回　第 1 水曜日（奇数月）、第 2 水曜日、第 4 水曜日　16：00 〜 17：00　※要予約 ☎（予約）045-671-3874 月〜金曜日 8:45 〜 17:00（こども青少年局こども家庭課親子保健係） 第 3 水曜日　年 4 回　16：30 〜 17：00　男性不妊専門相談日あり
川崎市	川崎市ナーシングセンター （川崎市不妊・不育専門相談センター）	×	○	×	毎月 1 回 土曜日　9：30 〜 11：30　専門医師や不妊症看護認定看護師による面接相談 ☎（予約）：044-711-3995　9：30 〜 16：30 月〜金曜日
相模原市	妊活サポート相談（不妊･不育専門相談）	○	○	×	月 1 回　 9：00 〜 11：30　電話相談　☎ 042-769-8345（相模原市こども家庭課、面接予約兼用） 月 1 回　13：00 〜 15：30　※要予約　☎ 042-769-8345
横須賀市	横須賀市不妊・不育専門相談センター （こども健康課内）	○	○	○	月〜金曜日　8：30 〜 17：00　電話相談　☎ 046-822-9818 月 1 回程度　医師による面接相談　※要予約 メール相談：chaw-cfr@city.yokosuka.kanagawa.jp

中部・東海地方

新潟県	新潟大学医歯学総合病院	○	○	○	火曜日　15：00 〜 17：00 電話相談　面接相談　※要予約 平日 10：00 〜 16：00　☎ 025-225-2184 メール相談：sodan@med.niigata-u.ac.jp
富山県	富山県不妊専門相談センター	○	○	×	火、木、土曜日　9：00 〜 13：00　　水、金曜日　14：00 〜 18：00　電話相談　☎ 076-482-3033 火、木、土曜日 14：00 〜 18：00　　水、金曜日　 9：00 〜 13：00　面接相談　※要予約
石川県	石川県不妊相談センター	○	○	○	月〜土曜日　9：30 〜 12：30　火曜日　18：00 〜 21：00　助産師による（電話・面接・メール） 年 4 回　14：00 〜 16：00　<泌尿器科医師による男性不妊専門 面接相談> ※面接要予約　☎ 076-237-1871　　メール相談：funin@pref.ishikawa.lg.jp
福井県＊	福井県看護協会＊	○	○	×	月・水曜日　13：30 〜 16：00　電話相談　☎ 0776-54-0080 水曜日　16：00 〜 17：00、毎月第 2 火　15：00 〜 16：00　医師による面接相談　※要予約 水曜日　13：30 〜 16：00　助産師による面接相談　※要予約
山梨県	山梨県福祉プラザ 3 階　ルピナス	○	○	○	水曜日　15：00 〜 17：00　保健師による電話相談　☎ 055-254-2001 第 2、第 4 水曜日　15：00 〜 17：00　専門医師、心理カウンセラーによる面接相談　※要予約 メール相談：kosodate@pref.yamanashi.lg.jp
長野県	長野県看護協会会館 ((公社)長野県看護協会内)	○	○	○	火・木曜日　10：00 〜 16：00　毎月第 3 土曜日　13：00 〜 16：00　電話相談　☎ 026-226-9963 ／不妊相談コーディネーターによる面接相談　※要予約 / 電話相談日 第 4 木曜日　13：30 〜 16：00　産婦人科医師による面接相談　※要予約 / 電話相談日 メール相談：funin@nursen.or.jp
長野市	長野市保健所	○	○	×	平日 8：30 〜 17：00　保健師による電話相談　☎ 026-226-9963 毎月第 3 水曜日　13：00 〜 16：00　不妊カウンセラーによる面接相談　※要予約
岐阜県	岐阜県健康科学センター内	○	○	○	月・金曜日　10：00 〜 12：00　13：00 〜 16：00　電話相談　☎ 058-389-8258　※面接要予約 メール相談：c11223a@pref.gifu.lg.jp
静岡県	静岡県不妊・不育専門相談センター （一般社団法人静岡県助産師会内）	○	○	×	火曜日　10：00 〜 19：00　木・土曜日　10：00 〜 15：00　☎ 080-3636-3229 年 3 回（開設日は電話でお問い合わせください） 医師による面接相談　※要予約 問い合わせ先：静岡県庁こども家庭課　☎ 054-221-3309
浜松市	健康増進課	×	○	×	開催日等詳細はお問合せください　　医師による面接相談　※要予約 ☎ 053-453-6188　はままつ女性の健康相談　月〜金曜日　13：00 〜 16：00
愛知県	名古屋大学医学部附属病院	○	○	○	月曜日 10：00 〜 14：00　木曜日 10：00 〜 13：00、第 3 水曜日 18：00 〜 21：00 電話相談　☎ 052-741-7830 火曜日 16：00 〜 17：30　医師による面接相談　※要予約 第 1・3 月曜日 14：30 〜 15：30、第 2・4 木曜日 13：30 〜 14：30 カウンセラーによる面接相談　※要予約 メール相談：http://www.med.nagoya-u.ac.jp/obgy/afsc/aichi/
名古屋市	名古屋市立大学病院内	○	×	×	火曜日　12：00 〜 15：00　金曜日　9：00 〜 12：00　☎ 052-851-4874
豊田市	豊田市役所	×	○	×	広報とよた・市ホームページに日時を掲載　不妊症看護認定看護師による面接相談　☎ 0565-34-6636
豊橋市	豊橋市不妊・不育専門相談センター （豊橋市保健所こども保健課内）	○	○	×	月〜金曜日　8：30 〜 17：15　予約不要、随時相談可　☎ 0532-39-9160
岡崎市	岡崎市保健所	×	○	×	毎月第 4 金曜日の午後　※ 2 日前までの事前予約必要　☎ 0564-23-6084
三重県	三重県不妊専門相談センター （三重県立看護大学内）	○	○	×	相談専用ダイヤル　☎ 059-211-0041 火曜日 10：00 〜 16：00（第 3 火曜日のみ 10:00 〜 20:00）　電話相談　☎ 059-211-0041 火曜日　面接相談　※要予約

＊は国庫補助を受けず、自治体単独で実施している事業　　※相談日及び時間は変更することがあります

近畿地方

実 施	開設場所	相談方式			電話番号、相談日及び時間など
		電話	面接	メール	
滋賀県	滋賀県不妊専門相談センター (滋賀医科大学附属病院内)	○	○	○	月～金曜日　9：00 ～ 16：00 電話相談 ☎ 077-548-9083 毎週水曜日　15：00 ～　　　面接相談　※要予約 メール相談フォーム：http://www.sumsog.jp/consulting-a-doctor/advice-for-sterility
大津市	大津市総合保健センター内	○	○	×	平日 10：00 ～ 16：00　☎ 077-528-2748　※要予約
京都府	きょうと子育てピアサポートセンター	○	○	×	妊娠出産・不妊ほっとメール 月～金曜日　9：15 ～ 13：15、14：00 ～ 16：00 ☎ 075-692-3449 電話相談 予約不要 / 面接相談 要予約 仕事と不妊治療の両立支援コール 月～金曜日　9：00 ～ 21：00 ☎ 075-692-3467（ホームページから要予約） 毎月 第 1 金曜日 9：15 ～ 13：15 は予約不要 / 面接相談 要予約
京都市	京都府助産師会（京都府助産師会館）	×	○	×	助産師による面接相談・交流会　要予約　受付　☎ 075-841-1521（月～金曜日 10：00 ～ 15：00） 相談日　第 1 木曜日・第 3 土曜日　14：00 ～ 16：00（7、9、12、3 月は第 1 木曜日のみ） 交流会　7、9、12、3 月の第 3 土曜日　14：00 ～ 16：00
大阪府 大阪市	おおさか不妊専門相談センター （ドーンセンター）	○	○	×	☎ 06-6910-8655（電話相談専用）　☎ 06-6910-1310（面接相談予約電話） 電話相談　第 1・3 水曜日 10：00 ～ 19：00　第 2・4 水曜日 10：00 ～ 16：00　第 1 ～ 4 金曜日 10：00 ～ 16：00　第 4 土曜日 13：00 ～ 16：00　（第 5 水曜日、第 5 金曜日、平日の祝日は除く） 面接相談　第 4 土曜日 14：00 ～ 17：00（30 分 /4 組）　※要予約　火～金曜日 13：30 ～ 18：00 18：45 ～ 21：00、土・日曜日　9：30 ～ 13：00　13：45 ～ 18：00
堺市	堺市役所等	×	○	×	助産師・不妊カウンセラーによる面接相談　（要予約）各保健センター受付 相談日時　月 1 回（第 4 木曜日）13：00 ～ 16：00（相談時間 45 分間）　日時変更されることもあり
兵庫県	兵庫県立男女共同参画センター （神戸クリスタルタワー 7 階）	○	○	×	不妊・不育専門相談 電話相談　☎ 078-360-1388　第 1、3 土曜日 10：00 ～ 16：00 助産師（不妊症看護認定看護師） 面接相談（完全予約制予約専用　☎ 078-362-3250） 第 2 土曜日 14：00 ～ 17：00 助産師（不妊症看護認定看護師） 第 4 水曜日 14：00 ～ 17：00 産婦人科医師
	兵庫医科大学病院内	×	○	×	不妊・不育専門相談　面接相談（完全予約制 ☎ 078-362-3250） 第 1 火曜日 14：00 ～ 15：00　産婦人科医師
	男性不妊専門相談：神戸市内	○	○	×	男性不妊専門相談　☎ 078-360-1388 第 1、3 土曜日 10：00 ～ 16：00 助産師（不妊症看護認定看護師） 面接相談（完全予約制）予約専用　☎ 078-362-3250 第 1 水曜日 15:00 ～ 17:00 泌尿器科医師　第 2 土曜日 14:00 ～ 17:00 助産師（不妊症看護認定看護師）
西宮市＊	西宮市保健所＊	○	×	×	月～金曜日 9：00 ～ 17：30　☎ 0798-26-3667
明石市	あかし保健所	×	○	×	毎月第 4 水曜日 13：30 ～ 16：30（一人 1 時間まで）予約受付　☎ 078-918-5414（保健総務課） （広報あかしに日時を掲載）市の委託保健師による面接相談（不育症相談窓口を兼ねる）
奈良県	奈良県医師会館内	○	○	×	金曜日 13:00 ～ 16:00　電話相談（助産師）　☎ 0744-22-0311 毎月第 2 金曜日 13:00 ～ 16:00　面接相談（産婦人科医師）要予約
和歌山県	県内 3 保健所（岩出、湯浅、田辺）	○	○	○	相談受付（予約兼用）岩出 ☎ 0736-61-0049　湯浅　☎ 0737-64-1294　田辺　☎ 0739-26-7952 電話相談　月～金曜日 9：00 ～ 17：45（保健師）　面接相談　（医師）要予約 メール相談：e0412004@pref.wakayama.lg.jp
和歌山市＊	和歌山市保健所 地域保健課＊	○	○	×	月～金　8：30 ～ 17：15　☎ 073-488-5120　保健師による電話相談 医師による面接相談（予約制）　毎月第 1 水曜日 13：00 ～ 15：15

中国地方

鳥取県	鳥取県東部不妊専門相談センター はぐてらす （鳥取県立中央病院内）	○	○	○	火・金・土曜日 8：30 ～ 17：00　☎ 0857-26-2271 水・木曜日 13：00 ～ 17：00（メール・電話のみ）　※面接要予約 メール相談：funinsoudan@pref.tottori.lg.jp　FAX 相談：0857-29-3227
	鳥取県西部不妊専門相談センター はぐてらす （イオンモール日吉津店内）	○	○	○	10：00 ～ 19：00（年末年始を除き年中無休）☎ 0120-0874-15 メール相談：info@hug-terrace.com ZOOM による遠隔相談も行っています。（要予約）
島根県	島根県立中央病院	○	○	○	月～金曜日　15：00 ～ 17：00　電話相談　☎ 0853-21-3584 医師による面接　※要予約　☎ 0853-21-3584 メール相談：funinshimane@spch.izumo.shimane.jp
岡山県	岡山大学病院	○	○	○	月・水・金曜日 13：00 ～ 17：00 毎月 第 1 土・日曜日 10：00 ～ 13：00　電話／面接　※面接相談は要予約　☎ 086-235-6542 メール相談：funin@okayama-u.ac.jp
広島県	広島県不妊専門相談センター	○	○	○	月・木・土曜日　10：00 ～ 12：30　火・水・金曜日 15：00 ～ 17：30　☎ 082-870-5445 金曜日　15：00 ～ 16：00　助産師による面接相談 年 6 回　医師による面接相談　※要予約　☎ 082-870-5445 メール相談フォーム：https://www.pref.hiroshima.lg.jp/soshiki/248/funinsenmonsoudan.html ※ FAX 相談・メール相談／原則 1 週間以内に返信
山口県	山口県立総合医療センター	○	○	○	9：30 ～ 16：00　保健師又は助産師　電話相談　☎ 0835-22-8803 第 1・第 3 月曜日　14：00 ～ 16：00　臨床心理士による面接相談　☎ 0835-22-8803 産婦人科医師による面接相談　※要予約　☎ 0835-22-8803 メール相談：nayam119@ymghp.jp
下関市	下関市役所	○	○	×	産婦人科医師・泌尿器科医師・臨床心理士による専門相談　※要予約 詳細は、URL：　http://www.city.shimonoseki.lg.jp/www/contents/1133251371142/index_k.html 保健師による一般相談　☎ 083-231-1447 下関市保健部健康推進課

＊は国庫補助を受けず、自治体単独で実施している事業　　※相談日及び時間は変更することがあります

四国地方

実施	開設場所	相談方式			電話番号、相談日及び時間など
		電話	面接	メール	
徳島県	徳島県不妊・不育相談室	×	○	×	月・金曜日 15：00～17：00 ※要予約　火曜　9：30～12：00　月曜日、木曜日　13：30～17：00　☎ 088-633-7227
香川県	不妊・不育症相談センター	○	○	○	専用ダイヤル　☎ 087-816-1085（相談と予約） 月～金曜日　10：00～16：00　電話相談 月１～２回　専門医による面接相談　※要予約 月２回　13：30～16：00　心理カウンセラーによる面接相談　※要予約 メール相談：サイト内フォームより　https://www.pref.kagawa.lg.jp/kosodate/baby/index.html
愛媛県	愛媛県心と体の健康センター	○	○	×	水曜日　13：00～16：00　電話相談　☎ 089-927-7117 月１回　面接相談　※要予約 / 毎週水曜日 13：00～16：00　☎ 089-927-7117
	休日不妊相談ダイヤル＊ （愛媛助産師会）	○	×	×	土曜日　13：00～17：00　☎ 080-4359-8187（2020 年７月～ 2021 年３月まで実施）
松山市	松山市保健所　健康づくり推進課	○	○	×	平日８：30～17：15　☎ 089-911-1870
高知県	高知県・高知市病院企業団立高知医療センター内「ここから相談室」	○	○	×	水曜日、毎月第３土曜日　9：00～12：00　電話相談　☎ 088-837-3704 毎月第１水曜日 13：00～16：20　面接相談　※要予約 / 水曜日、毎月第３土曜日　9：00～12：00 2021 年度10月・１月に男性不妊専門相談　※要予約　水曜日、毎月第３土曜日　9：00～12：00 予約専用アドレス：kokokara@khsc.or.jp

九州・沖縄地方

福岡県	県内３保健福祉環境事務所 （宗像・遠賀、嘉穂・鞍手、北筑後）	○	○	×	月～金曜日　9：00～17：00　電話相談　※面接相談は要予約 宗像・遠賀保健福祉環境事務所　☎ 0940-37-4070 …… 第３金曜日 13：00～16：00 嘉穂・鞍手保健福祉環境事務所　☎ 0948-29-0277 …… 第１水曜日 13：30～16：30 北筑後保健福祉環境事務所　☎ 0946-22-4211 ………… 偶数月の第３金曜日 13：30～16：30
北九州市	小倉北区役所健康相談コーナー内	○	○	×	月～金曜日　9：00～12：00　13：00～17：00　電話相談・助産師による面接相談　☎ 093-571-2305 月１回　医師による面接相談　※要予約
福岡市	福岡市不妊専門相談センター	○	○	×	月、火、木曜日　10：00～18：00　水、金曜日　13：00～19：00 第２・４土曜日　13：00～17：00　不妊カウンセラーによる面接相談　※要予約　☎ 080-3986-8872
	各区保健福祉センター健康課				助産師による面接相談　※要予約　☎ 各区保健福祉センター健康課
佐賀県	佐賀中部保健福祉事務所（専門相談）	○	○	×	月～金曜日　9：00～17：00　☎ 0952-33-2298 第３水曜日　15：00～17：00　専門医・カウンセラー面接相談　※要予約 月～金曜日　9：00～17：00　保健師面接相談
	各保健福祉事務所（一般相談）				月～金曜日　9：00～17：00　電話 / 面接相談　（面接相談は要事前連絡） 鳥栖　☎ 0942-83-2172　伊万里　☎ 0955-23-2102　唐津　☎ 0955-73-4228　杵藤　☎ 0954-23-3174
長崎県	各保健所	○	○	×	月曜日～金曜日　9：00～17：45　電話／面接相談 西彼保健所 ☎ 095-856-5159　県央保健所 ☎ 0957-26-3306 県南保健所 ☎ 0957-62-3289　県北保健所 ☎ 0950-57-3933 五島保健所 ☎ 0959-72-3125　上五島保健所 ☎ 0959-42-1121 壱岐保健所 ☎ 0920-47-0260　対馬保健所 ☎ 0920-52-0166
熊本県	熊本県女性相談センター	○	○	×	月～土曜日　9：00～20：00　電話相談　☎ 096-381-4340 第４金曜　14：00～16：00　産婦人科医師による面接相談　※要予約　☎ 096-381-4340
大分県	大分県不妊専門相談センター （大分大学医学部附属病院）	○	○	○	☎ 097-586-6368（直通）　☎ 080-1542-3268（携帯） 火曜日～土曜日　10：00～16：00　電話相談 随時　不妊カウンセラー（専任助産師）による面接相談 週１回　医師による面接相談 月２～３回　臨床心理士による面接相談 月２回　胚培養士による面接相談　※面接相談は要予約 メール相談：hopeful@oita-u.ac.jp
宮崎県	宮崎県中央保健所	○	○	×	月～金曜日　9：30～15：30　☎ 0985-22-1018（専用）　※面接は要予約
	宮崎県都城保健所 宮崎県延岡保健所	×	○	×	都城保健所　9：30～15：30　☎ 0986-23-4504　※要予約 延岡保健所　9：30～15：30　☎ 0982-33-5373　※要予約
鹿児島県	鹿児島大学病院（専門相談）	○	×	○	月・金曜日　15：00～17：00　電話相談　☎ 099-275-6839 メール相談：funin@pref.kagoshima.lg.jp
	各保健所（一般相談）	○	○	×	月～金曜日　8：30～17：15　電話相談／面接相談 指宿保健所 ☎ 0993-23-3854　志布志保健所 ☎ 099-472-1021　加世田保健所 ☎ 0993-53-2315 鹿屋保健所 ☎ 0994-52-2105　伊集院保健所 ☎ 099-273-2332　西之表保健所 ☎ 0997-22-0012 川薩保健所 ☎ 0996-23-3165　屋久島保健所 ☎ 0997-46-2024　出水保健所 ☎ 0996-62-1636 名瀬保健所 ☎ 0997-52-5411　大口保健所 ☎ 0995-23-5103　徳之島保健所 ☎ 0997-82-0149 姶良保健所 ☎ 0995-44-7953
鹿児島市	鹿児島県助産師会 （鹿児島中央助産院）	○	○	○	水曜日　10：00～17：00　☎ 099-210-7559　※面接相談は要予約 メール相談：so-dan@k-midwife.or.jp
沖縄県	沖縄県看護研修センター内	○	○	○	水・木・金曜日　13：30～16：30　電話相談　☎ 098-888-1176（直通） 月１～２回　14：00～17：00　面接相談　☎ 098-888-1176（直通）　※要予約 メール相談：woman.h@oki-kango.or.jp

〔 編集後記 〕

妊娠しやすいからだづくりの特集はいかがでしたか？

このテーマは、赤ちゃんがほしいと願いながらもなかなかできないでいるご夫婦にとって、とても切実なテーマですね。そのため、定期的にシリーズに組み込むのですが、毎回少し違った展開になるよう、構成には工夫を要します。時代とともに進歩する、不妊治療での新しい情報をクリニックや関連企業への取材を通して記事ページに盛込み、特集ページでは、担当が独自のアイディアで、赤ちゃんがほしいと願う人に伝えたい情報をまとめています。文字を追いながら読んでいくうちに、自分にとって、今までと違ったこんなことを試してみよう！ とか、なるほどあんなこともいいかもしれないね！ と、思いを高めていただければスタッフも本望です。

全国の体外受精実施施設に治療を補助するものとして効果を感じているものは何かとお聞きしたところ、「栄養と食事指導」とする施設が最も多く、次に「運動指導」でした。どちらも自分で努力してできることですから、この基本をしっかり生活に取り込むことで、妊娠に向けてのからだづくりが期待できそうです。その他、「鍼灸・整骨院の施術」、「漢方」、「心理療法」などを答えている医師もいました。

どれも血流と関係があることにも気付きます。それが今回の特集の大きなヒントにもなりました。

もしもあなたが冷えのパターンチェックを見過ごしていたら、もう一度、12 ページのチェックから読み直してみてください。思いのほか、妊娠に向けてのパワーが得られるかもしれません。

i-wish ママになりたい　次号のご案内

vol.65

卵・胚・着床

〔 特集 〕

★　卵子の発育と成熟のためには？

★　受精と胚の成長

★　胚は、どのように培養しているの？

★　着床するということは？

妊娠へのポイントは大きく4つ、射精、排卵、受精、着床です。けれど、それぞれのポイントが次から次へと問題なくクリアしていかなければ妊娠は成立しません。

そのために大切なことは？ 妊娠するためには、どう選択したらいい？

特に体外受精では、排卵誘発とも関連の高い情報になります。

〔 不妊治療 最前線 〕

★ ドクター・インタビュー

〔 そのほか 〕

★ ママなり応援レシピ

★ ママなり教室

★ 全国不妊治療施設一覧

★ 不妊相談センター一覧

ほか

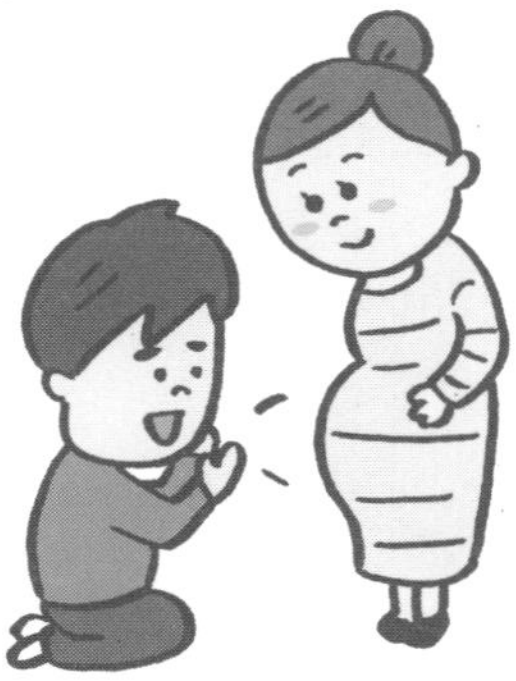

発売予定　2021 年 12 月

内容は、変更になることがあります。

i-wish... ママになりたい

妊娠しやすいからだづくり 2021

発行日 ｜ 2021 年　9 月 13 日

発行人 ｜ 谷高　哲也

構成 & 編集 ｜ 不妊治療情報センター・funin.info

発行所 ｜ 株式会社シオン　電話 03-3397-5877

〒 167- 0042

東京都杉並区西荻北 2-3-9

グランピア西荻窪 6 F

発売所 ｜ 丸善出版株式会社　電話 03-3512-3256

〒 101- 0051

東京都千代田区神田神保町 2-17

神田神保町ビル 6F

印刷・製本 ｜ シナノ印刷株式会社

ISBN978-4-903598-78-9

i-wish ママになりたい は、どこで買えるの？

i-wish ママになりたい は、年に 4 回発行しております。

全国の書店やインターネット書店などでお買い求めいただけます。

★ i-wish ショップ 楽天市場店

https://www.rakuten.co.jp/i-wishshop/

★ i-wish ショップ

http://funin.shop-pro.jp/